W0262602

KOMPENDIUM DER AUGENHEILKUNDE

VON

PROFESSOR Dr. ROBERT SALUS

VORSTAND DER AUGENABTEILUNG DES POLIKLINISCHEN INSTITUTES
DER DEUTSCHEN UNIVERSITÄT IN PRAG

MIT 54 ABBILDUNGEN IM TEXT

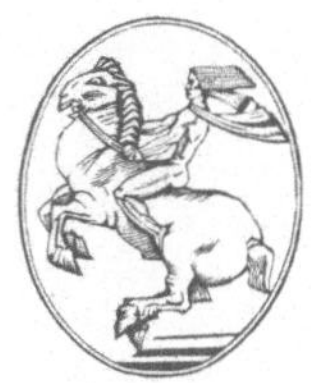

WIEN

VERLAG VON JULIUS SPRINGER

1926

ALLE RECHTE, INSBESONDERE DAS DER ÜBERSETZUNG
IN FREMDE SPRACHEN, VORBEHALTEN

ISBN-13: 978-3-7091-9705-9   e-ISBN-13: 978-3-7091-9952-7
DOI: 10.1007/ 978-3-7091-9952-7

Vorwort

Ein praktisches Fach, das wie die Augenheilkunde so sehr auf der Anschauung der Krankheitsbilder fußt, kann nur in der Klinik bzw. beim klinischen Unterricht erlernt werden. Das moderne Lehrbuch mit seinem großen Abbildungsmaterial soll den Unterricht nicht ersetzen, sondern nur ergänzen. Der Wert der kleinen Lehrbücher aber liegt darin, daß sie dem Studierenden, aber auch dem praktischen Arzte ermöglichen, in rascher Folge die im Gedächtnis aufbewahrten Krankheitsbilder und Kenntnisse wieder ins Bewußtsein zu bringen. Ich habe daher Prof. S a l u s veranlaßt, in dem vorliegenden Bande ein solches kleines Lehrbuch zu schaffen, das alles Wissenswerte in gedrängter Kürze enthält. Nur die Funktionsprüfung des Auges ist nicht berücksichtigt, für die mein kleines Lehrbuch die Ergänzung bilden soll.

Das Kompendium gibt eine vollkommene Übersicht über das Gesamtgebiet der Augenheilkunde, das dem Studierenden und praktischen Arzt zugänglich ist; trotz aller Kürze ist die normale Anatomie und das anatomische Geschehen soweit berücksichtigt, daß der Leser rasch und leicht eine ausreichende Anschauung über die Krankheitsvorgänge gewinnen kann. Salus fußt auf dem Standpunkt der Prager Schule und berücksichtigt dementsprechend in seinem Werke auch ganz besonders die ätiologischen Grundlagen der einzelnen Augenkrankheiten. Dadurch gewinnt sein Werk auch erhöhte Bedeutung für den praktischen Arzt, der rasch in wenigen Sätzen auf alle Fragen Antwort findet. Neben der Diagnostik ist auch die Therapie eingehend berücksichtigt. Das Kompendium wird daher zweifellos dem Studierenden und dem jungen Arzte insbesondere als Wiederholungs- und Nachschlagebuch willkommen sein.

P r a g, Frühjahr 1926

Prof. Elschnig

Inhaltsverzeichnis

Anatomische Einführung

Der Augapfel (Bulbus) liegt, bedeckt vom Iidapparat, in der knöchernen, etwa kegelförmigen Augenhöhle (Orbita) einem elastischen Fettpolster, dem Orbitalfett, auf, das den Sehnerv sowie die dem Augapfel zugehörigen Muskeln, Blutgefäße und Nerven umhüllt. Er hat etwa die Gestalt einer Kugel von ca. 24 mm im sagittalen, ca. 23 mm im äquatoriellen Durchmesser, deren vorderer durchsichtiger, stärker gewölbter Teil — Hornhaut (Cornea) — uhrglasförmig in den undurchsichtigen weißen Teil — Lederhaut (Sklera) — eingefalzt ist. (Abb. 1.)

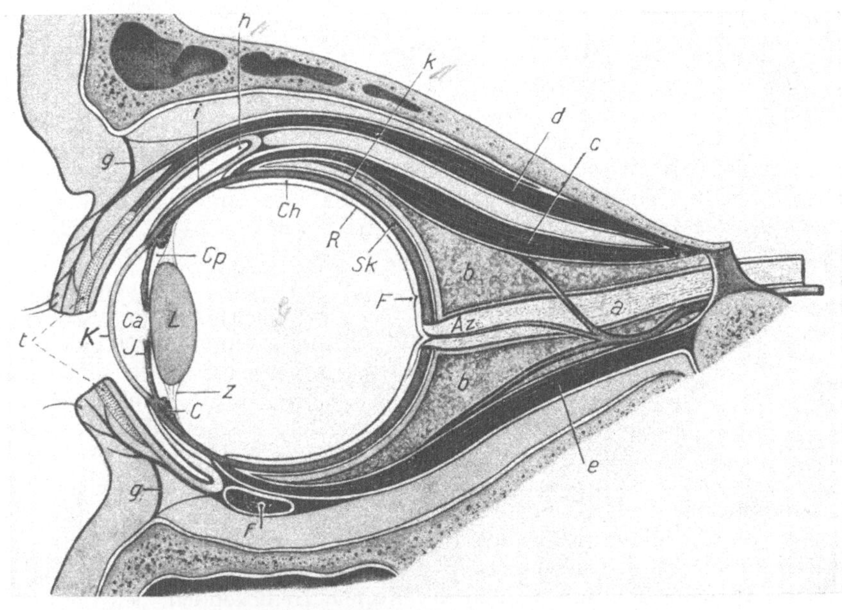

Abb. 1. Sagittalschnitt durch Bulbus und Augenhöhle

a Sehnerv. *b* Orbitalfett. *c* Musc. rect. sup. *d* Musc. levator palpebr. sup. *e* Musc. rect. inf. *f* Musc. obliq. inf. (quergetroffen). *g* Fascia tarso-orbitalis. *h* Übergangsfalte. *i* Conjunctiva bulbi. *k* Tenonscher Raum. *t* Tarsus. *K* Cornea. *Ca* Vorderkammer. *Cp* Hinterkammer. *I* Iris. *C* Ciliarkorper. *Z* Zonula. *G* Glaskorperraum. *R* Retina. *Ch* Chorioidea. *Sk* Sklera. *F* Fovea centralis. *z* Arteria centralis retinae

Am Augapfel unterscheidet man, wie bei der Erdkugel, einen vorderen Pol (Hornhautscheitel) und einen hinteren Pol, und nennt deren Verbindungslinien Meridiane, die Linie, die den Augapfel in eine vordere und hintere Hälfte teilt, Äquator.

Etwas nasal vom hinteren Augenpol wird die Sklera vom Sehnerven durchbohrt; vor dem Äquator liegen die Insertionen der vier geraden

Augenmuskeln, hinter dem Äquator die Ansatzstellen der beiden schrägen Augenmuskeln.

Sklera und Cornea bilden die derbe äußere Umhüllung des Augapfels, Tunica fibrosa, nach innen davon liegt die zarte Gefäßhaut, die Tunica vasculosa oder Uvea. Sie zerfällt in drei Abschnitte: 1. die Aderhaut (Chorioidea), die die hinteren zwei Drittel des Augapfels auskleidet, 2. den mittleren Abschnitt, den Ciliarkörper (Corpus ciliare), etwas vor dem Äquator beginnend und bis zur Hornhautgrenze reichend, und 3. die Regenbogenhaut (Iris), die als Diaphragma in den Bulbus hineinragt und in ihrer Mitte ein rundes Loch, die Pupille, zeigt.

Die innerste Augenhaut, die Tunica nervosa, ist die Netzhaut (Retina), deren eigentlich perzipierender Teil vorne mit zackiger Grenze entsprechend der vorderen Grenze der Aderhaut endet (Ora serrata). Dem hinteren Pol entspricht eine leichte Einsenkung der Netzhaut, der gelbe Fleck (Macula lutea), in dessen Mitte die Fovea centralis, die Stelle des schärfsten Sehens liegt. Medial vom hinteren Pol vereinigen sich in der Sehnervenscheibe, Papilla nervi optici, die Nervenfasern der Netzhaut zum Sehnerven.

Die brechenden Medien des Auges, die dessen Binnenraum einnehmen, sind: der Glaskörper, die Linse, das Kammerwasser. Bei weitem den größten Teil des hinteren Augenabschnittes nimmt der Glaskörper (Corpus vitreum) ein, ein wasserklares, gallertiges Gewebe. In seiner vorderen tellerförmigen Vertiefung — Fossa patellaris — ruht die Linse (Lens crystallina), durch eine Reihe von feinen, vom unpigmentierten Epithel des Ciliarkörpers herkommenden Fasern festgehalten (Aufhängeband der Linse, Zonula Zinnii). Der Vorderfläche der Linse liegt der Pupillarrand der Regenbogenhaut auf. Hinter der Regenbogenhaut liegt, rings um die Linse, nach außen vom Ciliarkörper, nach rückwärts vom Glaskörper begrenzt, die hintere Augenkammer; vor der Regenbogenhaut, zwischen ihr und dem in der Pupille freiliegenden Teil der Linse einerseits, der Hornhaut anderseits, die Vorderkammer. Hintere und vordere Kammer sind vom Kammerwasser, Humor aqueus, erfüllt, das durch die Pupille aus der hinteren in die vordere Kammer gelangt.

Untersuchung

Nach Aufnahme der Anamnese und nach Musterung des Kranken bezüglich seines Aussehens, Ganges, der Haut usw., nach Inspektion der Umgebung des Auges, der Lider, ferner der Stellung und Bewegung der Augapfel, nach Prüfung der Pupillenreaktion — Dinge, die vielfach von Anfängern versäumt werden — beginnt die Untersuchung des Auges in der Dunkelkammer mit der

1. seitlichen (fokalen) Beleuchtung. Mit einer Konvexlinse von 20 dptr, 5 cm weit vom Auge gehalten, wird das Bild einer seitlich und etwas vor dem Patienten in ungefähr $^1/_2$ m Distanz befindlichen Licht-

quelle auf die zu untersuchende Stelle des Auges entworfen. Man untersucht in dieser Weise Bindehaut, Hornhaut, Vorderkammer, Iris und Linse und unterläßt auch nicht die nochmalige Prüfung der Pupillenreaktion. Zur Erkennung feiner Veränderungen verwendet man eine zweite Konvexlinse als Lupe oder eine Hartnacksche Kugellupe. Die Binokularlupen, besonders das Hornhautmikroskop von Zeiß mit der Spaltlampe (Gullstrand), gestatten neben der stärkeren Vergrößerung auch eine genaue Tiefenbestimmung.

Die Gullstrandsche Spaltlampe entwirft ein schmales, ungemein helles Lichtbüschel, das optische Durchschnitte der beleuchteten Teile liefert und sehr genau in verschiedene Tiefen eingestellt werden kann; Hornhaut, Linse, vorderer Teil des Glaskörpers können so mit dem Zeißschen Binokularmikroskop unter mehr als 100 facher Vergrößerung untersucht werden, bei Anwendung besonderer Kontaktgläser auch der Augenhintergrund („Mikroskopie des lebenden Auges").

2. Die Untersuchung der brechenden Medien des Auges mittels der Durchleuchtung mit dem Augenspiegel.

Für gewöhnlich erscheint uns die Pupille schwarz, weil alle von einer bestimmten Lichtquelle ausgehenden Lichtstrahlen nach ihrer Reflexion vom Augenhintergrund wieder zur Lichtquelle zurückkehren (Gesetz der konjugierten Vereinigungsweiten).

Ist das Auge aber auf die Lichtquelle nicht eingestellt, z. B. stark hypermetropisch, so können die divergent aus dem Auge austretenden Strahlen in das Auge eines neben der Lichtquelle stehenden Beobachters fallen. Er sieht dann die Pupille rot aufleuchten.

Das gleiche können wir erzielen, wenn wir gewissermaßen unser Auge selbst leuchtend machen, indem wir vor dasselbe einen Spiegel bringen, der einen Teil der aus dem untersuchten Auge zurückkehrenden Strahlen in unser Auge gelangen läßt. Diese Vorrichtung ist der 1851 von Helmholtz erfundene Augenspiegel.

Die Lichtquelle steht seitlich und etwas hinter dem Kopfe des Patienten. Der Arzt wirft mit einem Planspiegel bei Einschaltung einer Konvexlinse von 5 dptr — wenn er emmetropisch ist — Licht in die Pupille. Trübungen der brechenden Medien erscheinen auf dem rot aufleuchtenden Grund als graue bis schwarze Schatten; dichte Trübungen leuchten hellgrau, weiß oder gelblich auf (Reflexion).

Der (emmetropische) Untersucher ist dabei etwa 20 cm vom Auge entfernt, bei Einschaltung höherer Konvexlinsen zur Erreichung stärkerer Vergrößerung (+ 10 bis + 20 dptr) — Lupenspiegel — natürlich entsprechend näher. Diese Entfernung ist aber nicht ständig einzuhalten, vielmehr muß man sich langsam dem Auge nähern, um die brechenden Medien in verschiedenen Tiefen abzusuchen. Auch muß der Kranke angewiesen werden, nacheinander nach verschiedenen Richtungen zu blicken, damit man die Peripherie ableuchten kann.

Ortsbestimmung von Trübungen. Bei Durchleuchtung in der Richtung der Augenachse erscheinen alle auf ihr, aber in verschiedenen Tiefen des Auges gelegenen Trübungen in der Mitte der Pupille. Bewegt sich der Untersucher bei ruhig stehendem untersuchten Auge, so verschiebt sich eine vor der Pupillarebene gelegene Trübung in der der Bewegung entgegengesetzten Richtung, also z. B. gegen den oberen Pupillarrand, wenn der Untersucher sich nach unten bewegt. Die in der Pupillarebene gelegene Trübung erfährt in der Lage zum Pupillenrand keine Veränderung. Die hinter der Pupillarebene gelegene Trübung bewegt sich gleichsinnig. Bewegt sich das untersuchte Auge, nicht der Untersucher, so bleibt die Lage der in der Pupillarebene gelegenen Trübungen zum Pupillarrand gleichfalls unverändert; die vor der Pupillarebene gelegene Trübung dagegen bewegt sich zum Pupillarrand in der Richtung der Bewegung des Auges, die hinter der Pupillarebene in der entgegengesetzten. Zur genaueren Untersuchung der in dieser Weise lokalisierten Trübungen muß dann noch die seitliche Beleuchtung zu Hilfe genommen werden; dabei sind die vor, in und wenig weit hinter der Pupillarebene gelegenen Veränderungen ohne weiteres zu finden, während Trübungen in den tieferen Linsenschichten und vorderen Teilen des Glaskörpers nur bei sehr weiter Pupille, Trübungen in der Tiefe des Glaskörpers in der Regel überhaupt nicht zu sehen sind.

Die wichtigsten und häufigsten Veränderungen, die im durchfallenden Licht gefunden werden, sind folgende:

1. Vor der Pupillarebene: Hornhautmakeln erscheinen als dunkle, unscharf begrenzte Stellen, die bei Spiegeldrehungen wechselnde Licht- und Schattenbewegungen geben (irregulärer Astigmatismus). Ähnlich ist das Verhalten bei Ektasie der Hornhaut, Keratoconus (s. S. 66). Epithelerosionen erscheinen als unregelmäßige, zackig begrenzte Schatten, Fremdkörper scharf begrenzt, meist rundlich. Neugebildete Gefäße in der Hornhaut sieht man besonders gut mit dem Lupenspiegel als feines Netz (oberflächliche Gefäßneubildung, z. B. bei Pannus) oder spitzwinklig verästelte, besenreiserartige Büschel (tiefe Gefäße, besonders bei Keratitis parenchymatosa). Präzipitate erscheinen als scharf begrenzte schwarze Pünktchen, die gegen den unteren Hornhautrand hin meist größer und zahlreicher werden.

2. In der Pupillarebene sehen wir feine, die Pupille überbrückende Fäden oder Pigmentpünktchen als Reste der embryonalen Pupillarmembran; die letzteren unterscheiden sich durch ihre Feinheit, ihre Nadel- oder Sternform und hellbraune Farbe von Pigmentpunkten, die von gerissenen hinteren Synechien herrühren und mehr oder weniger ausgesprochen kreisförmig angeordnet, dunkler und klumpig sind. Hintere Synechien erscheinen als radiär gestellte Zacken; Iridodialyse, ebenso die meist traumatisch bedingten Lochbildungen in der Iris leuchten im durchfallenden Licht rot auf. In der Linse sieht man den vorderen Polstar entweder schwarz auf rotem Grund oder bei intensiver Trübung hellweiß reflektierend. Die radiären Wasserspalten der Linse, sowie zarte speichenförmige Trübungen erscheinen je nach dem Lichteinfall bei Spiegeldrehung bald hell aufleuchtend, bald dunkel infolge der unregelmäßigen Lichtbrechung. Beginnende Trübungen der Linse finden sich in der vorderen Rinde als radiär gestellte, verschieden lange und breite Streifen,

etwas seltener sind fleckige, aus Tröpfchen zusammengesetzte Trübungen. Häufig sind vereinzelte tröpfchenförmige Trübungen, die im durchfallenden Licht schwarz umrändert erscheinen.

3. **Hinter der Pupillarebene.** Bei angeborenen Schicht- und Kernstaren zeigen sich die bei exzentrischer Blickrichtung sichtbar werdenden peripheren Linsenpartien vollkommen durchleuchtbar und klar, während bei den erworbenen Staren dieser Art auch periphere Trübungen vorhanden sind, die meist gegen den Aquator hin dichter werden.

Kernsklerose ist im durchfallenden Licht von Kerntrübungen dadurch zu unterscheiden, daß der Fundusreflex nur ganz wenig getrübt ist. In manchen Fällen besteht zwischen den zentralen und peripheren Linsenpartien infolge der vermehrten Brechkraft des Kerns eine beträchtliche Refraktionsdifferenz, die sich skiaskopisch nachweisen läßt; bei Durchleuchtung gewahrt man einen dem Rande des Linsenkernes entsprechenden, bogenförmigen Schatten, der bei Bewegungen des Auges seine Lage ändert, bei einer bestimmten Spiegelstellung kann der ganze Kern oder der Kernrand dunkel erscheinen. Wichtig ist die Untersuchung im durchfallenden Licht auch bei den Lageveränderungen der Linse (s. S. 129). Trübungen der hinteren Rinde sind meist aus Tröpfchen zusammengesetzt, scheibenförmig, schalenförmig, mitunter sternförmig; in anderen Fällen erscheinen sie als dem Linsenäquator parallele periphere Trübungszone. Sehr häufig findet man nach innen vom hinteren Linsenpol ein scharf begrenztes schwarzes Fleckchen (hinterer Linsenpunkt), das die Ansatzstelle der fötalen Arteria hyaloidea darstellt. Mitunter geht von ihm ein zartes Fädchen nach rückwärts in den Glaskörper, seltener sieht man einen großen Teil oder die ganze Arteria hyaloidea als soliden Strang zur Papille ziehen.

Der **Nachstar** erscheint honigwabenartig (Tropfennachstar) oder mehr faserig (Kapselnachstar).

Glaskörpertrübungen erkennt man in der Regel daran, daß sie auch bei ruhigstehendem Auge beweglich sind — flottieren. Staubförmige Trübungen bestehen aus feinsten schwarzen, nur mit Lupenspiegel sichtbaren Körnchen. Leichter zu sehen sind die lebhaft flottierenden faden-, flocken- und klumpenförmigen Trübungen. Die hintere Glaskörperablösung ist entweder trichterförmig — als fächerartig von der Papille nach vorn ausstrahlende Trübung — oder ballenförmig — in Form grober, durch eine flottierende Membran abgegrenzter Ballen, wobei nach rückwärts davon im Glaskörperraum keine Trübungen mehr sichtbar sind.

Mitunter sieht man im Glaskörper eine Menge weiß glänzender Kristalle oder matt weißlicher Flocken umherschweben (Synchisis scintillans, s. S. 118). Große, dicke, manchmal blutrot reflektierende und mitunter auch schon bei seitlicher Beleuchtung sichtbare Ballen entstehen durch Blutung in dem Glaskörper; bei massiger Blutung erhält man roten Reflex vom Augenhintergrund oft gar nicht oder nur bei extremem Blick nach oben.

Gelegentlich ist schon bei der einfachen Durchleuchtung der brechenden Medien, also in größerem Abstand vom untersuchten Auge, ein deutliches Bild des Augenhintergrundes sichtbar; dies ist dann der Fall, wenn eine **höhergradige Refraktionsanomalie** vorliegt. Das Bild ist bei **hoher Hypermetropie** aufrecht, bewegt sich daher **gleichsinnig**, wenn der Untersucher den Kopf mit dem Spiegel hin und her bewegt; es ist verkehrt bei hoher Myopie, bewegt sich daher entgegengesetzt. Bei Annäherung an das untersuchte Auge bleibt es deutlich bei Hypermetropie, verschwindet bei hoher Myopie.

3. **Zur Untersuchung des Augenhintergrundes** dient die Ophthalmoskopie im aufrechten und im umgekehrten Bild.

Aufrechtes Bild (A. B.). Wir verwenden dabei einen schräg gestellten drehbaren, jeweils der Lichtquelle zuzukehrenden Planspiegel, mit dem wir ganz dicht an das Auge des Patienten herangehen; die Lichtquelle steht zur Seite des untersuchten Auges; das rechte Auge wird mit dem rechten, das linke mit dem linken Auge untersucht.

Wichtig ist für das A. B. möglichst vollkommene Entspannung der Akkommodation des Untersuchten und Untersuchers. Die Akkommodation des ersteren läßt sich dadurch ausschalten, daß man ihn an dem Kopf des Arztes vorbei in die dunkle Ferne sehen läßt (und zwar in nasaler Richtung mit dem zu untersuchenden Auge, wenn man die Sehnervenscheibe zu Gesicht bekommen will), oder wenn man durch Instillation 1%igen Homatropins die Akkommodation lähmt. Der Untersucher lernt unwillkürliche Akkommodationsanspannung durch fortgesetzte Übung vermeiden.

Sind bei entspannter Akkommodation des Untersuchten und Untersuchers beide emmetropisch, so erhält man sofort ein deutliches Bild des Augenhintergrundes, da dann die aus dem Patientenauge kommenden parallelen Strahlen auf der Netzhaut des Arztes sich vereinigen. Das Bild ist dann etwa 14fach vergrößert. Bei Myopie des Patientenauges treten die Strahlen konvergent aus und müssen erst durch Vorschaltung einer Konkavlinse parallel gemacht werden; das **schwächste Konkavglas**, mit dem man ein scharfes Bild erhält, gibt die **Refraktion** des untersuchten Auges an.

Bei Hypermetropie des Patientenauges treten die Strahlen divergent aus; der Arzt bekommt ein scharfes Bild, wenn er entweder die divergierenden Strahlen durch Akkommodation auf seiner Netzhaut vereinigt (über die Refraktion des untersuchten Auges erhält man so allerdings keinen Aufschluß, da man nicht weiß, wieviel man akkommodiert) oder aber, wenn er Konvexlinsen vorschaltet; das **stärkste Glas**, mit dem man noch ein scharfes Bild erhält, gibt den Grad der **Hypermetropie** des Patientenauges an. Hat der Arzt selbst eine Refraktionsanomalie, so muß er sich zunächst emmetropisch machen durch Einschalten seines korrigierenden Glases, das dann natürlich zur Bestimmung der Refraktion des untersuchten Auges von dem gemeinsamen Korrektionsglas abgerechnet werden muß.

Vergleiche dazu objektive Refraktionsbestimmung Elschnig*), S.73, dort auch der Strahlengang des A. B.

Umgekehrtes Bild (U. B.). Bei der Untersuchung im U. B. verwenden wir eine Konvexlinse von 20 dptr (auch 15 oder 13 dptr), die etwa 5 cm vom untersuchten Auge gehalten wird, wobei wir gleichzeitig mit einem durchlochten Konkavspiegel (Liebreichschen Spiegel) Licht in das Auge werfen. Das Bild entsteht im Brennpunkt der Linse etwa 5 cm (bzw. 7 bis 8) vor ihr in der Luft; es ist umgekehrt, reell und etwa vierfach vergrößert. Dieses Bild betrachtet der Untersucher aus der gewöhnlichen Leseweite; er muß zu diesem Zwecke akkommodieren oder besser durch eine hinter dem Spiegel angebrachte Konvexlinse von 5 dptr sich auf die genannte Entfernung einstellen.

(Strahlengang des U. B. siehe Elschnig, S. 78, Refraktionsbestimmung ebendort. Skiaskopie Elschnig, S. 80.)

Jede dieser Methoden A. B. und U. B haben ihre Vorteile; es sollen demnach stets beide nebeneinander angewendet werden. Das A. B. vergrößert stärker; man erfährt mit der Untersuchung des Augenhintergrundes gleichzeitig die Refraktion des untersuchten Auges, kann auch Niveaudifferenzen genau messen. Dagegen überblickt man im U. B. auf einmal ein größeres Stück des Augenhintergrundes, auch ist das ophthalmoskopische Gesichtsfeld größer als im A. B. Bei Trübungen der brechenden Medien, die das A. B. erheblich stören, erhält man oft noch ein sehr deutliches U. B.

Niveaudifferenzen im Fundus bestimmen wir durch Feststellung der objektiven Refraktion im A. B., und zwar geben prominente Stellen hypermetropische (stärkstes Konvexglas), vertiefte myopische (schwächstes Konkavglas) Refraktion. Drei dptr entsprechen 1 mm.

Niveaudifferenzen verraten sich außerdem durch parallaktische Verschiebung. Bewegt man den Kopf mit dem Spiegel ein wenig hin und her, so verschieben sich die näher gelegenen Teile entgegengesetzt, die ferneren gleichsinnig (wie im fahrenden Eisenbahnzug). Verschiebt sich z. B. ein Gefäßstück in der Papillenmitte gleichsinnig mit der Bewegung von Kopf und Spiegel gegen ein Gefäß am Papillenrand, so liegt das erstere tiefer (Exkavation); bewegt es sich entgegengesetzt, so liegt es vor dem Niveau der Netzhaut.

Auch im U. B. kann man Niveaudifferenzen feststellen, wenn man die parallaktische Verschiebung durch Hin- und Herbewegen der vorgehaltenen Konvexlinse prüft. Dabei verschieben sich die näher gelegenen Teile stärker.

Künstliche Pupillenerweiterung (Mydriase). Manchmal ist wegen sehr enger Pupille, Trübung der brechenden Medien, in manchen Fällen zwecks Refraktionsbestimmung zur Lähmung der Akkommodation künstliche Erweiterung der Pupille nötig. Hiezu benützt man am besten

---

*) A. Elschnig: Die Funktionsprüfung des Auges. 3. Aufl. Leipzig u. Wien: Franz Deuticke. 1923.

1%iges Homatropin. hydrobrom., dessen mydriatische Wirkung in der Regel nicht mehr als 24 Stunden dauert. Vorsicht bei Glaukomverdacht! Lichtquelle. Die Qualität des benutzten Lichtes beeinflußt den Ton, in dem der Augenhintergrund erscheint, besonders die diagnostisch wichtige Papillenfarbe erheblich. Bei wechselnder Lichtquelle ist das natürlich zu beachten. In letzter Zeit verwendet man für bestimmte Zwecke rotfreies Licht, wobei die langwelligen Strahlen durch Vorschalten eines Lichtfilters ausgeschaltet sind.

Die Krankheiten des Auges
Die Augenlider

Anatomie. Ober- und Unterlid umgrenzen die Lidspalte und gehen am äußeren zugespitzten und am inneren abgerundeten Lidwinkel (Canthus externus und internus) ineinander über. (Abb. 1.) Die ringsum am knöchernen Augenhöhlenrand entspringende Fascia tarsoorbitalis verdichtet sich temporal zum Ligamentum canthi ext. (äußeres Lidband, Ligament. palpebr. lat.), medial zum Ligament. canthi int. (inneres Lidband), und umgreift hier als Duplikatur von vorn und hinten den Tränensack. Die Haut der Lider ist zart, an ihrer Unterlage nur locker angeheftet, demnach leicht verschieblich. Unter der Lidhaut liegt der Lidschließmuskel (Musculus orbicularis), der in kreisförmigen Zügen die Lidspalte umgreift; unter ihm der Lidknorpel (Tarsus), nicht aus Knorpelgewebe, sondern aus straffem Bindegewebe bestehend, am Oberlid höher als am Unterlid. Der Tarsus ist seiner ganzen Höhe nach von parallel nebeneinanderliegenden Talgdrüsen, den Meibomschen Drüsen durchzogen, deren Sekret die Lidränder befettet. Nach innen ist der Tarsus von der fest mit ihm verwachsenen Lidbindehaut, Conjunctiva des Tarsus bekleidet. Haut und Bindehaut stoßen in einer schmalen Fläche am Lidrand zusammen. An diesem unterscheiden wir die leicht abgerundete „äußere Lidkante", die den Cilienboden trägt, die scharfe „innere Lidkante", dazwischen die Lidrandfläche — Intermarginalteil. Ein halbes mm außerhalb der inneren Lidkante sind an der Lidrandfläche die Ausmündungen der Meibomschen Drüsen als eine Reihe feiner Pünktchen sichtbar. Die Wimpern, Cilien, sind in mehreren Reihen angeordnet, am oberen Lid stärker und zahlreicher als am unteren. Die den Cilien zugehörigen Talgdrüsen heißen Zeissche Drüsen; zwischen den Haarbälgen liegen modifizierte Schweißdrüsen, die Mollschen Drüsen. An der inneren Lidkante, entsprechend dem nasalen Ende der Cilienreihe, befinden sich am Ober- und am Unterlid auf dem Gipfel einer kleinen Erhöhung, der Tränenpapille, die Anfangsteile der tränenableitenden Wege, die Tränenpunkte.

Muskulatur. Der quergestreifte Kreismuskel der Lider, Musc. orbicularis oculi, aus dachziegelförmig einander deckenden Muskelfasern bestehend, wird in seinem eigentlichen Lidteil als palpebrale, Pars palpebralis, im anderen peripheren Teil als orbitale Portion, Pars orbitalis, bezeichnet. Im Lidrand verläuft noch ein Teil einer tiefen, als Pars lacrymalis oder Hornerscher Muskel bezeichneten Portion.

Der Orbicularis schließt die Lidspalte, und zwar tritt bei Lidschlag nur die Lidportion, bei festem Lidschluß auch die orbitale Portion in Tätigkeit. Bei festem Lidschluß sowie Lidschlußimpuls bewegt sich der Augapfel nach außen oben (Bellsches Phänomen).

Die Antagonisten des Lidschließmuskels sind die beiden Lidheber; der eine quergestreifte, der Levator palpebrae superioris, entspringt am Grunde der Augenhöhle; seine Sehnenfasern durchsetzen, verwoben mit den Ausläufern der Fascia tarsoorbitalis, die Muskelbündel des Orbicularis und strahlen in die Lidhaut ein. Kontrahiert sich der Muskel, so wird ca. 1 cm vom freien Lidrand die Haut infolge ihrer Verbindung mit dem Muskel in Form einer Falte eingezogen — Deckfalte — die beim Lidschluß wieder verstreicht. Zwischen den quergestreiften Muskelfasern liegt der zweite Lidheber, der glatte Musculus tarsalis (Müllerscher Muskel), der sich am konvexen Tarsusrand anheftet.

Das Unterlid besitzt nur glatte, von der Sehnenscheide des Rect. infer. entspringende Muskelfasern, die sich am konvexen Tarsusrand ansetzen; sie wirken leicht retrahierend auf das Unterlid.

Die Gefäße der Lider sind die Arteriae palpebrales aus der Arteria ophthalmica. Sie bilden den zwischen Tarsus und Lidrand gelegenen Arcus tarseus des Oberlides und Unterlides. Am Oberlid befindet sich, dem oberen (konvexen) Knorpelrand entsprechend, noch ein zweiter Gefäßbogen. Die sehr zahlreichen Venen münden teils in die Vena facialis, teils in die Vena ophthalmica.

Die motorischen Nerven kommen für den Levator palpebrae superioris vom Oculomotorius, für den Orbicularis vom Facialis, für den glatten Lidheber vom Halssympathicus. Die sensiblen Nerven stammen aus dem 1. und 2. Ast des Trigeminus. Die Lymphgefäße ziehen zu den präauricularen und submaxillaren Lymphdrüsen.

N. oculomotorius s. S. 160.

N. facialis. Von dem im hinteren Teil der Brücke gelegenen Kern tritt der Facialisstamm an der Hirnbasis im unteren Brückenrand aus und verläuft mit dem Acusticus in den inneren Gehörgang (intrakranieller Abschnitt). Der Facialis zieht dann in den Can. fallopiae (Felsenbeinabschnitt) und beschreibt dort eine fast rechtwinkelige Krümmung (Knie des Facialis mit dem Gangl. geniculatum). Er tritt dann durch das Foramen stylomastoideum nach außen (extrakranieller Abschnitt) und spaltet sich in den Ramus superior und inferior (Pes anserinus). Der obere Ast versorgt außer dem Musc. orbicularis den Musc. frontalis und corrugator supercilii (also Antagonisten des M. orbicularis) sowie die Gesichtsmuskeln bis zur Oberlippe.

Lidödem. Bei vielen Erkrankungen der Lider und ihrer Nachbarschaft, auch bei manchen Allgemeinerkrankungen, ist Oedem der Lider ein häufiges Symptom. Die Oedembildung, zu der die Lider infolge der lockeren Anheftung sowie der Dehnbarkeit der Lidhaut ganz besonders neigen, ist auch schon bei relativ harmlosen Erkrankungen oft mächtig, erstreckt sich hänfig auch auf die Nachbarschaft und über den Nasenrückən auf die Lider der anderen Seite (kollaterales Oedem).

Das Oedem ist ein entzündliches oder nichtentzündliches.

1. Das entzündliche Oedem geht mit aktiver (arterieller) Hyperämie der Lidhaut einher. Die Lidhaut ist lebhaft rot, heiß, im ganzen oder umschrieben druckschmerzhaft. Die Ursachen des entzündlichen Oedems sind lokal; es kann bedingt sein

a) durch Erkrankungen der Haut bzw. der Lider selbst: Erysipel, Ekzem und andere Hauterkrankungen, Hordeolum, Insektenstiche,

b) durch Erkrankungen der Nachbarschaft, Tränensackentzündungen, Periostitis der Orbita, Orbitalphlegmone, Nebenhöhlenerkrankungen, besonders auch Erkrankungen der Bindehaut (Gonorrhoe, Diphtherie) und des Augapfels (Panophthalmie, Iridocyclitis).

2. Das nichtentzündliche Oedem ist meist Zeichen einer Allgemeinerkrankung, seltener ist die Ursache lokal. Es kann durch Stauung entstehen, wobei die Lidhaut passive (venöse) Hyperämie zeigt. Sie ist bläulich rot, kühl, nicht druckschmerzhaft und zeigt erweiterte und mehr weniger stark geschlängelte Venen. In dieser Form findet sich das nichtentzündliche Oedem bei Herzfehlern, bei Stauungen aus lokalen Ursachen, z. B. Venenthrombosen in der Nachbarschaft, dann bei sehr lange dauerndem starken Lidkrampf, Ektropium spasticum. Ferner — infolge Lymphstauung — bei ausgedehnter narbiger Anheftung der Lidhaut an den Orbitalrand.

Ein nichtentzündliches Oedem bei blasser, normaler Lidhaut ist das hydrämische Oedem bei Kachexien (z. B. Hungeroedem), bei Schrumpfniere, ferner das Lidoedem bei Trichinose. Hieher gehört auch das angioneurotische Oedem(Quincke sches Oedem), flüchtig, oft nur einige Stunden andauernd, rezidivierend und manchmal mit Oedem an anderen Körperstellen verbunden. Lidoedem findet sich manchmal auch bei Basedow.

Entzündungen der Lidhaut

Fast alle Erkrankungen der Haut können auch die Lidhaut befallen. Die wichtigsten sind:

1. das Erysipel, in der Regel Teilerscheinung eines Erysipels der Nachbarschaft. Schwere Fälle führen mitunter zu Gangrän der Lider, Thrombophlebitis der Orbita, eitriger Meningitis. Bei rezidivierendem Erysipel kann eine mehr minder beträchtliche Verdickung der Lider (Elephantiasis) dauernd bestehen bleiben.

2. Herpes febrilis der Lidhaut, meist bei fieberhaften Erkrankungen, mitunter zusammen mit der Menstruation. Es sind kleine, wasserhelle Bläschen auf leicht gerötetem Grund, in Gruppen beisammenstehend, die nach wenigen Tagen eintrocknen und spurlos verschwinden. Selten kommt es zur Miterkrankung der Hornhaut (s. Keratitis herpetica).

Ätiologie: Infektion mit dem Virus des Herpes febrilis.

Behandlung mit Streupulver, intern Aspirin, Chinin.

3. **Herpes zoster ophthalmicus.** Unter Fieber, Rötung und Schwellung der Haut, oft nach vorangegangenen einseitigen Neuralgien, treten im Bereich des 1. Trigeminusastes, seltener im Bereich des 2., Bläschengruppen auf, mit zunächst klarem, später eitrigem Inhalt, die zu dunklen Krusten eintrocknen. Unter den Krusten liegen Geschwüre, die mit bleibenden, weißlichen Narben ausheilen. Wichtig für die Diagnose ist die **scharfe Abgrenzung der Eruptionen in der Mittellinie,** nach der man Narben viele Jahre nach der Erkrankung als von Herpes zoster herrührend erkennen kann. Bis zum Abschluß des Prozesses vergehen mehrere Wochen; die begleitenden oder auch erst nachfolgenden, manchmal sehr heftigen **Neuralgien** und die häufige Anästhesie im Bereich der befallenen Haut, der Bindehaut und der Hornhaut können lange überdauern. Komplikationen sind die Miterkrankung des Augapfels, und zwar häufig der Hornhaut, seltener der Iris oder Sklera (s. d.). Auch Augenmuskellähmungen, Sehnervenentzündungen kommen vor.

Ätiologie: Entzündliche Affektion des Trigeminusstammes, bzw. des Ganglion Gasseri und ciliare, in denen anatomisch Infiltration und Blutungen nachgewiesen wurden; wahrscheinlich Infektion mit einem Virus, das aber mit dem des Herpes febrilis nicht identisch ist. Behandlung: Aspirin, Chinin intern, Behandlung eines eventuell vorhandenen Allgemeinleidens, lokal Puder oder Salbenverband.

4. **Ekzem der Lider.** Alle Ekzemformen der Haut können sich auch an den Lidern lokalisieren. Das Ekzem ist chronisch oder akut, es ist schuppend, nässend, borkenbildend, impetiginös etc.

Die Ursachen des Ekzems sind **endogene und exogene.** Es entsteht **endogen** als Folge verminderter Widerstandsfähigkeit des Körpers, und zwar entweder alimentär (Überernährung des Säuglings, Gastrointestinalkatarrhe, Dyspepsie) oder autotoxisch bedingt (z. B. gastrointestinale Autointoxikation). Ferner bei Anämie, Chlorose, Diabetes, harnsaurer Diathese. Besonders häufig ist Ekzem bei Kindern in den ersten Lebensjahren auf Grund **exsudativer Diathese.** Auch der Beschaffenheit der Haut selbst wird eine gewisse Rolle zugeschrieben (hereditäre Hautkonstitution Unnas).

Zu den genannten allgemeinen Ursachen kommen dann **exogene** Ursachen, z. B. Mazeration der Haut durch Tränen, Sekret (bei ekzematösen Erkrankungen der Haut und Bindehaut, bei Tränensackerkrankungen, Ektropium, Conjunctivitis), Reizung der Haut durch Wischen, Reiben, durch feuchte Umschläge, Heftpflaster, Pediculi, manchmal nach Anwendung von Quecksilberpräparaten.

Häufige Begleiterscheinungen des Ekzems der Lider sind ekzematöse Erkrankungen der Bindehaut und Hornhaut; an den äußeren Lidwinkeln kommt es zur Bildung schmerzhafter Schrunden (Rhagaden), bei Kindern oft die Ursache hartnäckigen Lidkrampfes. Nicht selten entsteht durch Zug der ekzematösen Lidhaut Ektropium des Unterlides.

Für die Therapie des Ekzems ist Ermittlung und Behandlung der allgemeinen Ursache wichtig. Bei der Lokalbehandlung ist die individuell verschiedene Verträglichkeit zu berücksichtigen. Bei allen

Formen sind feuchte Umschläge zu meiden, nur bei stärkeren entzündlichen Erscheinungen der Haut sowie sekundär infiziertem Ekzem können
Umschlage mit essigsaurer Tonerde (Alumen acet. $^1/_2$% oder Alsol 3—5%)
angewendet werden. Die Krusten werden nach Erweichung mit Olivenöl durch ausgiebiges Pinseln mit 2%iger Argent. nitr.-Lösung beseitigt,
dann Bestreichen mit Salbe, oder, bei geringen Entzündungserscheinungen,
Anlegung von Salbenverbänden.

Zinc oxyd.	1,0	Noviform	0,1—0,5	Hydrarg.praecipitat. alb. 0,1
Acid. salicyl	0,05	Vasel. alb. americ.		Vasel. alb. americ.
Vasel. alb. americ.		Lanolin aa	5,0	Lanolin aa	5,0
Lanolin aa	5,0			

Bei Ekzem des behaarten Kopfes die gleiche Behandlung nach
Abschneiden der Haare, wobei besonders auf Pediculi capitis zu achten
ist, die das Hautleiden ungünstig beeinflussen.

Bei Pediculosis capitis Einreiben mit Sabadillessig oder Petroleum,
dann Verbinden des Kopfes durch 24 Stunden, nachher grundliche Waschung
mit Wasser und Seife, Auskammen der Nisse.

Das bei skrofulösen Kindern meist vorhandene Ekzem der Nasenlöcher, Mundwinkel und Ohren ist ebenso mitzubehandeln. Bei hartnäckigen Fällen Versuch mit Höhensonne oder Röntgen.

Lidabszesse entstehen am häufigsten nach Verletzungen, Furunkeln,
ferner bei Karies des Orbitalrandes, hier meist unter dem Bilde des kalten
Abszesses.

Furunkel sind am häufigsten am Supercilium. Behandlung nach
chirurgischen Regeln.

Die Milzbrandinfektion der Lider erscheint unter dem Bilde
des Milzbrandkarbunkels (Anthrax), seltener unter dem des Milzbrandoedems. Im ersteren Falle bildet sich aus großen Blasen rasch ein mehr
weniger große Teile der Lidfläche einnehmender Schorf, dessen Rand
infiltriert und meist von mehreren Bläschen mit blutig-serösem Inhalt
umgeben ist. Bei Milzbrandoedem steht neben der Blasen- und Schorfbildung das teigig-weiche. rasch sich ausbreitende Oedem im Vordergrund.
Beide Formen führen zu ausgedehnten Nekrosen der Lidhaut, deren
Vernarbung gewöhnlich Narbenektropium zur Folge hat. Seltener ist
Allgemeininfektion mit tödlichem Ausgang. Die Erkrankung entsteht
durch Infektion mit Milzbrandbazillen von kranken Tieren oder deren
Provenienzen. Die Diagnose wird durch Nachweis der meist nur im
Blaseninhalt sich findenden Milzbrandbazillen sichergestellt.

Behandlung: Milzbrandserum, Salbenverband; nach Abheilung
sind häufig plastische Operationen nötig.

Außer durch Milzbrand kann tiefe nekrotisierende Entzündung der
Lider — Lidgangrän —, besonders durch schwere Infektion mit Diphtheriebazillen und Streptokokken, Staphylokokken, gelegentlich auch
bei Erysipel und Variola entstehen.

Bei der Impetigo contagiosa treten kleine, von zarter Decke
überzogene Pusteln akut auf der im übrigen normalen Haut auf und
wandeln sich durch Konfluenz zu größeren schwappenden Blasen um.

Aus den Blasen entstehen gelbliche Krusten, die abfallen und blaurote Flecken hinterlassen. Die Erkrankung ist übertragbar, tritt gelegentlich endemisch auf und befällt fast ausschließlich Kinder. Erreger ist wahrscheinlich eine Streptokokkenart. Behandlung: Erweichung der Krusten mit Olivenöl, nachher Verband mit austrocknendem Mittel (Zink-Salicylsalbe, Lassarsche Paste, wie oben).

Die Impfpustel — Vaccinola der Lidhaut — entsteht durch Übertragung des Impfstoffes vom frischgeimpften Arm auf das eigene oder das Auge anderer Personen und ist charakterisiert durch das Auftreten von Papeln, Bläschen, schließlich eitrigen Pusteln auf den ödematösen Lidern. Meist sitzen die Pusteln am Lidrand oder seiner nächsten Umgebung; sie trocknen an dieser ständig von Tränen feuchten Stelle nicht wie anderswo ein, sondern wandeln sich zu grau belegten flachen Geschwüren um, die sich durch Kontaktinfektion gern auf die gegenüberliegende Stelle des Lidrandes ausbreiten. Die praeauriculare Drüse ist vergrößert und schmerzhaft. Meist tritt nach etwa zwei Wochen völlige Heilung mit ganz oberflächlicher Narbenbildung ein. Komplikationen in Form von Hornnautgeschwüren oder Keratitis disciformis (s. S. 76) sind selten. Nur bei vorhandener ekzematöser Hauterkrankung verläuft der Prozeß sehr schwer, mit tiefgreifender Narbenbildung, mitunter auch heftigen Allgemeinerscheinungen.

Behandlung: Salbenverband. Prophylaxe durch Reinigung der Hände, Impfverband. Ekzematöse Kinder nicht impfen!

Die Akne rosacea befällt, von der Haut des Gesichtes, meist der Nase, Stirn und Wange sich fortpflanzend, die Lidhaut, besonders häufig den Lidrand. Sie tritt hier unter dem Bilde der Blepharitis squamosa auf; mitunter finden sich auch derbe Knötchen und kleine follikuläre Eiterherde. Häufig wird Bindehaut und Hornhaut mitergriffen (s. S. 58). Die Behandlung der Lidrandaffektion ist die der Blepharitis squamosa; günstig wirkt besonders Zink-, Ichthyol- oder β-Naphtholsalbe. Allgemein- und Lokalbehandlung der Akne rosacea des Gesichtes.

Der Lupus erythematodes ist eine seltene Erkrankung, bei der rote Fleckchen und Scheibchen mehr oder weniger rasch auftreten, sich vergrößern und schließlich vernarben; häufig liegen zwischen den Scheibchen tiefere Knoten. Die Erkrankung beginnt meist am Nasenrücken und breitet sich in Form von Schmetterlingsflügeln nach beiden Seiten auf die Lider und die benachbarte Haut aus. Die Ätiologie ist ungeklärt, vielleicht Tuberkulid. Strahlenbehandlung.

Die Tuberkulose der Lidhaut entspricht in ihren Erscheinungsformen der Tuberkulose der Haut. Zu den häufigen Formen gehören: Der Lupus greift in den verschiedenen Formen des Gesichtslupus von der Nachbarschaft der Wange oder Nase auf die Lider über, führt gelegentlich zu ausgedehnter Zerstörung derselben, mit nachfolgendem Narbenektropium. Sehr selten tritt die Tuberculosis colliquativa (Skrophuloderma) an der Lidhaut auf, als größere, unter der Haut verschiebliche Knoten, die durchbrechen und zu Geschwüren führen. Therapie: Spaltung, Auskratzung, Röntgen.

Tuberkulöse Fistelbildungen entstehen nach Durchbruch einer Caries des Orbitalrandes; sie heilen, häufig rezidivierend, erst nach längerer Zeit mit eingezogener knochenadhärenter Narbe und Narbenektropium.

Auch nach Durchbruch einer Tuberkulose des Tränensackes können Fisteln und Geschwüre der Lidhaut entstehen.

Therapeutisch: Spaltung, Auskratzung des erkrankten Gewebes, Injektion von Jodoformglyzerin, Tamponade mit Jodoformgaze.

Lues ist an den Lidern selten. Der Primäraffekt (Ulcus durum) am Lidrand zeigt die charakteristischen harten Ränder, den gelben speckigen Grund bei nach 6 bis 8 Tagen auftretender indolenter Schwellung der regionären Lymphdrüsen. Wassermannreaktion noch negativ, die Diagnose wird durch den Nachweis der Spirochaeta pallida sichergestellt. Sehr selten sind syphilitische Exantheme an den Lidern, ferner Hautgummen als chalazionähnliche Schwellungen, später meist exulzerierend. Therapie: Allgemeinbehandlung, lokal graues Pflaster.

Erkrankungen des Lidrandes

Durch die anatomischen Besonderheiten des Lidrandes, die in seinem Bereich sehr straffe Verbindung der kutanen und tarsalen Lidschichten, das Vorhandensein der Cilien, durch den Reichtum an Drüsen und Blutgefäßen erhalten die Erkrankungen des Lidrandes ein besonderes Gepräge, trotzdem sie von denen der Lidhaut prinzipiell nicht verschieden sind.

1. Häufig ist die Hyperämie des Lidrandes meist zusammen mit chronischem Bindehautkatarrh, besonders bei Personen mit empfindlicher Haut, blonden Haaren, Refraktionsanomalien (Hypermetropie und Astigmatismus). Behandlung wie bei 2.

2. Blepharitis squamosa. Die Haut des Lidrandes ist gerötet und zeigt zwischen den Cilien und in ihrer Nachbarschaft ziemlich festsitzende, kleine, trockene, seltener fettige Schüppchen. Meist ist auch die Bindehaut mit gerötet, Blepharoconjunctivitis. Die Meibomschen Drüsen sind mit Sekret überfüllt (s. Conjunctivitis Meibomiana, S. 17). Die Wimpern fallen im Verlauf des außerordentlich chronischen Leidens zum großen Teil aus, wachsen aber wieder nach. Sehr häufig ist auch die Augenbrauengegend und die behaarte Kopfhaut beteiligt.

3. Bei der Blepharitis ulcerosa zeigt der Lidrand winzige kleine Eiterpustelchen, aus deren Mitte eine Wimper hervorragt. Nach Entleerung der Pusteln entstehen krustenbedeckte, rundliche Geschwürchen, die häufig konfluieren, so daß der Lidrand in großer Ausdehnung wund werden kann. Schließlich bleiben kleine Narben. Die befallenen Cilien werden im Verlaufe des äußerst hartnäckigen Leidens zerstört und fallen meist auf immer aus. Fehlen der Wimpern: Madarosis. Die übrigbleibenden oder nachgewachsenen Cilien sind verkümmert, können in falscher Richtung wachsen, oft auch nach hinten, wobei sie dann auf dem Augapfel scheuern (Trichiasis). In schweren Fällen ist der Lidrand hypertrophisch, schwielig verdickt (Tylosis). Infolge der Narbenbildung

kann die Bindehaut nach und nach über den Lidrand nach vorn gezogen werden, die sonst scharfe hintere Lidkante wird abgerundet und liegt dem Augapfel nicht mehr genau an (Eversion des Lidrandes); allmählich kann sich ausgesprochenes Ektropium entwickeln (s. S. 23). Stets ist hartnäckiger chronischer Bindehautkatarrh vorhanden, mitunter ekzematöse Hornhautaffektionen. Unter dem klinischen Bilde der Blepharitis ulcerosa erscheint auch die Sykosis entweder am Lidrand bzw. den Cilien allein oder auch an anderen, reichlich mit stärkeren Haaren versehenen Körperstellen (Bartfinne).

Die Blepharitis squamosa ist dermatologisch eine Seborrhoe, Übersekretion der Talgdrüsen der Haut; die Blepharitis ulcerosa ein Ekzem der Haut des Lidrandes. Die Sykosis stellt eine eitrige Entzündung des Haarfollikels dar, durch Infektion mit den stets am Lidrand vorhandenen Staphylokokken.

Die Ursachen der Blepharitis sind allgemeine und lokale. Konstitutionelle Momente, wie Chlorose und Anämie, ferner besonders die Skrofulose, schaffen die Disposition, zu der äußere Schädlichkeiten, Rauch, Staub usw., als auslösende Ursachen hinzukommen.

Lokal führen vor allem Bindehautentzündungen, besonders die ekzematöse und die durch Diplobacillen hervorgerufene, zur Miterkrankung des Lidrandes, ferner Störungen der Tränenableitung u. a. m. Eine schwere Form der Blepharitis entsteht durch angeborene Kürze der Lider, die während des Schlafes unvollständigen Lidschluß zur Folge hat. (Insuffizienz der Lider).

Behandlung: Die Allgemeinbehandlung hat den erwähnten Momenten Rechnung zu tragen. Lokal: Der Lidrand ist trocken zu halten. Nach Erweichung durch Öl vollständige Entfernung der Schuppen, am besten durch Pinseln mit $2^0/_0$igem Argentum nitricum. Bei Blepharitis ulcerosa Epilation der kranken Cilien und Eröffnung der kleinen Abszeßchen, die nachher mit Lapisstift oder Jodtinktur betupft werden; dann Einreiben des Lidrandes mit Salben: Zinksalbe, Noviformsalbe, weiße (oder gelbe) Praecipitatsalbe, besonders fein verteilt die von Schweißinger hergestellte (Ungt. hydrarg. oxyd. alb. [flav.] sec. Schweißinger $1^0/_0$). Ferner Zinkichthyolsalbe: Ichthyol 0,1, Zinc. oxyd. 1,0, Vasel. alb. americ., Lanol. aa 5,0. Teerpräparate. ($4^0/_0$ Cadogel, $2^0/_0$ Ol. rusci oder Ol. fagi). Keine reizenden Salben! Auch künstliche Höhensonne kann in hartnäckigen Fällen versucht werden. Stets ist die vorhandene Bindehauterkrankung oder ein eventuell zugrunde liegendes Tränensackleiden mitzubehandeln, ebenso Seborrhoe der Kopfhaut und des Superciliums. Bei Insuffizienz des Lidschlusses, Salbenverbände über Nacht.

Phthirii pubis (Filzläuse), seltener die gewönhnlichen Kopfläuse, Pediculi capitis, siedeln sich gelegentlich an den Lidrändern an. Lidränder und Cilien sehen dann durch die an den Cilien haftenden Nisse und Exkremente wie mit schwarzen Krümeln besät aus.

Therapie: Einreibung mit grauer Salbe.

Erkrankungen der Liddrüsen

Hordeolum externum (Gerstenkorn), ist die durch Staphylokokken hervorgerufene eitrige Entzündung einer Zeisschen Drüse, Hordeolum internum die einer Meibomschen Drüse. Beide gehen mit mehr weniger starkem Lidoedem einher, das an bestimmter Stelle umschriebene Verhärtung und Schmerzhaftigkeit zeigt. Dabei besteht häufig Mitbeteiligung der Augapfelbindehaut (Oedem, Injektion), gewöhnlich auch Schwellung und Druckschmerzhaftigkeit der entsprechenden praeauricularen Drüse. Nach einigen Tagen erfolgt Durchbruch, und zwar bei Hordeolum externum am Lidrand, bei Hordeolum internum an der Bindehautseite. Das erstere ist wesentlich häufiger, manchmal multipel, oft hartnäckig rezidivierend. Hordeolum externum ist eine am Lidrand lokalisierte Akne vulgaris, findet sich häufig zusammen mit Akne des Gesichtes. Meist entwickeln sich Hordeola auf dem Boden einer Seborrhoe, Blepharitis oder einer ekzematösen Entzündung des Lidrandes. Manche Allgemeinleiden, so Chlorose, Anämie, Darmleiden mit Obstipation, mitunter auch Diabetes, wirken disponierend.

Behandlung: Heiße Umschläge, bei gelblicher Verfärbung Inzision, bei Hordeolum internum von der Bindehautseite her. Ferner Behandlung des Allgemeinleidens bzw. der meist vorhandenen Blepharitis, bei hartnackigen Rezidiven Hefepräparate intern, Staphylokokkenvaccine- (Autovaccine-) Injektionen. Harn auf Zucker untersuchen!

Das Chalazion (Hagelkorn) ist eine chronische Entzündung der Meibomschen Drüsen und des benachbarten Tarsusgewebes, mit Bildung eines weichen, von bindegewebiger Kapsel umschlossenen, aus Lymphocyten, epitheloiden und Riesenzellen bestehenden Granulationsgewebes. Es tritt vereinzelt oder multipel auf, kann manchmal durch Zusammenfließen nebeneinandergelegener Herde zu starker Verdickung des befallenen Lides führen. Nach langerem Bestande tritt zentrale Erweichung, Verflüssigung ein, schließlich Perforation und teilweise Entleerung, nach der es häufig zur Entstehung von Granulomen kommt. Die Ursache des Chalazions ist nicht sichergestellt; chronische Conjunctivitis, Blepharitis, Übersekretion der Meibomschen Drüsen disponieren. Differentialdiagnostisch kommt luetische Initialsklerose in noch nicht exulzeriertem Zustande, ferner Hautgumma, Tarsitis luetica, selten auch tuberkulöse Erkrankung des Tarsus, Karzinom in Betracht.

Therapie: Nach Injektion 1%igen Novokains Inzision von der Bindehautseite durch einen parallel dem Verlauf der Meibomschen Drüsen gehenden Schnitt, Auslöffelung der weichen Massen mit kleinem scharfen Löffel. Meist genügt dieses Vorgehen. Bei sehr dicker Kapsel wird besser das Chalazion samt Kapsel exstirpiert. Manche Chalazien, deren Hauptteil in der der Haut zugekehrten Seite des Tarsus liegt, müssen von vorn exstirpiert werden.

Übersekretion (Seborrhoe) der Meibomschen Drüsen. An ihren Ausführungsgängen im Intermarginalsaum entleert sich auf Druck massenhaft flüssiges oder talgiges Sekret. Auch Verstopfungen der

Ausführungsgänge durch eingedicktes Sekret in Form durchscheinender gelblicher Pfröpfe — Comedo der Meibomschen Drüsen — sind nicht selten.

Die Seborrhoe der Meibomschen Drüsen ist häufig Ursache hartnäckiger chronischer Conjunctivitis — Conjunctivitis Meibomiana (s. S. 58).

Manchmal kommt es zur Bildung von Kalkkonkrementen in den Meibomschen Drüsen.

Behandlung: Einstich und Auskratzen mit dem Messerchen.

Krankheiten des Tarsus

Außer der Mitbeteiligung des Tarsus bei Trachom (s. S. 51) ist die sogenannte Tarsitis luetica die wichtigste, meist eine Erkrankung im gummösen Stadium, mit mächtiger Verdickung des Lidknorpels und mehr weniger starkem Lidödem.

Behandlung: lokal graues Pflaster, antiluetische Behandlung.

Die Tuberkulose des Tarsus und das Chalazion wurden oben besprochen.

Krankheiten der Muskeln

Orbicularis

Krämpfe des Orbicularis.

1. Klonische Krämpfe.

a) Fibrilläre Zuckungen in einzelnen Muskelbündeln, bei Conjunctivitis, bei Neurasthenie.

b) Nictitatio (Blinzeln), vermehrter und verstärkter Lidschlag, manchmal auf die mimische Muskulatur der Nachbarschaft (Frontalis, Corrugator supercilii, Nase, Mundwinkel) übergreifend, bei oder nach Conjunctivitis bei nervösen Kindern. Hieher gehört auch die Nictitatio senilis (s. Blepharospasmus).

2. Tonische Krämpfe. (Blepharospasmus), entweder reflektorisch bedingt durch Reizzustände im vorderen Augenabschnitt, besonders häufig bei Conjunctivitis und Keratitis ekzematosa, dann auch bei Reizungen im Gebiet anderer Trigeminusäste, besonders der Nase und der Zähne, manchmal auch durch zentrale Ursachen bedingt.

Behandlung nach der Ursache.

Eine andere Form ist der hysterische Blepharospasmus, leicht mit einer Ptosis zu verwechseln, auch als Ptosis hysterica bezeichnet. Die Unterscheidung ist dadurch gegeben, daß man beim Versuch, das Lid in die Höhe zu ziehen, wegen der krampfhaften Spannung des Orbicularis einen Widerstand fühlt, während das echt ptotische Oberlid schlaff ist; bei der Ptosis hysterica steht die Augenbraue tiefer als die andere, die Stirnhaut ist vertikal gefaltet; bei der echten Ptosis wird die Augenbraue hinaufgezogen, die Stirnhaut ist horizontal gefaltet.

Klonische und tonische Krämpfe nebeneinander finden sich beim Tic convulsif als Teilerscheinung eines Krampfes sämtlicher vom Facialis versorgten Muskeln, mitunter auch von Muskelzuckungen in den Armen, Handen, am Rumpf begleitet. Hieher gehört auch der Blepharospasmus senilis bzw. die Nictitatio senilis, ein hartnäckiger Orbiculariskrampf bei alten Leuten infolge erhöhten Reizzustandes im sensiblen Trigeminusgebiet. Oft läßt sich durch festen Druck auf bestimmte Stellen, besonders des supra- oder infraorbitalen Trigeminusgebietes der Lidkrampf plötzlich entspannen. Häufige Folge des Blepharospasmus senilis ist Entropium spasticum sowie Epikanthus lateralis oder echte Blepharophimosis durch Dehnung des äußeren Lidbandes.

Therapie: Behandlung eines eventuell vorhandenen Bindehaut-, Hornhaut-, Nasen- oder Zahnleidens. Bei kleinen Kindern wirkt wiederholtes Eintauchen des Gesichtes in kaltes Wasser häufig günstig. Verdunkelung des Zimmers, dunkle Schutzbrillen unterhalten die Lichtscheu! Versuch mit galvanischem Strom; in sehr schweren Fällen empfiehlt sich die Ausführung der sogenannten Akinesie, wie sie zur Ausschaltung des Orbiculariskrampfes bei Staroperationen angewendet wird (s. S. 128). Dabei wird $^1/_2$ ccm Novokain-Adrenalin entsprechend dem äußeren und unteren Orbitalrand injiziert.

Kontraktur des Orbicularis entsteht manchmal nach Facialislähmung, führt zu dauernder Verengerung der Lidspalte.

Lähmung des Orbicularis ist in der Regel Teilerscheinung einer meist peripheren Facialislähmung; dabei kann das Auge willkürlich nicht oder nur mangelhaft geschlossen werden (Lagophthalmus paralyticus); der reflektorische Lidschluß fehlt, das Unterlid sinkt der Schwere nach etwas herab und kann sich nach und nach vom Bulbus abheben (Ektropium paralyticum). Meist besteht starkes Tränenträufeln.

Von den Ursachen der Orbicularis- und Facialislähmung sind die wichtigsten: Verletzungen, Syphilis, Otitis media supp., Felsenbeincaries; häufig ist die sogenannte rheumatische Lähmung, auch angeborene Lähmungen kommen vor.

Für die Prognose ist das Verhalten der elektrischen Erregbarkeit von Bedeutung (s. Elschnig Funktionsprüfung S. 125). Die beste Prognose gibt die sogenannte rheumatische Lähmung, die in einigen Wochen oder Monaten abzulaufen pflegt.

Die Behandlung richtet sich nach der Ursache der Facialislähmung, im übrigen besteht sie in der Anwendung des elektrischen Stromes. Bis zur Heilung muß das Auge durch Uhrglasverband, besonders über Nacht, vor Austrocknung geschützt werden. Bei unheilbarer Facialislähmung Verkleinerung der Lidspalte durch Blepharorrhaphie (Tarsorrhaphie).

1. Verfahren von v. Graefe. Anfrischung der Lidränder des oberen und unteren Lides vom äußeren oder inneren Lidwinkel mit nachfolgender Hautnaht.

2. Hintere Tarsorrhaphie nach Elschnig: Intermarginalschnitt am oberen und unteren Lid vom äußeren Winkel in der Länge der beabsichtigten Lidspaltenverkleinerung. Durch einen am nasalen Ende des Schnittes geführten senkrechten Schnitt wird aus der hinteren Platte des oberen und unteren Lides je ein dreieckiger Lappen geformt, der obere abgetragen und in den entstehenden Defekt der untere festgenäht. Nach Anfrischung Naht der Lidränder im Bereich des Intermarginalschnittes.

Ein anderes Verfahren besteht in der Transplantation von Streifen der Fascia lata unter die Haut des Unterlides (Lexer, Burian).

Erkrankungen der Lidheber

Krampf. Eine Art tonischen Krampfes des glatten Lidhebers ist das Klaffen der Lidspalte (Dalrymples Sympton) und das Zurückbleiben des Oberlides bei Blicksenkung (v. Graefesches Symptom) bei der Basedowschen Krankheit; auch die Erweiterung der Lidspalte durch Kokain und subkonjunktivale Injektion von Adrenalin beruht auf Reizung des Sympathicus.

Lähmungen der Lidheber führen zu schlaffem Herabhängen des Oberlides — Ptosis paralytica.

Man unterscheidet: 1. Ptosis durch Lähmung des Levator palpebrae superioris, und zwar a) angeboren, ein- oder beiderseitig, manchmal familiär als Folge von Kern- oder Muskelaplasie, oft mit kongenitalen Lähmungen anderer Augenmuskeln, besonders der Heber verbunden. Gelegentlich besteht Ptosis mit Epikanthus und anderen angeborenen Anomalien zusammen. In manchen Fällen sieht man Mitbewegungen des gelähmten Oberlides beim Kauen oder Mundöffnen; b) erworben als Teilerscheinung einer erworbenen Oculomotoriuslähmung und nach Verletzungen.

2. Ptosis durch Lähmung des M. tarsalis superior (Lähmung der oculopupillären Fasern des Halssympathicus), eine unvollständige Ptosis, bei der durch Levatorwirkung noch eine teilweise Hebung des Oberlides erfolgen kann. Die Sympathicusptosis ist verbunden mit den übrigen Symptomen der Sympathicuslähmung: Miosis bei erhaltener Licht- und Konvergenzreaktion, Hypotonie (Trias von Horner), Enophthalmus (die beiden letzteren Symptome inkonstant oder nur angedeutet), ferner Störungen der Schweißsekretion und Gefäßinnervation der betreffenden Gesichtshälfte.

Unvollkommene Oculomotorius-Ptosis und Sympathicus-Ptosis lassen sich durch das Verhalten nach Kokaininstillation (Sympathicusreizung) voneinander unterscheiden; bei der ersteren erfolgt geringe Erweiterung der Lidspalte durch Reizung des Tarsalis superior, bei der letzteren bleibt Kokain wirkungslos. Ferner steht bei Sympathicuslähmung das Unterlid höher (Parese des glatten Unterlidretraktors); die sonst auf Kokain erfolgende Erweiterung der Pupille bleibt aus, dagegen erweitert Adrenalininstillation die Pupille, was bei normalen Augen nicht der Fall ist.

Von anderen Arten der Ptosis wurde die hysterisch spastische Ptosis (s. Orbiculariskrampf) bereits erwähnt.

Ferner können Veränderungen im Oberlid durch Vermehrung seiner Schwere zum Herabsinken desselben führen — falsche Ptosis, z. B. Ptosis bei Trachom, bei Chalazion.

Gleichfalls mit echter Ptosis nichts zu tun hat die Blepharochalasis, Erschlaffung des Lides, die stets beiderseitig, ausschließlich die Oberlider betrifft. Es handelt sich dabei um eine Atrophie der Lidhaut des Unterhautzellgewebes sowie der Fascia tarsoorbitalis, so daß Orbitalinhalt (Fett, Tränendrüse) vorfällt. Die Lidhaut ist sehr dünn, feinst gefältelt, rötlich infolge durchschimmernder erweiterter Gefäßchen, sie überragt wegen ihrer Schlaffheit, beutelartig herabhängend, den an normaler Stelle stehenden Lidrand. Unter der Lidhaut ist vorgefallenes Fett bzw. die Tränendrüse tastbar.

Therapie: Exzision der überschüssigen Lidhaut sowie des darunterliegenden Fettgewebes bzw. der Tränendrüse.

Eine ähnliche Veränderung ist die Ptosis cutanea, eine Lockerung der Haut ohne Lockerung der Fascia tarsoorbitalis und ohne Vorfall von Orbitalteilen; bei Basedow, Nephritis, Herzfehlern. Häufig führt auch senile Atrophie der Lidhaut zu beutelförmigen Überhängen der Deckfalte.

Die Folge der kompletten paralytischen Ptosis ist Sehstörung durch Herabhängen des Oberlides über die Pupille; inkomplette, besonders einseitige Ptosis hat nur kosmetische Bedeutung.

Die Behandlung der Ptosis paralytica richtet sich nach dem Grundleiden; sie ist operativ bei der kongenitalen, bei der erworbenen Ptosis nur dann, wenn keine Rückbildung mehr erwartet werden kann (bei Lähmungen nach mehr als einem halben Jahr).

Die wichtigsten Methoden sind: A. bei der kompletten Ptosis:

1. Operation nach Hess: für alle Fälle geeignet; sie überträgt die Wirkung des Frontalmuskels auf das Oberlid. Der Schnitt wird in der Länge der Lidspalte in der Augenbraue geführt und von hier aus die Lidhaut bis nahe zum Lidrand freipräpariert. Zirka $^1/_2$ cm oberhalb des Lidrandes werden durch die Haut von außen nach innen drei doppeltarmierte Nähte durchgeführt, durch den Frontalmuskel oberhalb der Augenbraue ausgestochen und geknüpft.

Die Wirkung der Operation wird unterstützt durch Anlegung von zwei bis drei Matratzennähten, die vom Grund der neugebildeten Deckfalte senkrecht durch die Hautduplikatur durchgeführt werden. (Modifikation von Elschnig.)

2. Operation nach Motais, nur bei normaler Aktion des Rectus superior anwendbar; sie überträgt die Wirkung des Musculus rectus superior auf das Oberlid.

Eine aus dem Musculus rectus superior ausgeschnittene Zunge wird mittels einer Fadenschlinge durch ein oberhalb des konvexen Tarsusrandes angelegtes Knopfloch an die Vorderfläche des Tarsus gezogen und dort fixiert.

B. Für inkomplette Ptosis kommt die Levatorvorlagerung nach Elschnig in Betracht. Schnitt durch die Lidhaut, entsprechend dem oberen Tarsusrand, Freilegung des Levator, der in doppeltarmierte Fadenschlingen gefaßt und dann peripher von den Fäden durchtrennt wird.

Die Fäden werden an der Tarsusvorderfläche gegen den Lidrand geführt und etwas oberhalb desselben fixiert.

Stellungsanomalien der Lider bzw. der Cilien

Entropium ist die Einwärtsdrehung des Lidrandes. Sie kann zustandekommen entweder durch Kontraktion des palpebralen Teiles, besonders des Lidrandteiles des Orbicularis, spastisches Entropium, oder durch Narbenzug in der hinteren Lidplatte — Narbenentropium.

a) Entropium spasticum. Normalerweise passen die Lidrandflächen des Ober- und Unterlides genau aufeinander und bleiben in dieser Stellung auch bei stärkstem Orbiculariskrampf. Kontraktion des Muskels kann die Lidrandfläche zum Einwärtskippen nur dann bringen, wenn sie durch bestimmte Momente sich schief stellt. Solche Momente sind vor allem die Schlaffheit der Lidhaut sowie die Atrophie des Lidgewebes bei alten Leuten; bei solchen schiebt der stark kontrahierte Musculus palpebr. die lockere, verschiebliche Haut des Unterlides über den Tarsusrand gegen die Lidspalte hin vor und stellt so den Lidrand schief. Dieses Entropium spasticum senile, die häufigste Form des spastischen Entropiums, kommt, spontan oder begünstigt durch den Druck eines Verbandes, ausschließlich am Unterlid vor und findet sich nicht selten gleichzeitig mit Epikanthus lateralis (s. S. 25). Eine zweite Form des spastischen Entropiums ist die durch hochgradigen Krampf des Orbicularis bedingte, wie sie besonders bei ekzematöser Keratoconjunctivitis der Kinder entsteht. Die Schiefstellung der Lidrandfläche kommt hier durch Abdrängung des konvexen Knorpelrandes vom Augapfel infolge Schwellung der Augapfelbindehaut und der Übergangsfalte zustande. In anderen Fällen entsteht Entropium durch Nachlassen der stützenden Unterlage für die Lider, z. B. bei tiefliegendem Bulbus, bei fehlendem Augapfel. Bei Entropium spasticum ist der Lidrand in der Regel normal, die hintere Lidkante scharf. Wird das Lid durch Zug gegen den Orbitalrand reponiert, so bleibt es mehr weniger lange, mindestens aber bis zum nächsten Lidschlag in der richtigen Stellung. Entropium bei Neugeborenen, s. S. 27.

b) Entropium cicatriceum ist bedingt durch den Zug narbiger Veränderungen des Tarsus oder der Bindehaut oder beider zusammen, nach Trachom, Pemphigus, Verätzungen u. ä. Der Lidrand ist bei dieser Form sehr häufig verändert, die hintere Lidkante abgerundet; ein stärkerer Zug an der Lidhaut vermag wohl die Lidrandfläche richtig zu stellen, sie kehrt aber sofort nach Aufhören des Zuges in ihre falsche Stellung zurück. Narbenentropium kann sich natürlich auch mit spastischem kombinieren.

Berühren bei normalem Stand der Lidrandfläche Wimpern den Augapfel, so sprechen wir von Trichiasis. Sie kann sich über den ganzen Lidrand erstrecken oder nur partiell sein, die scheuernden Cilien sind meist verkrümmt, verkümmert. Trichiasis entsteht durch Narben des Lidrandes nach Operationen, Geschwüren, Blepharitis ulcerosa, Verbrennungen oder durch von der hinteren Lidplatte auf die Lidrandfläche übergreifende Entzündungs- bzw. Vernarbungsprozesse (s. Narbenentropium) und ist in letzteren Fällen mit Narbenentropium kombiniert.

Das Scheuern der Cilien, besonders des Oberlides bedingt neben subjektiven Beschwerden mehr weniger starke Reizung der Bindehaut, an der Hornhaut treten nach und nach Epithelverdickungen, Geschwüre oder pannusartige Veränderungen auf.

Distichiasis ist eine seltene Mißbildung, bei der sich außer den normalen noch an Stelle der Meibomschen Drüsen Cilien entwickeln, die in einer zweiten Reihe unmittelbar an der hinteren Lidkante stehen und auf dem Bulbus scheuern. Die Anomalie ist angeboren, führt aber mitunter erst in der Pubertätszeit zu Störungen.

Behandlung: Mitunter schwindet Entropium spasticum durch Aufhören des Lidkrampfes bei Behandlung der Bindehautentzündung, Reposition der Lider, Druckverband. Sonst kommt die Snellensche Naht in Betracht. Die Nadeln zweier oder dreier doppeltarmierter Nähte werden vom Übergangsteile durch die Haut durchgestochen, gleich wieder eingestochen und unter der Lidhaut an der vorderen Lidkante ausgestochen und dort geknüpft. Die Operation gibt keinen dauernden Erfolg, ist also nur für Fälle spastischen Entropiums mit vorübergehender Ursache geeignet.

Von anderen Operationen gegen das Entropium (besonders das senile) sind die wichtigsten 1. die Operation nach Hotz, 2. die Operation nach L. Müller.

1. Entropiumoperation nach Hotz: Hautschnitt parallel dem Lidrand, etwa der Mitte des Tarsus entsprechend. Exzision eines Muskelstreifens, Anlegung mehrerer Nähte durch den unteren Wundrand den konvexen Knorpelrand und oberen Wundrand. Dadurch wird die Haut an den Knorpelrand fixiert und gewinnt an ihm einen festen Stützpunkt; gleichzeitig wird durch Exzision eines Muskelteiles der Orbicularis geschwacht.

Bei Narbenentropium wird die gleiche Methode angewendet, deren Wirkung sich noch steigern läßt, wenn man die Fäden nach Durchführung durch den konvexen Knorpelrand hinter der innersten Wimpernreihe im Intermarginalsaum aussticht (Schnabel).

2. Entropiumoperation nach L. Müller. Gegen Entropium spasticum. Im äußeren Liddrittel wird aus Bindehaut und Tarsus ein Dreieck exzidiert, dessen 5 mm lange Grundlinie der untere Tarsusrand bildet, dessen Spitze fast am freien Lidrand endet. Zwei tiefe Nähte schließen den Bindehautknorpeldefekt.

Trichiasis. Bei ausgedehnter bzw. totaler Trichiasis wird durch Einpflanzung eines Lappens aus Lippenschleimhaut eine neue Lidrandfläche gebildet (Lidrandplastik nach van Millingen).

Bei partieller Trichiasis werden die scheuernden Cilien elektrolytisch epiliert.

Eine mit dem negativen Pol eines konstanten Stromes verbundene feine Nadel wird in die Haarwurzel eingeführt, der Strom geschlossen und langsam auf zwei Milliampere verstärkt. Das Haar, aus dessen Umgebung weißlicher Schaum quillt, läßt sich dann ganz leicht ausziehen und wächst in der Regel nicht mehr nach. Wegen der Schmerzhaftigkeit Novokain-Injektion.

Ektropium ist die Auswärtsdrehung des Lides. Sie betrifft in den leichtesten Graden den unteren Lidrand in der Gegend des Tränenpunktes — Eversion des Tränenpunktes — bzw. den ganzen Lidrand, gewöhnlich den des unteren Lides — Eversion des Lidrandes; in höheren Graden ist die innere Lidfläche nach außen umgestülpt, die Bindehaut liegt mehr weniger vollständig bloß. Die Folgen des Ektropiums sind Störung der Tränenableitung mit nachfolgendem Ekzem der Lidhaut, Hypertrophie und Entzündung der bloßliegenden Bindehaut, die trocken und nach und nach epidermisähnlich wird, Verlängerung und Erschlaffung des gedehnten Lidrandes. Durch alle diese Umstände nimmt das Ektropium allmählich immer mehr zu. Die wichtigsten Arten sind folgende:

a) Das Narbenektropium (Ektropium cicatriceum) bei Verkürzung der Lidhaut durch Narben nach Verletzungen, Verbrennungen, Geschwüren, Lupus, Lidgangrän; das häufige Ektropium nach Caries des Orbitalrandes, das Ektropium bei schwerer Blepharitis ulcerosa.

b) Das Ektropium spasticum, durch Krampf des Musculus orbicularis. Wird der Lidrand, meist durch entzündliche Schwellung der Bindehaut, z. B. bei Gonorrhoe, ekzematösem Schwellungskatarrh, vom Augapfel abgedrängt, und kommt starker Lidkrampf hinzu, so kann der Tarsus nach vorn umklappen und durch den andauernden Orbicularis-krampf in dieser Stellung fixiert werden. Dadurch kommt es zu zunehmender Stauung und Schwellung der Lider und der Bindehaut, so daß eine spontane Reposition nicht mehr möglich ist. Ektropium spasticum findet sich in der Regel nur bei Kindern und jugendlichen Individuen mit straffer Lidhaut; es betrifft meist gleichzeitig das Ober- und Unterlid.

c) Ektropium paralyticum durch Lähmung des Musculus orbicularis bei Facialislähmung, verbunden mit Lagophthalmus; kommt nur am Unterlid vor. Durch die Lähmung des Orbicularis wird der Lidrand schlaff, und das Unterlid senkt sich der Schwere nach etwas nach abwärts. Die oben angeführten Momente, Tränenträufeln, Lidekzem mit nachfolgender Verkürzung der Lidhaut, Reizung der freiliegenden Bindehaut, führen zu weiterer Zunahme des Ektropiums.

Ähnlich sind die Verhältnisse bei d) Ektropium senile; ebenfalls ausschließlich am Unterlid. Auch hier besteht Erschlaffung des Lidrandgewebes durch chronischen Bindehautkatarrh, senile Atrophie des Gewebes, chronisches Lidrandekzem. Dadurch kommt es zur Abhebung des Tränenpunktes bzw. später des ganzen Lidrandes vom Augapfel mit den geschilderten Folgen, die auch hier zur ständigen Zunahme des Ektropiums beitragen. Verschlechternd wirkt dabei, daß in der Regel die

Kranken beständig die Tränen von innen oben nach außen unten abwischen, wodurch das Lid immer weiter abgezogen wird; daher auch die Bezeichnung seniles Wisch-Ektropium.

Die Folgen des Ektropiums bestehen in der schon erwähnten Störung der Tränenableitung, Lidekzem, in Reizung und Vertrocknung der freiliegenden Bindehaut. Bei Ektropium paralyticum, sehr häufig auch bei hohem Grad des Narbenektropiums, ist vollkommener Lidschluß unmöglich und es kann durch die mangelnde Bedeckung der Cornea zu Keratitis e lagophthalmo kommen (s. S. 73).

Die Behandlung richtet sich nach der Ursache. Eine friedliche Behandlung kann versucht werden bei beginnendem Ektropium infolge Blepharitis ulcerosa durch Behandlung der letzteren. Ferner bei Ektropium senile in den Anfängen durch Behandlung des Bindehautkatarrhs, Hautekzems, durch Anweisung, das Lid von unten nach oben abzuwischen und nicht umgekehrt, Verband über Nacht. Bei frischerem Ektropium paralyticum Behandlung der Facialislähmung, Uhrglasverband über Nacht zur Verhütung der Austrocknung. Auch Ektropium spasticum heilt meist friedlich nach sorgfältiger Reposition der Lider, Druckverband, bei gleichzeitiger energischer Behandlung der zugrundeliegenden Bindehautaffektion.

Sonst ist die Behandlung eine operative, und zwar bei Ektropium cicatriceum Blepharoplastik: Nach vollständiger Exzision des Narbengewebes und Reposition des Lides wird die Lidspalte vernäht und die resultierende Wundfläche durch gestielte Lappen (Fricke) oder durch ungestielte gedeckt.

Wenn bei Ektropium spasticum die friedliche Behandlung nicht zum Ziele führt, so ist die Kanthotomie auszuführen: Das äußere Lidband, die Ansatzstelle der Orbicularisfasern wird in der Verlängerung der Lidspalte bis etwa zum Orbitalrand hin durch einen Schnitt gespalten, dadurch das Lid entspannt. Läßt man die rhombische Wunde offen, so verheilt sie nach einiger Zeit von selbst (provisorische Kanthotomie). In der Regel genügt diese Operation zur Beseitigung des Ektropium spasticum. Will man die Wiedervereinigung der Wundränder verhüten, so muß die Wunde in querer Richtung durch Nähte vereinigt werden, wodurch eine verkürzte Lidspalte dauernd verlängert wird (Kanthoplastik von Ammon). Bei Ektropium paralyticum wird Blepharorrhaphie bzw. Tarsorrhaphie (s. Orbicularislähmung, S. 18) oder auch eine der folgenden Operationen (1 oder 2) ausgeführt.

Die eigentlichen Ektropiumoperationen wirken vor allem der Erschlaffung und Verlängerung des Lidrandes entgegen. Sie straffen und heben gleichzeitig das Lid.

1. Ektropiumoperation nach Kuhnt. Das Lid wird durch einen Intermarginalschnitt in seine zwei Platten zerlegt. Aus der Mitte der hinteren Platte (Knorpel + Bindehaut) wird ein dreieckiges Stück mit der Basis am Lidrand, der Spitze nach der unteren Übergangsfalte hin exzidiert, der Defekt durch einige dem Lidrand parallel gelegte Nähte verschlossen. Bei der Modifikation nach L. Müller wird durch Ver-

längerung des intermarginalen Schnittes und schräge Vernähung die überschüssige Hautfalte, die an der Stelle der Exzision entsteht, ausgeglichen.

2. Operation nach Szymanovsky. Nach Ausschneiden eines dreieckigen Hautstückes aus der Gegend des äußeren Winkels wird die Lidhaut durch Nähte in den Ausschnitt fixiert, dadurch das Lid nach außen gespannt und gehoben. Sehr zweckmäßig ist es, die Operation nach Szymanovsky mit dem Ausschnitt nach Kuhnt zu kombinieren, wobei dann dieser zum äußeren Winkel hin verlegt wird (Operation nach Kuhnt-Szymanovsky).

3. Die Naht nach Snellen, bei geringen Graden von Ektropium senile oder bei hartnäckigem Ektropium spasticum angezeigt: Auf der Höhe der ektropionierten Bindehaut werden die beiden Nadeln zweier oder dreier doppeltarmierter Fäden eingestochen, unter der Haut ca. 2 cm weit durchgeführt und hier auf einem Wattebausch geknüpft.

Ankyloblepharon ist die Verwachsung der oberen mit der unteren Lidrandfläche; sie ist total oder partiell, entweder angeboren oder erworben infolge von Geschwüren an gegenüberliegenden Stellen des Lidrandes, Verletzungen oder Verbrennungen. Meist sind dabei auch Verwachsungen zwischen Lid- und Bulbusbindehaut vorhanden — Symblepharon (s. S. 61). Da partielles Ankyloblepharon eine Hemmung der Beweglichkeit der Lider zur Folge hat, so müssen die verwachsenen Flächen durchtrennt werden. Bei totalem Ankyloblepharon besteht meist auch ausgedehntes Symblepharon und Vernarbung der Hornhaut.

Verkürzung der Lidspalte. Eine Verkürzung der Lidspalte in horizontaler Richtung ohne normwidrige Verwachsung der beiden Lider (s. Ankyloblepharon) nennt man Blepharophimosis. Bei höhergradiger Ausbildung berührt oder überschreitet die abgerundete äußere Kommissur bei Blick geradeaus den äußeren Hornhautrand. Dabei kann durch Zug an der Schläfenhaut die Lidspalte zu normaler Längenausdehnung gebracht werden, jedoch kehrt nach Aufhören des Zuges der äußere Lidwinkel sofort wieder in seine abnorme Stellung zurück. Diese echte Blepharophimosis findet sich bei alten Leuten; ihre Ursache liegt in einer Erschlaffung des äußeren Lidbandes bzw. der Fascia tarsoorbitalis in diesem Bereich. Unter solchen Umständen kann der medianwärts wirkende Tonus des Orbicularis den äußeren Winkel nach innen verschieben.

Eine zweite Form der echten Blepharophimosis entsteht bei Trachom infolge einer durch Schrumpfung des Lidknorpels in horizontaler Richtung bewirkten Dehnung des äußeren Lidbandes (Blepharophimosis cicatricea).

Von der wirklichen Verkürzung der Lidspalte ist die scheinbare zu unterscheiden, die dadurch entsteht, daß die temporale Lidhaut kulissenartig über den vollkommen normalen äußeren Winkel vorgezogen wird, Epikanthus lateralis. Ursache ist die krampfhafte Kontraktion des Orbicularis, die dann zu Epikanthus lateralis führen kann, wenn das äußere Lidband relativ straff, die Lidhaut — senil oder durch Oedem erschlafft — leicht verschieblich ist. Daher bei Kindern mit ekzematöser Keratoconjunctivitis und Blepharospasmus, ferner bei alten Leuten, besonders nach chronischen Bindehautkatarrhen. Epikanthus lateralis stellt ein begünstigendes Moment für die Entstehung des spastischen Entropiums dar und ist häufig mit diesem vereint (s. S. 21).

Die echte Blepharophimosis hat nur kosmetische Bedeutung. Der Epikanthus lateralis bei Kindern verschwindet nach Heilung des Grundleidens. Bei alten Leuten erfordert nur die Kombination mit Entropium eine operative Behandlung; sie besteht in der Ausführung einer Entropiumoperation (Hotz), die auch den Epikanthus lateralis beseitigt.

Abnorme Länge der Lidspalte im Verhältnis zur Bulbusgröße und dadurch erzeugtes Abstehen des äußeren Lidwinkels vom Bulbus findet sich nicht selten angeborene, hat keine praktische Bedeutung.

Lagophthalmus nennt man die unvollständige Bedeckung des Auges beim Lidschluß. Die wichtigsten Ursachen: Narbenektropium, Lähmung des Orbicularis, angeborene Insufficienz der Lider wurden oben erwähnt. Hier ist noch anzuführen der Lagophthalmus bei Schwerkranken oder Benommenen durch Aufhören des reflektorischen Lidschlusses, ferner der unvollständige Schluß der Lidspalte durch beträchtlichen Exophthalmus bei Tumoren, Orbitalblutungen, Basedow. Bei allen diesen Formen entstehen durch Eintrocknung der im Schlaf freiliegenden skleralen Bindehaut Reizzustände, Blepharoconjunctivitis, in schweren Fällen kommt es durch Eintrocknung der unbedeckten Hornhaut zu Keratitis e lagophthalmo (s. S. 73).

Die Behandlung richtet sich nach der Ursache, im übrigen Einstreichen von Salben über Nacht, Uhrglasverband. Operation eines eventuell schuldtragenden Narbenektropiums, sonst Tarsorrhaphie nach Elschnigs Verfahren (s. S. 19), das nach Aufhören der zugrunde liegenden Ursache (z. B. Rückgang des Exophthalmus bei Basedow) die Wiederherstellung der Lidspalte in der früheren Ausdehnung gestattet.

Angeborene Anomalien der Lider

Das angeborene Lidkolobom ist ein dreieckiger Defekt mit der Basis am Lidrand, häufig mit anderen angeborenen Anomalien kombiniert. Als Ursache werden abnorme Adhäsionen zwischen Amnion und Lidern angesehen.

Der Epikanthus medialis ist eine Hautfalte, die in der Fortsetzung der Deckfalte vom Oberlid her den medialen Augenwinkel umzieht. In geringem Grade sehr häufig bei kleinen Kindern, verschwindet er meist mit dem Hoherwerden des Nasenrückens; bei Mongolen ist er bekanntlich ein charakteristisches Rassenmerkmal, daher auch Mongolenfalte genannt. In manchen Fällen findet sich angeborene Ptosis mit vom Unterlid ausgehender Epikanthusfalte kombiniert (Epikanthus medialis inversus). Bei stärkerer Ausprägung kann aus kosmetischen Gründen (aber erst nach der Pubertät!) Beseitigung der Anomalie erwünscht sein. Diese erfolgt durch Exzision eines stehend ovalen Hautstückes auf dem Nasenrücken und Naht.

Verstreichen der Epikanthusfalte und gleichzeitige Hebung des Nasenrückens wird durch Implantation von Knochen oder Knorpel (z. B. Rippen-) unter die Haut des Nasenrückens erzielt (Elschnig).

Das angeborene Ankyloblepharon, die Distichiasis und Ptosis sowie die abnorme Länge der Lidspalte wurden bereits besprochen.

Epiblepharon, Entropium der Neugeborenen. Häufig ist die Lidhaut beim Neugeborenen durch überschüssige Bildung dicht an der Lidrandfläche des Unterlides wulstförmig abgehoben. Dadurch entsteht eine Faltenbildung (Epiblepharon); nicht selten scheinbares oder wirkliches Entropium durch Hinweggleiten der Lidrandfläche unter der gewulsteten, noch nicht genügend fest gegen den Tarsus bzw. die Fascia tarsoorbitalis fixierten Lidhaut. In der Regel erfolgt spontane Rückbildung.

Verletzungen der Lider

a) Stumpfe Verletzungen. Infolge der lockeren Anheftung der Lidhaut an ihre Unterlage folgen mitunter beträchtliche Suffusionen und oedematöse Schwellungen der Lider. Suffusionen entwickeln sich entweder sofort nach dem Trauma, wenn die Blutung aus den Lidgefäßen selbst stammt, oder erst einige Zeit nachher, wenn das Blut durch Senkung aus der Nachbarschaft nach vorn kommt (orbitale Blutung, Schädelbasisfraktur). Stärkere Blutungen breiten sich häufig nach 1 bis 2 Tagen über den Nasenrücken auf die Lider der anderen, nicht betroffenen Seite aus. Auch ohne Trauma kommen Blutungen in den Lidern nach stärkerem Pressen, Husten, besonders bei Arteriosklerose, bei Pertussis vor. Sie finden sich ferner in Form herdförmiger Petechien bei hämorrhagischen Diathesen, so beim Skorbut, der Barlowschen Krankheit, dem Morbus maculosus.

Das Luftemphysem der Lider: Hochgradige, blasse Schwellung der Lider, wobei man bei leichtem Fingerdruck das charakteristische Knistern der Luftblasen im Unterhautzellgewebe fühlt. Das Vorhandensein eines Luftemphysems beweist mit Sicherheit eine Fraktur der knöchernen Wand der lufthältigen Nebenhöhlen der Nase oder der Nase selbst. Am häufigsten ist die dünne innere Wand der Orbita (Lamina papyracea des Siebbeins) frakturiert. Die Luft dringt dabei zunächst in die Augenhöhle — daher dann meist Vortreibung und Beweglichkeitsstörung des Augapfels — und dann in die Lider, orbito-palpebrales Emphysem. Nur sehr selten kommt rein palpebrales Emphysem vor, wenn die Frakturstelle vor dem Ansatz der Fascia tarsoorbitalis am Orbitalrand, im Bereich des Tränen- oder Nasenbeins gelegen ist; die Stellung des Augapfels erleidet in diesem Falle natürlich keine Störung.

Verlauf günstig; die Luft resorbiert sich in einigen Tagen. Behandlung: Druckverband, Verbot des Schneuzens.

b) Von den **Kontinuitätstrennungen der Lidhaut** klaffen die horizontal, dem Faserverlauf des Orbicularis parallel gelegenen sehr wenig und heilen mit kaum sichtbarer Narbe, so daß bei geringer Ausdehnung Naht überflüssig ist. Verläuft die Kontinuitätstrennung senkrecht auf den Orbicularis, so ziehen sich die durchschnittenen Muskelbündel zurück, die Wunde klafft, muß exakt vernäht werden und hinterläßt eine deutlich sichtbare Narbe. Deswegen gilt auch für Operationen an den Lidern die Regel, daß der Hautschnitt stets möglichst parallel dem Faserverlauf des Orbicularis anzulegen ist. Bei Verletzungen der Augenlider ist darauf zu achten, ob nicht die Tränenröhrchen verletzt sind, in welchem Falle nach Einführung einer dünnen Sonde in das Tränenröhrchen die Haut darüber sorgfältig vernäht werden muß; ferner ist zu prüfen, ob nicht der Levator palpebrae durchtrennt ist; seine Wundränder müssen dann aufgesucht und sorgfältig vereinigt werden. Auch auf Verletzungen des Knochens bzw. der Gebilde der Augenhöhle muß untersucht werden, ganz besonders darauf, ob nicht Fremdkörper in die Augenhöhle eingedrungen sind.

Wird der **Lidrand** durchtrennt, so klafft infolge des Muskelzuges die Wunde in Dreieckform, es entsteht ein traumatisches **Lidkolobom**. Die Vereinigung durch Naht muß dann im Bereich des Lidrandes eine besonders exakte sein und durch Anlegung tiefer, durch Haut und Tarsus greifender Nähte gesichert werden. Ist die Verletzung nicht ganz frisch, so sind die Lidränder vor der Naht gut anzufrischen. Nachher werden die Lider durch Binoculus auf 48 Stunden ruhiggestellt.

Schwerste Verletzungen, z. B. Hufschlag-, Schußverletzungen führen zu ausgedehnter Zertrümmerung des Lides, vielfach auch der Knochen der Augenhöhle und des Augapfels selbst. Sie sind nach chirurgischen Regeln zu behandeln; meist sind später plastische Operationen notwendig.

Cysten der Lider

1. **Milien**; seltener **Atherome**.
2. Häufig sind **Cysten der Mollschen Schweißdrüsen** am Lidrand in Form durchsichtiger Blasen mit hellem Inhalt. Die Behandlung — aus kosmetischen Gründen — besteht in der Exstirpation der Cyste; meist genügt auch Einschneiden der vorderen Wand und Verätzen des Grundes mit Lapis mitigatus.

Geschwülste der Lider

Angeborene Pigmentnaevi kommen am Lidrand oder auf der Lidhaut vor als glatte Pigmentfleckchen oder mehr warzenartige, behaarte Gebilde. Sie können unter Umständen Anlaß zur Entstehung von **Melanosarkomen** (Naevussarkomen) geben. Bei Pigmentierung der Lider ist auch an Arsenmelanose, Addisonsche Krankheit zu denken.

Dermoidcysten sind prall elastische, bewegliche Geschwülste, über denen die Lidhaut vorgewölbt, aber normal verschieblich ist; sie reichen manchmal mit strangartigen Fortsätzen bis zum Periost, mitunter

unter Einkerbung des Knochens weit in die Tiefe der Orbita hinein, was die nur aus kosmetischen Gründen angezeigte Exstirpation komplizieren kann. Zurücklassen von Teilen der Cystenwand führt zu Rezidiven.

Angiome, entweder als kleine Teleangiektasien (hellrote, in der Lidhaut selbst gelegene Flecken) oder als weiche Varicen (Naevus vasculosus, flammeus, Feuermal) oder als derbere, kavernöse Angiome, die, beide unter der Lidhaut gelegen, dunkelblaurot durchschimmern und beim Bücken oder Pressen anschwellen. Durch Druck kann man das Blut aus den großen venösen Hohlräumen entleeren, sie füllen sich aber sofort wieder. Die angeborenen Feuermale wachsen sehr häufig später weiter und können schließlich das ganze Lid bzw. einen großen Teil der betreffenden Gesichtshälfte einnehmen, sich auch auf die Bindehaut und in die Augenhöhle fortsetzen. Auffallend häufig findet sich Vergrößerung des Augapfels der betreffenden Seite durch Drucksteigerung (Hydrophthalmus, s. S. 188), wahrscheinlich durch Ausbreitung auf das Augeninnere.

Als Therapie kommt bei kleineren Geschwülsten Kauterisation mit Glühnadel oder Exstirpation, bei größeren Elektrolyse oder Behandlung mit Kohlensäureschnee in Betracht.

Neurofibrome sind selten. Das plexiforme oder Rankenneurom findet sich meist am Oberlid und seiner Umgebung. In der Regel besteht dabei Hydrophthalmus der betreffenden Seite (s. S. 188); unter der Lidhaut fühlt man die gewundenen gewucherten Nervenfasern als knotige Stränge. Ein höherer Grad dieser Geschwulstbildung ist die halbseitige Gesichtshypertrophie. Hieher gehört auch das Fibroma molluscum der Lidhaut, meist zusammen mit zahlreichen Geschwulstknoten im Gesicht und an anderen Körperstellen (Neurofibromatose, v. Recklinghausensche Krankheit).

Erworbene Geschwülste. a) Gutartige Geschwülste. Molluscum contagiosum, blasse, etwa hirsekorn- bis kleinerbsengroße Knötchen am Lidrand und der weiteren Umgebung lokalisiert; die größeren zeigen meist eine zentrale Delle, aus der sich auf Druck etwas weißlicher Inhalt entleeren läßt. Sie sind erfüllt von sogenannten Molluscumkörperchen, mikroskopisch ovalen, stark lichtbrechenden Gebilden, wahrscheinlich Degenerationsprodukten der Epithelzellen. Das Molluscum ist übertragbar, der Erreger nicht bekannt. Bei Lokalisation an den Lidern, ganz besonders am Lidrand, entsteht eine heftige, trachomähnliche, follikulare Bindehautentzündung oder bei disponierten Individuen Phlyktaenen der Bindehaut und Hornhaut, die erst nach Entfernung der Mollusca abheilen (s. Bindehaut).

Therapie: Abtragung mit kleinem scharfen Löffel oder gründliche Entleerung durch Druck.

Ferner sind die an den Lidrändern häufigen Warzen oder Papillome, das Cornu cutaneum, zu nennen.

Bei älteren Leuten findet man nicht selten gelbliche, nur ganz wenig erhabene, langsam wachsende Fleckchen von verschiedener Größe, meist oberhalb und unterhalb des inneren Lidwinkels, häufig an beiden Lidern symmetrisch gelegen: Xanthelasma. Anatomisch zeigen sich im Corium Nester von mit Fettkörnchen vollgepropften Zellen, den Xanthomzellen.

Xanthelasmen werden aus kosmetischen Gründen exzidiert oder mittels Radium oder Kohlensäureschnee entfernt.

b) Bösartige Geschwülste. Das Karzinom an den Lidern — meist als Basalzellenkrebs, oberflächliches Epitheliom oder auf der einen Seite abheilendes, auf der anderen fortwachsender Ulcus rodens, seltener als bösartiger Stachelzellenkrebs — entwickelt sich entweder auf dem Boden eines Papilloms oder als kleines, meist am Lidrand sitzendes Knötchen, das sich bald in ein seichtes Geschwür mit unregelmäßig gewulsteten, derb infiltrierten Randern umwandelt. In der Folge wächst das Karzinom sehr langsam der Fläche nach, kann aber auch in der Tiefe, auf den Bulbus und in die Orbita hineinwuchern. Es handelt sich stets um primäre Tumoren, die keine Metastasen setzen. Der Krebs der Lidhaut ist im allgemeinen eine Erkrankung der höheren Jahre; früher ist er außerordentlich selten, mit Ausnahme der auch schon bei Kindern, oft gleichzeitig an mehreren Stellen auftretenden Karzinome bei Xeroderma pigmentosum.

Die sicherste Therapie ist Exstirpation im Gesunden, die bei nicht ganz kleinen Karzinomen zu größeren Defekten in der ganzen Liddicke führt. Diese müssen durch plastische Operationen gedeckt werden, die man entweder unmittelbar der Exstirpation folgen laßt oder erst ausführen kann, bis der Defekt durch Granulation sich verkleinert hat (Sekundarplastik). Im letzteren Fall muß der Augapfel durch Vernähung der Lidspalte einstweilen geschützt werden. Die Deckung erfolgt durch gestielte oder ungestielte Lappen; als Ersatz für den verlorenen gegangenen Lidrand und Lidknorpel werden mit Vorteil Teile vom Ohrknorpel transplantiert (Ohrknorpelplastik nach Büdinger).

Auch Röntgen- bzw. Radiumbehandlung ist wirksam, jedoch Rezidive nicht selten.

c) Das Sarkom, in der Regel als Rundzellensarkom oder als — oft aus Pigmentnaevis entstandenes — Melanosarkom von außerordentlicher Bösartigkeit.

Die Tränenorgane

Anatomie und Physiologie. Wir unterscheiden tränenabsondernde und tränenableitende Organe. (Abb. 2.)

Tränenabsondernde Organe sind die Tränendrüsen, Glandulae lacrymales. Die eine, die orbitale Tränendrüse, liegt hinter dem oberen lateralen Orbitalrand in der Fossa lacrymalis des Stirnbeins und mündet im lateralen Teile der oberen Übergangsfalte mit mehreren Ausführungsgängen. In deren Nachbarschaft liegen im subconjunctivalen

Gewebe der Übergangsfalte noch mehrere Drüsenläppchen, die **palpe-brale** Tränendrüse, die nach Umstülpen des Oberlides und bei stark abwärtsgerichtetem Blick als höckeriger lichter Wulst sich vordrängt. Dazu kommen noch zahlreiche, mikroskopisch kleine, **akzessorische** Tränendrüsen, die **Krauseschen** Drüsen in der oberen und unteren Übergangs-falte. Die Tränendrüse wird inner-viert vom Nervus lacrymalis aus dem ersten Aste des Trigeminus; die Sekretionsfasern entstammen aber nicht dem Trigeminus, sondern gehen wahrscheinlich aus dem Kern des Glosso-Pharyn-geus hervor, schließen sich dann den Facialiswurzeln an, verlassen den Facialis am Ganglion geniculi und gelangen durch den N. pe-trosus superficialis maj. und das

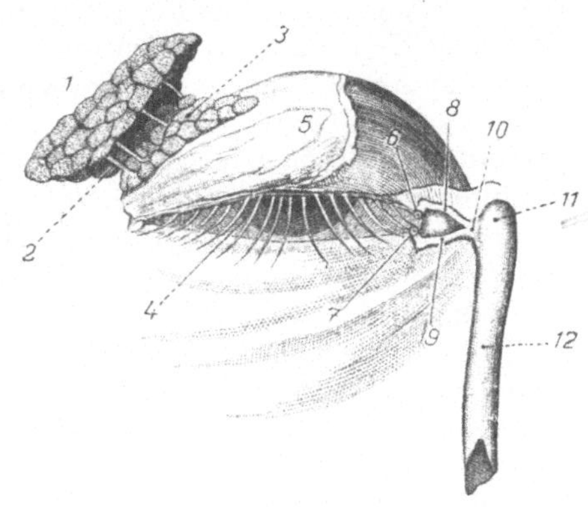

Abb. 2. **Tranenapparat** (Nach **Schwalbe**)

1 Obere Tranendruse. *2* Deren Ausfuhrungsgange. *3* Lappchen der unteren Tranendruse. *4* Lid-spalte. *5* Oberes Lid. *6* und *7* Tranenpunkte. *8* und *9* Tranenrohrchen. *10* Vereinigung der-selben. *11* Tranensack. *12* Tranennasengang

Ganglion sphenopalatinum zum N lacrymalis. Dieses Verhalten erklärt es, warum bei den durch Läsion oberhalb des Ganglion geniculi bedingten Facialislähmungen die Tränensekretion versiegt, während sie sonst ungestört ist.

Die Tränendrüse wird zur Sekretion angeregt 1. durch **psychische Einflüsse**, „Weinen", von einem unbekannten Zentrum, das bei Neu-geborenen noch nicht in Funktion ist, oder 2. **reflektorisch** vom Trige-minus aus durch Reize aller Art, die das Auge und seine Umgebung sowie auch die Nasenschleimhaut treffen.

Histologisch besteht die Tränendrüse aus Läppchen tubulöser Drüsen; das dazwischen liegende Bindegewebe enthält adenoides Gewebe, das mit dem Alter zunimmt.

Die Tranenflussigkeit enthalt nicht ganz $1^0/_0$ Kochsalz, Spuren von Eiweiß und anderen Salzen; sie hat die Aufgabe, den Augapfel feucht zu halten und Verunreinigungen (auch bakterieller Art) aus dem Bindehautsack fortzuspulen. Fur Bakterien ist sie ein schlechter Nahrboden, jedoch fehlen baktericide Eigenschaften.

Die **tränenableitenden Organe** beginnen mit den **Tränen-röhrchen**, deren Öffnung die Tränenpunkte des oberen und des unteren Lides darstellen. Sie sind umgeben von dem Orbicularis zugehörigen Muskelbündeln, die eine Art Sphinkter darstellen. Die Tranenpunkte tauchen in den Tränensee, eine nasenwärts gerichtete Ausbuchtung, die vom medialen Augenwinkel gebildet wird. Die Tranenrohrchen verlaufen zunächst etwa 1 mm nach unten bzw. oben senkrecht zum Lidrand, biegen dann im rechten Winkel um und vereinigen sich, nasalwärts immer mehr konvergierend, im **Tränenschlauch**.

Dessen Anfangsteil, Tränensack, Saccus lacrymalis genannt, liegt in der Fossa lacrymalis des Tränenbeins, hinter dem mit seiner vorderen Wand verwachsenen vorderen Schenkel des inneren Lidbandes, das er mit seiner Kuppe überragt. Im weiteren Verlauf zieht der Tränenschlauch, in diesem Abschnitt auch als Tränennasengang (Ductus naso-lacrymalis) bezeichnet, nach unten, etwas lateral und rückwärts und mündet unterhalb der unteren Muschel in die Nasenhöhle. An der Mündung findet sich mitunter eine Schleimhautfalte, die in das Lumen vorragt, die sogenannte Hasnersche Klappe, als Rest der Hasnerschen Bulla (s. S. 36).

Tränenableitung. Der Mechanismus der physiologischen Tränenableitung wird hauptsächlich durch den Lidschlag in Tätigkeit gesetzt. Bei offener Lidspalte bilden die Tränenröhrchen einen offen stehenden Spalt, in den durch Kapillarattraktion die Tränen hineingesogen werden. Beim Lidschlag wird durch die Kontraktion des Hornerschen Muskels dieser Spalt komprimiert und der Inhalt zum Tränensack getrieben. Gleichzeitig wird durch den Orbicularis das innere Lidband nach vorn und außen gezogen, dadurch der mit dem letzteren vorn verwachsene, hinten an den Periost fixierte Tränensack erweitert. Nach Aufhören der Orbiculariskontraktion sinkt der Tränensack wieder zusammen; dadurch wird die Tränenflüssigkeit in den Tränennasengang weiterbefördert.

Erkrankungen der tränenabsondernden Organe

Die akuten Entzündungen der Tränendrüse, Dacryoadenitis, die sich durch Lokalisierung der Schwellung und Druckschmerzhaftigkeit im oberen äußeren Teil des Lides und durch die charakteristische „Paragraphenform" des oberen Lidrandes verraten, entstehen auf metastatischem Wege nach Infektionskrankheiten, besonders Masern, Scharlach, am häufigsten bei Parotitis epidemica (Mumps), dann meist auch mit Schwellung der Nebenhoden. Es kommt entweder zur Abszedierung mit Durchbruch nach außen oder zu langsamem Rückgang.

Chronische Entzündungen mit langsam zunehmender schmerzloser Schwellung entstehen auf tuberkulöser oder tertiär luetischer Grundlage. Wahrscheinlich gleichfalls um Tuberkulose, ohne Tendenz zur Verkäsung, handelt es sich bei der symmetrischen Schwellung der Tränendrüsen und Speicheldrüsen, die als Mikuliczsche Krankheit bezeichnet wird. Chronische Schwellung der Tränendrüse, oft auch der Speicheldrüse, findet sich ferner bei Leukämie oder Pseudoleukämie (Blutuntersuchung!)

Sehr selten sind Cystenbildungen innerhalb der Tränendrüsen oder ihrer Ausführungsgänge durch Verlagerung der letzteren — Dakryops.

Die Tumoren der Tränendrüse sind meist Mischgeschwülste.

Therapie: Bei akuten Entzündungen warme Umschläge, bei Abszedierung Inzision von der Bindehautseite her. Bei chronischen Erkrankungen richtet sich die Behandlung nach der Ursache. Bei Mikuliczscher Erkrankung, Leukämie und Pseudoleukämie ist Röntgenbestrahlung und Arsentherapie sehr wirksam.

Bei Dakryops, Tumoren, Tuberkulose wird die ganze Tränendrüse durch einen Schnitt parallel dem oberen Orbitalrand entfernt; nur bei großen Tumoren ist temporäre Resektion der äußeren Orbitalwand (Operation nach Krönlein) nötig. Auch bei unheilbarem Verschluß der tränenableitenden Wege kann zur Verminderung des Tränens die Tränendrüse entfernt werden; in diesem Falle genügt oft Exstirpation bloß der palpebralen Drüse, da dann die Ausführungsgänge der orbitalen Drüse vernarben und diese selbst atrophiert. Die Exstirpation der palpebralen Drüse erfolgt von der Bindehautseite; nach Inzision der Bindehaut wird die Tränendrüse mit Schere und Pinzette ausgeschält. Schädigung des Augapfels durch Exstirpation der Tränendrüse ist nicht zu befürchten, da die Drüsen der Bindehaut zur genügenden Befeuchtung des Augapfels hinreichen.

Die Erkrankungen der tränenableitenden Organe

Ihr gemeinsames häufigstes Symptom ist Tränenträufeln (Epiphora). Selbstverständlich ist aber Tränenträufeln nicht schon ein Beweis einer Störung in den tränenableitenden Wegen, vielmehr kann auch ein Plus von Tränenabsonderung, bedingt durch die schon erwähnten reflektorischen Reize im Bereiche des Augapfels, seiner Umgebung, der Nase und der Nebenhöhlen Tränenträufeln herbeiführen. Es kann also z. B. ein Bindehautkatarrh die Ursache einer Epiphora sein, anderseits ist zu berücksichtigen, daß länger bestehendes Tränenträufeln auch sekundär zu Bindehautkatarrh, besonders mit Lidekzem und Blepharitis führen kann. Besonders die einseitig auftretenden Erkrankungen dieser Art legen den Verdacht auf eine zugrunde liegende Störung der Tränenabfuhr nahe.

Um zu entscheiden, ob eine Störung der Tränenabfuhr vorliegt, muß die Funktion ihres Apparates geprüft werden. Dies geschieht durch

a) Einträufelung 2%iger Fluoresceinlösung in den Bindehautsack. Ein in den unteren Nasengang eingeführter Wattetampon zeigt bei durchgängigen Tränenwegen in 1 bis 2 Minuten Grünfärbung; bei kranken viel später oder gar nicht;

b) Durchspritzen der Tränenwege. Die feine stumpfe Kanüle einer Pravazschen Spritze wird in das Tränenröhrchen eingeführt, einige Millimeter weit vorgeschoben und nun physiologische Kochsalzlösung unter Vermeidung höheren Druckes in die Tränenwege eingespritzt; der Patient hält dabei den Kopf etwas vornüber geneigt. Bei durchgängigen Tränenwegen läuft die Flüssigkeit in den Rachen oder tropft aus der Nase ab, bei undurchgängigen kehrt sie aus dem oberen Tränenröhrchen oder auch neben der Kanüle wieder zurück;

c) Sondieren. Der Sitz der Verengerung läßt sich durch Sondierung der Tränenwege feststellen. Technik s. u.

d) Auch die Röntgenphotographie nach Füllung der Tränenwege mit einer schattengebenden Substanz (z. B. Thorium oxyd. + Paraff.

liquid. oder Lipoidin) vom Tranenröhrchen aus ist diagnostisch brauchbar. Abb. 3, Abb. 4.

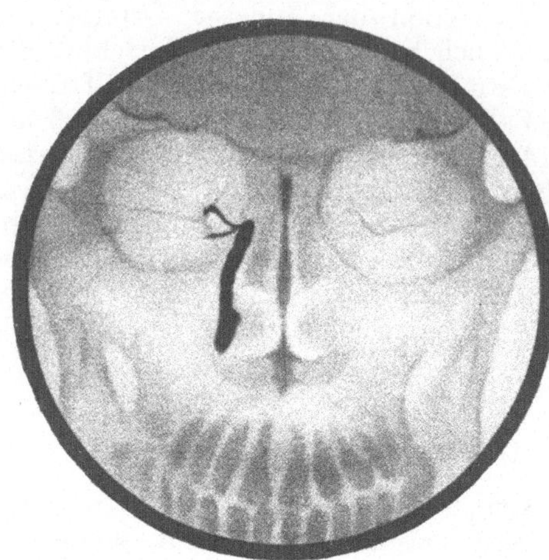

Abb. 3. Normale Tranenableitungswege. (Röntgenbild nach v. Szily)

Der Sitz der Störung kann gelegen sein:

1. in den Tränenpunkten. Selten ist kongenitale Atresie, narbiger Verschluß nach Verletzungen. Häufiger tauchen die Tränenpunkte infolge unrichtiger Stellung des Lidrandes nicht in den Tränensee ein; Eversion der Tränenpunkte (s. S. 23). Facialislähmung führt besonders durch den aufgehobenen Lidschlag zu Störungen der Tränenableitung;

2. in den Tränenröhrchen. Hier kommen vor: Verengerungen, Verschluß durch Entzündungen, Abszesse, Verletzungen (Vergleiche hiezu Naht des Tränenröhrchens, S. 28);

Blennorrhoe des Tränenröhrchens. Durch Druck auf die geschwollene Gegend der Tränenröhrchen entleert sich aus den Tränenpunkten Eiter. Die seltene Tränenröhrchenblennorrhoe entsteht entweder sekundär im Anschlusse an eine Tränensackblennorrhoe oder durch Übergreifen einer Erkrankung der Bindehaut (besonders Trachom) auf die Tränenröhrchen.

Therapie: Ausspritzen mit desinfizierenden Lösungen, häufiges Ausdrücken, nur wenn das nicht zum Ziele führt, Schlitzung des Tränenröhrchens (s. u.).

Bei Pilzkonkrementbildung (Streptotrichie) findet sich eine graugelbliche, bröckelige Masse in den Tränenröhrchen, durch die sie geschwellt, aufgetrieben erscheinen.

Mikroskopisch handelt es sich um Pilzrasen verschiedener Streptothrixarten.

Therapie: Wiederholtes Ausdrücken der Konkremente durch Druck auf das Tränenröhrchen, Spülungen; mitunter wird Schlitzung des Tränenröhrchens nötig.

3. im Tränensack und Tränennasengang — Dakryostenose. Tränenträufeln, besonders in kalter Luft oder im Winde, vielfach einseitig oder auf der einen Seite stärker; bei einseitiger Stenose häufig einseitige Blepharitis, einseitige Conjunctivitis, Lidekzem. Die Verengerung sitzt meist am Eingang in den Tränennasengang oder in der Nähe seiner nasalen Öffnung. Ihre beiweitem häufigste Ursache ist eine Erkrankung der Nase, und zwar akute Entzündung der Schleimhaut des Tränennasenganges durch die verschiedenen Formen des Schnupfens, chronische

Entzündungsprozesse, Geschwürsbildungen (Lupus, Tuberkulose, Lues), Rhinitis atrophicans, Septumdeviationen mit Veränderung der unteren Muschel, Polypen an der unteren Mündung des Tränennasenganges, seltener andere Geschwülste.

Neben den Erkrankungen der Nase sind Nebenhöhlenerkrankungen, besonders der Kieferhöhle, der vorderen Siebbeinzellen, auslösende Momente für Tränensackleiden.

Dakryocystitis chronica. Auf Grund einer Dakryostenose oder durch direktes Übergreifen einer Entzündung der Nasenschleimhaut auf den Tränensack entwickelt sich unter Vermehrung der in der stagnierenden Flüssigkeit vorhandenen Keime eine Entzündung der Schleimhaut des Tränen-

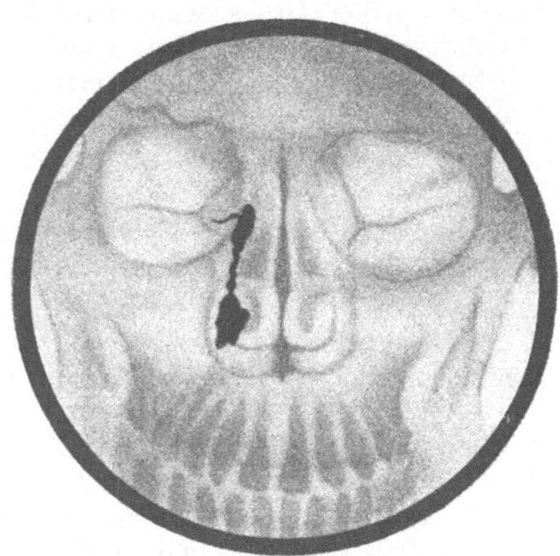

Abb. 4. Dakryocystitis mit Verengerung des Ductus nasolacrymalis (Röntgenbild nach v. Szily)

sackes. Druck auf die Tränensackgegend entleert aus den Tränenpunkten schleimig eitrige Flüssigkeit („Blennorrhoea" sacci lacrymalis); häufig sieht man auch in dieser Gegend eine leichte Vorwölbung der Haut, die sich nach oben am inneren Lidband abgrenzt. Dabei besteht — bei einseitiger Erkrankung einseitig — Tränenträufeln, chronischer Bindehautkatarrh mit ziemlich starker Absonderung, häufig Lidekzem, Blepharitis. Nach langem Bestand der Entzündung wird die Schleimhaut des Tränensackes atrophisch, das Sekret dickschleimig. Der Sack erfährt eine immer größer werdende Ausdehnung, Ektasia sacci lacrymalis, bis er schließlich eine große fluktuierende Geschwulst bilden kann, aus der sich auf Druck aus den Tränenpunkten wässerige Flüssigkeit entleert. (Hydrops sacci lacrymalis.) Die Beschwerden der chronischen Dakryocystitis sind Tränenträufeln, vermehrte Sekretion aus dem Bindehautsack mit ihren Folgen. Eine exakte Behandlung der Erkrankung ist unbedingt nötig wegen der großen Gefahr, die dem Augapfel von den im Bindehautsack und Tränensack angehäuften pathogenen Keimen, in der Regel Pneumokokken, droht; durch Infektion einer Verletzung der Hornhautoberfläche kann sich das gefährliche Pneumokokkengeschwür der Hornhaut, das Ulcus serpens, entwickeln; bulbuseröffnenden Wunden, Operationen folgt bei bestehender Dakryocystitis so gut wie regelmäßig Vereiterung des Augapfels (Panophthalmitis) durch Pneumokokkeninfektion.

Gelangen die Mikroorganismen aus dem Tränensack durch Ulzerationen der Schleimhaut oder auch direkt von einer Entzündung der Nasen- oder Siebbeinzellenschleimhaut in das submuköse Gewebe, so

entsteht die Tränensackphlegmone — Dakryocystitis acuta phlegmonosa — mit hochgradiger Schwellung und Rötung in der Tränensackgegend, starker Druckschmerzhaftigkeit. In der Regel kommt es zum
Durchbruch durch die Haut, stets unterhalb des inneren Lidbandes,
mit Zurückbleiben einer manchmal außerordentlich feinen Fistel („Haarfistel"), die mit dem Tränensack in Verbindung steht.

Differentialdiagnostisch bei Tränensackphlegmone subkutaner
Abszeß bzw. Furunkel; Unterscheidung durch Durchspülung der Tränenwege. Beim Empyem der Siebbeinzellen liegt die Schwellung bzw. Durchbruchsstelle über dem inneren Lidband, bei Phlegmonen des Tränensackes unterhalb desselben.

Besondere Formen der Dakryocystitis. 1. Tränensackentzündung bei Neugeborenen entsteht durch Nichteröffnung des embrynalen Epithelüberzuges (v. Hasners „Bulla") der nasalen Mündung des
Tränennasenganges. Öfteres energisches Ausdrücken des Tränensackes
führt meist zur Heilung, sonst genügt einmalige Sondierung.

2. Tuberkulose des Tränensackes. Eine tuberkulöse Nasenerkrankung
kann zu Dakryostenose und unspezifischer Dakryocystitis führen, anderseits kann durch Übergreifen eines spezifischen Prozesses von der Bindehaut oder der Nase besonders bei Lupus auch echte Tuberkulose des
Tränensackes entstehen. In diesem Falle erscheint der Sack vergrößert,
seine Wände verdickt, das Lumen mit mißfarbigen Granulationen erfüllt,
das Sekret meist im Verhältnis zur Größe des Sackes spärlich. Häufig
besteht Mitbeteiligung der angrenzenden Knochen. Die Durchspülbarkeit
pflegt trotz beträchtlicher Vergrößerung des Sackes auffallenderweise
lange Zeit erhalten zu sein; ein mitunter diagnostisch verwertbares Verhalten.

3. Die Lues führt hauptsächlich durch narbige Schrumpfung der
Schleimhaut und durch Zerstörung des Knochengerüstes der Nase zu
Dakryostenose bzw. unspezifischer Dakryocystitis. Tränensackerkrankungen bei Kindern legen stets den Verdacht auf zugrundeliegende tuberkulöse oder kongenital luetische Prozesse nahe.

4. Auch eine trachomatöse Erkrankung des Tränensackes und der
Tränenröhrchen (s. Tränenröhrchenblennorrhoe) kommt vor.

Behandlung der Erkrankungen der tränenableitenden Wege. In
jedem Falle müssen bei der Feststellung von Störungen der Tränenableitung Nase und Nebenhöhlen untersucht, Erkrankungen dieser Teile
behandelt werden.

Für die Fälle mit Eversion des Lidrandes war früher die Schlitzung
des Tränenröhrchens das ubliche Verfahren. Man ist davon jetzt abgekommen,
weil die Schlitzung eine Verstummelung bedeutet, die Tatigkeit des Tranenröhrchen und Tränenpunkte umgebenden Muskelapparates dauernd schädigt;
Schlitzung ist nur in denjenigen Fallen von Erkrankungen der Tränenröhrchen angezeigt, wo konservative Behandlung durch Ausdrücken oder
Ausspülen nicht zum Ziele führt, so bei partieller Vernarbung, mitunter
auch bei Streptotrichie und Blennorrhoe des Tränenröhrchens.

Ausführung der Schlitzung des Tränenröhrchens: Einführung eines geknöpften (Weberschen) Messerchens in das Tränenröhrchen, die Schneide nach hinten gerichtet. Das Messer wird etwas vorgeschoben und dann rasch aufgestellt.

Die Behandlung der Dakryostenose erfolgt durch Sondierung des Tränennnasenganges. Die Tränenpunkte werden zunächst mit einer feinen konischen Sonde erweitert, einige Tropfen einer Kokain-Adrenalinlösung eingespritzt. Die sogenannte Bowmansche Sonde wird senkrecht in den Tränenpunkt eingeführt, wobei das Lid etwas nach außen unten gezogen wird und der Patient nach oben blickt; die Sonde wird nun nach außen umgelegt und entsprechend der Verlaufsrichtung des Tränenröhrchens sanft in den Tränensack vorgeschoben, bis man den Widerstand seiner nasalen Wand fühlt. Dann wird die Sonde aufgerichtet („gestürzt"), bis ihre Spitze gegen die Furche zwischen Nasenflügel und Wange gerichtet ist. In dieser Richtung und gleichzeitig etwas nach hinten wird sie zart und langsam vorgeschoben, bis das in der Mitte der Sonde befindliche Metallblatt in der Höhe der Augenbraue sich befindet. Liegt die Sonde richtig im Tränennasenkanal, so bleibt sie, losgelassen, stehen; wenn dies nicht der Fall ist, fällt sie um. Kommt man beim Sondieren auf ein Hindernis, so muß es ohne Gewaltanwendung durch sanften Druck überwunden werden. Gelingt es, die verengte Stelle zu passieren, so muß man sie in den nächsten Tagen mit immer stärkeren Sonden (Stärke 1 bis 4) erweitern und dann in größeren Zwischenräumen immer wieder sondieren, um Wiederverschluß zu verhindern. Nach dem Sondieren bleibt die Sonde einige Minuten lang liegen, dann wird mit indifferenter Flüssigkeit durchgespritzt, um zu prüfen, ob der Gang offen ist. Ist der Widerstand nicht zu überwinden oder ist nach mehrmaliger richtig durchgeführter Sondierung Durchspritzung unter geringem Druck unmöglich, so ist weitere Sondenbehandlung nutzlos. Man wird dann entweder das Tränen bestehen lassen müssen, bzw. es durch Exstirpation der palpebralen Tränendrüse zu vermindern suchen oder eine der unten angeführten Operationen empfehlen, die die Wiederherstellung der Tränenableitung ermöglichen.

Die Behandlung der Dakryocystitis kann operativ oder konservativ sein. Unbedingt angezeigt ist Operation, wenn eine Sondenbehandlung aussichtlos ist (bei Atonie, Hydrops des Tränensackes, ferner bei vollkommener bindegewebiger oder knöcherner Obliteration des Tränennnasenganges), dann bei Trachom, Tuberkulose, Lupus des Tränensackes. Unbedingt ist ferner zu operieren bei Bestehen eines Hornhautgeschwüres, vor Operationen am Bulbus oder plastischen Operationen der Umgebung, ferner wenn äußere Verhältnisse bestehen, die eine lange Sondenbehandlung unmöglich machen, bei Arbeitern, die im Beruf häufigen Hornhautverletzungen ausgesetzt sind.

Die Operationen, die hier in Betracht kommen, sind:

1. Die Exstirpation des Sackes, die die Eiterung beseitigt, aber die Tränenabfuhr in die Nase dauernd vernichtet.

Ausfuhrung der Exstirpation. Lokalanasthesie mit Novokain-Adrenalin. Bogenförmiger Schnitt etwas medial vom inneren Lidwinkel, knapp am inneren Lidband beginnend und ca. $1^1/_2$ cm nach außen unten gefuhrt. Man dringt dann auf die Crista lacrymalis vor, und in die Fossa lacrymalis, wo die nasale Wand des Tranensackes stumpf abgelöst, die temporale Wand scharf losprapariert wird; dann werden die Tranenröhrchen durchtrennt und der Sack möglichst tief im Tranennasenkanal abgeschnitten, der letztere mit scharfem Löffel ausgekratzt. Naht der Wunde. Druckverband.

Die neueren Operationsmethoden haben zum Ziele, die Eiterung zu beheben, dabei aber die Tränenabfuhr zu ermöglichen.

Dakryocystorhinostomie nach Toti. Durch einen etwas größeren Hautschnitt wird der Tränensack freigelegt und dann reseziert, so daß nur ein Stuck der medialen Wand mit der Einmundung der Tranenröhrchen erhalten bleibt. Darauf wird im Tranenbein und dem aufsteigenden Ast des Oberkieferfortsatzes mit einem Knochentrepan eine Öffnung angelegt, entsprechend dieser Öffnung die Schleimhaut der Nase entfernt. Naht der Wunde. Nach der Operation mundet der erhaltene Sackrest mit den Tränenröhrchen direkt in die freie Nasenhohle.

Bei guter Technik behebt die Operation nach Toti fast mit der gleichen Sicherheit die Eiterung wie die Tränensackexstirpation und ermöglicht in den meisten Fällen eine gute Tränenableitung, vorausgesetzt, daß die Tränenröhrchen intakt sind. Geschlitzte oder verschlossene Tränenröhrchen stellen somit eine Kontraindikation dar.

Die Funktion der Tränenröhrchen prüft man durch mehrmalige Einträufelung 5%iger Kollargollösung in den Bindehautsack und nachheriges Wiederausspülen. Bei normaler Funktion der Röhrchen tritt aus ihnen auf Druck auf die Tränensackgegend die schwarze Flüssigkeit.

Die Dakryorhinostomie kann auch von der Nase aus vorgenommen werden (Operation nach Polyak-West).

Ist keine der oben angeführten absoluten Indikationen zur Operation vorhanden, so kann eine konservative Behandlung der Dakryocystitis versucht werden, indem man zunächst dem Pat. den Tränensack mehrmals am Tage gründlich ausdrücken läßt und durch wiederholtes Durchspritzen des Sackes mit verdünnter Jodtinktur oder auch $^1/_4$% Zinksulfatlösung, Preglscher oder Oxycyanatlösung die Eiterung beseitigt. Dann wird mit der methodischen Sondierung begonnen. Dauererfolge mit dieser Behandlung sind allerdings nicht immer zu erreichen.

Bei Tränensackphlegmonen Dunstverband (Watte mit Liquor Burow 10 : 100, darüber Billrothbatist), feuchtwarme Umschläge. Bei Fluktuation Inzision der vorderen Tränensackwand und Tamponade mit Gaze, bis die Sekretion aufgehört hat; später kann man dann den Tränensack exstirpieren oder die Dakryocystorhinostomie ausführen, auch Sondenbehandlung versuchen. Bei Fisteln ebenfalls Operation nach Toti oder Exstirpation; die Fistelränder werden dabei angefrischt und die Wunde vernäht. Manchmal schließt sich auch durch konservative Behandlung nach Beseitigung der Stenose die Fistel von selbst oder nach Anfrischung ihrer Ränder. Eine Vernähung der Fistel ohne gleichzeitige Beseitigung des zugrunde liegenden Tränensackleidens ist zwecklos.

Die Bindehaut

Anatomie. Die Bindehaut stellt einen Sack dar (Bindehautsack), dessen vordere Öffnung durch die Lidspalte gebildet wird. Seine Teile sind: die die Innenfläche der Lider überziehende, dem Tarsus fest und unverschieblich anhaftende Lidbindehaut (Conjunctiva tarsi). Diese schlägt sich nach rückwärts zum Augapfel hinüber und bildet entsprechend dem Übergang eine Reihe horizontaler lockerer Falten, die dem Augapfel und den Lidern freie Beweglichkeit sichern; Übergangsteile (Übergangsfalte, Fornix conjunctivae bzw. Conjunctiva fornicis). Die Bindehaut des Tarsus und der Übergangsfalte zeigt mehrschichtiges Zylinderepithel mit zahlreichen Becherzellen (schleimig umgewandelte Zellen der obersten Epithelschichten); unter dem Epithel im Bereiche der Übergangsfalte liegt eine adenoide Schichte mit lymphoiden Zellen. Die Submucosa besteht aus Bindegewebe mit zahlreichen elastischen Fasern. Die Tarsalbindehaut zeigt am Oberlid besonders im Bereich des konvexen Knorpelrandes kleine Papillen, die dadurch entstehen, daß Gefäßchen mit umgebendem Stroma etwas emporragen, während Epithel zwischen ihnen sich rinnenförmig einsenkt. Diese Papillen treten bei Reizzuständen aller Art deutlich hervor und verleihen der Bindehaut dieser Gegend ein fein-samtartiges, mitunter auch gröber-höckriges Aussehen (Papillarhypertrophie). Den Grund des Sackes bildet die den vorderen Teil des Augapfels locker und verschieblich überkleidende Augapfelbindehaut (Conjunctiva bulbi), die am Hornhautrand mit der Unterlage fest verwachsen endigt; sie hat mehrschichtiges Pflasterepithel. Die Augapfelbindehaut bildet im inneren Augenwinkel eine Duplikatur, die halbmondförmige Falte (Plica semilunaris), einen Rest der Nickhaut (Palpebra tertia) der Tiere; nasal von dieser liegt eine kleine warzenförmige Erhabenheit von Hautstruktur mit Talg- und Schweißdrüsen und feinen Lanugohärchen — Karunkel, Caruncula lacrymalis. Am Übergang zwischen Fornix und Augapfelbindehaut verläuft als Fortsetzung der Plica semilunaris rings um den Augapfel eine auch bei Lidschluß nicht verstreichende Falte, die Zirkularfalte.

Von den Drüsen der Bindehaut wurden die wichtigsten, die in der oberen Übergangsfalte liegenden Krauseschen Drüsen (akzessorische Tränendrüsen) bereits erwähnt. Die Arterien der Bindehaut kommen am Oberlid aus dem Arcus tarseus und treten etwas hinter dem Lidrand durch den Tarsus nach innen, ferner aus dem zweiten Arcus tarseus oberhalb des Tarsus. Die aus diesen beiden Gefäßbogen kommenden Gefäßchen begegnen einander etwa entsprechend der mittleren Zone des Tarsus (fälschlich als Subtarsal„furche" [Sulcus subtarsalis] bezeichnet). Das Unterlid hat nur einen unterhalb des Tarsus gelegenen Arcus tarseus. Von diesen Gefäßen werden auch Übergangsfalten und Augapfelbindehaut versorgt.

Unter der Augapfelbindehaut, bläulich durchschimmernd, verlaufen die episkleralen (ciliaren) Gefäße, vorwiegend Arterien, gegen die Hornhaut hin, um sich nahe ihrem Rande in die Sklera einzusenken. Vorher geben sie feine Ästchen ab, die mit den feinen oberflächlichen Bindehautgefäßen dieser Gegend ein System praecapillarer Schlingen um die Hornhaut bilden — das **Randschlingennetz am Limbus.** Die sensiblen Nerven der Bindehaut kommen vom ersten Ast des Trigeminus.

Untersuchung der Bindehaut. Die untere Bindehaut wird durch Abziehen des Unterlides sichtbar gemacht, wobei der Untersuchte nach oben sieht, die untere Übergangsfalte durch gleichzeitigen Druck mittels des Oberlides auf den Bulbus.

Umstülpung des Oberlides. Man läßt den Untersuchten nach unten blicken, faßt mit Daumen und Zeigefinger der rechten Hand den Lidrand unter Benutzung der Cilien in seiner Mitte und zieht das Lid nach unten und etwas vom Augapfel ab. Gleichzeitig wird ein Finger der anderen Hand oder ein Glasstab auf die Haut des Oberlides oberhalb des oberen Tarsusrandes gelegt und damit dieser nach abwärts und etwas nach rückwärts gedrückt. Um diesen Stützpunkt wird das Lid umgeschlagen. Um außer der auf diese Weise sichtbaren Conjunctiva tarsi auch die obere Übergangsfalte überblicken zu können, wird das Lid bei stark abwärts gesenktem Blick des Kranken ektropioniert gehalten und mit der anderen Hand Unterlid und Augapfel etwas gegen die Orbita zurückgedrängt. Der innere obere Teil der Übergangsfalte, eine für die Trachomdiagnose besonders wichtige Gegend, wird am leichtesten so freigelegt, daß das umgestülpte Lid kräftig gegen den inneren Orbitalrand zurückgedrängt und der Bulbus mit dem Unterlid in die Orbita zurückgedrückt wird, wobei der Kranke stark nach außen unten sehen muß.

Die Entzündungen der Bindehaut

Die Zeichen der Bindehautentzündung sind Rötung, Schwellung und Sekretion.

1. **Stärkere Rötung** (Injektion) der Bindehaut findet sich nicht nur bei Entzündungen der Bindehaut selbst, sondern auch bei solchen der Nachbarschaft, insbesondere des Augapfels. Für die Entscheidung, ob die Injektion der Gefäße der Augapfelbindehaut durch Entzündung der Bindehaut selbst bedingt oder ob die letztere infolge einer Bulbusentzündung mit gerötet ist, ist die Art der Injektion maßgebend. Bei der **oberflächlichen** (Conjunctival-) Injektion der Bulbusbindehaut sieht man die einzelnen, grob-netzförmig angeordneten Gefäßchen **deutlich;** sie sind mit der Augapfelbindehaut verschieblich, sind am zahlreichsten und stärksten in der Gegend der Übergangsfalte und **nehmen gegen die Hornhaut** hin ab. Karunkel, Plica, Bindehaut der Lider sind dabei in der Regel mitgerötet. Dagegen sieht man bei der **pericornealen Injektion** keine einzelnen Gefäße; eine diffus-bläulichrote Zone umkreist die Hornhaut und nimmt **peripherwärts** gegen die Übergangsteile hin an **Intensität** ab. Vorwiegend pericorneale Injektion spricht für eine Erkrankung des Augapfels, vor allem der Hornhaut, Iris bzw. des Ciliarkörpers. Bei heftigen Entzündungen füllt sich sowohl

das conjunctivale wie das episklerale Gefäßnetz infolge der bestehenden reichlichen Anastomosen, so daß sichere Beurteilung schwierig wird.

2. Bei stärkeren Entzündungen ist die Tarsalbindehaut geschwollen und weniger durchsichtig, so daß die durch das Durchscheinen der Meibomschen Drüsen bedingte Parallelstreifung verdeckt wird. Sehr stark können die lockeren Übergangsfalten anschwellen, mitunter als prall gespannte rote Wülste hervortreten. Schwere Bindehautentzündungen gehen mit Lidschwellung sowie mit entzündlicher Infiltration der Bindehaut des Augapfels einher; die letztere umgibt dann manchmal wallartig die Hornhaut und kann sie zum Teil überdecken. Entzündliches Oedem sowie Infiltration der Bindehaut findet sich aber, ebenso wie Lidschwellung, nicht nur bei schweren Entzündungen der Bindehaut (besonders Gonorrhoe, Diphtherie), sondern auch bei Eiterungen in der Nachbarschaft, so z. B. auch schon häufig in der Nachbarschaft eines Hordeolum; in den höchsten Graden bei eitrigen Entzündungen des Augeninnern (Panophthalmie) oder der Orbita (Orbitalphlegmone). Bei schweren infektiösen Bindehautentzündungen ist die Lymphdrüse vor dem Ohr geschwollen und druckschmerzhaft. Auch ein blasses nichtentzündliches Oedem der Bindehaut kommt vor, so zusammen mit nichtentzündlichem, z. B. vasomotorischem Oedem der Lider, oder wenn aus irgendeinem Grunde Kammerwasser unter die Bindehaut sickert (Sickeroedem). Blasses Oedem höheren Grades nennt man Chemosis.

3. Die Sekretion ist serös oder schleimig; ferner kommt eitriges Exsudat und fibrinöses, zu Membranen gerinnendes (croupöses) Exsudat vor. In manchen Fällen chronischer Conjunctivitis fast oder ganz fehlend, (Conjunctiva „sicca"), ist das Sekret bei akuter Conjunctivitis so reichlich, daß es, über Nacht zu Krusten eintrocknend, die Lidränder verklebt. In schweren Fällen quillt beständig Eiter aus der Lidspalte hervor. (Eiterfluß, „Blennorrhoe".)

Wir unterscheiden akute und chronische Entzündungen der Bindehaut.

Bei der akuten Bindehautentzündung bestehen heftige Reizerscheinungen, starke Rötung, Schwellung, Infiltration der Bindehaut der Lider und der Übergangsteile, meist auch der Bindehaut des Augapfels, vermehrte schleimige Sekretion oder eitrige Exsudation. Kompliziert wird die Erkrankung mitunter durch meist am Rande gelegene punktförmige Hornhautinfiltrate und Geschwürchen, die manchmal zu größeren, sichelförmigen Geschwüren zusammenfließen (katarrhalische Randgeschwüre). Häufig findet man auch kleinste punktförmige, oberflächlich gelegene Infiltrate über die ganze Hornhaut verstreut (s. S. 73). Sonstige Hornhautkomplikationen siehe bei den einzelnen Formen.

Die chronische Bindehautentzündung äußert sich bei geringen Reizerscheinungen in geringer Injektion der Bindehaut der Lider, seltener auch der Bindehaut des Augapfels, spärlicher schleimiger Sekretion, die oft durch beigemischtes vermehrtes Sekret der Meibomschen Drüsen als feiner, weißlicher Schaum an den Lidwinkeln erscheint. Bei länger dauernder chronischer Entzündung kommt es zu mehr weniger ausgesprochener **Papillarhypertrophie**, vor allem im Bereich des konvexen Knorpelrandes. Die Beschwerden, gewohnlich abends stärker als am Morgen, sind oft beträchtlicher als der objektive Befund annehmen läßt: Fremdkörpergefühl, Drücken im Auge, Jucken, Brennen, Schwere der Lider, rasche Ermüdung der Augen bei der Arbeit, Lichtscheu usw.

Bindehautentzündungen sind bedingt:

1. durch Infektion. 2. durch physikalisch-chemische Schädigungen, 3. endogen, 4. durch lokale Ursachen und Veränderungen in der Nachbarschaft.

1. Infektiöse Entzündungen.

Auch schon auf der normalen Bindehaut leben überaus häufig verschiedene Arten sonst pathogener Bakterien als Saprophyten. Unter Umständen können diese letzteren eine Virulenzsteigerung erfahren und zu Conjunctivitis führen. Weitaus häufiger ist die Übertragung von außen, sei es von der Nachbarschaft, Nase, Mundhöhle, Tränensack, oder von der weiteren Umgebung infolge Übertragung durch die Hände, Taschentücher usw. Zur **Diagnose** ist die mikroskopische Untersuchung des Sekretes oder eines Abstriches vom Epithel im Ausstrichpräparat nötig.

Die meisten durch Infektion bedingten Bindehautentzündungen tragen akuten Charakter; die Grundzüge ihrer **Behandlung** sind folgende (Abweichungen siehe die betreffenden Abschnitte): Zur Entfernung des Sekretes mit den in ihm enthaltenen Krankheitskeimen und Verhinderung der Mazeration des Hornhautepithels hat der Patient mehrmals täglich — je nach der Menge der Absonderung — den Bindehautsack mit Hydrarg. oxycyanat. 1:5000 auszuspülen. Das Verkleben der Lider über Nacht und die Entstehung von Lidekzem verhütet man durch Bestreichen der Lider mit Salben vor dem Schlafengehen (Borsalbe 2%, Noviformsalbe 2%). Die subjektiven Beschwerden können durch aufgelegte, mit kaltem Wasser gefüllte Fläschchen gelindert werden (keine nassen Umschläge, die leicht zu Lidekzem führen!). Bei jeder stärkeren Sekretion wird 1% Argentum nitr.-Lösung einmal täglich über die freigelegte Bindehaut der Lider und der Übergangsfalte geträufelt, und zwar auch bei Komplikation mit Hornhautgeschwüren. Es entsteht danach auf der Bindehaut durch Koagulation des Zelleiweiß ein weißlicher Schorf, der sich nach etwa einer halben Stunde abstoßt. Argentum nitricum wirkt einerseits bactericid, anderseits werden die oberflächlichen Epithellagen, der Hauptsitz der Mikroorganismen, mit diesen selbst abgestoßen; außerdem entfaltet es starke Reizwirkung, wodurch mit der vermehrten Hyperämie und Exsudation aus den Gefäßen dem Gewebe frische Schutzstoffe zugeführt werden. Die zahlreichen Ersatzprodukte des Argentum nitricum — organische Silberverbindungen (z. B. Protargol, Sophol, Argyrol u. a.) — koagulieren das Zelleiweiß nicht und haben infolgedessen größere Tiefenwirkung; sie reizen bedeutend weniger, sind aber wohl gerade deswegen in ihrer Wirkung dem Silbernitrat nicht gleichwertig. Bei längerem

Gebrauch von Silbersalzen entsteht durch Ablagerung von Silber in das Epithel eine dauernde, auffällige, graue bis schwärzliche Verfärbung der unteren Teile der Lid- und Augapfelbindehaut, unter Umständen auch der Hornhaut — Argyrose. Nach Aufhören der Sekretion ist die Argentumbehandlung, die stets der Arzt selbst besorgen soll, auszusetzen; dann, bis zum Schwinden aller Erscheinungen, schwache desinfizierende, bzw. adstringierende Kollyrien, z. B. Hydrargyrum oxycyanatum 1:5000, Zincum sulfuricum $^1/_4\%$ u. a. m. (s. S. 54). Man empfiehlt Aufenthalt in guter staub- und rauchfreier Luft. Verband, Schutzbrillen sind unzulässig, ebenso die Anwendung von Kokain, Adrenalin. Zur Verhütung der Übertragung ist gemeinsamer Gebrauch von Waschbecken, Handtüchern zu verbieten, häufiges Waschen der Hände anzuordnen. Erkrankte Kinder sind vom Schulbesuche auszuschließen.

Die wichtigsten durch Infektion bedingten Formen sind folgende:

Die sehr verbreitete und hartnäckige Diplobacillen-Conjunctivitis ist eine chronische Bindehautentzündung, hervorgerufen durch die Morax-Axenfeldschen Diplobacillen, große, gramnegative Doppelstäbchen. Charakterisiert ist die Erkrankung vor allem durch eine ekzematöse Veränderung der Haut an den Lidwinkeln, daher auch Conjunctivitis angularis genannt. In seltenen Fällen erkrankt die Hornhaut in Form des Diplobacillengeschwürs (s. S. 78). Therapeutisch ist $^1/_3$- bis $^1/_4\%$ige Zinklösung oder Hydrarg. oxycyanat. 1:5000 in Form von mehrmals täglich wiederholten Einträufelungen oder Augenbädern ($^1/_{10}\%$ Zink, Oxycyanat 1:5000) anzuwenden und lange Zeit fortzusetzen. Gleichzeitig Zinksalbe 5—10% über Nacht zur Behandlung des Lidekzems.

Die Pneumokokken-Conjunctivitis, meist bei Kindern, gelegentlich auch in größeren Epidemien; häufig mit Schnupfen, manchmal mit Bronchitis verbunden. Die heftigen Entzündungserscheinungen weichen in der Regel kritisch wie die croupöse Pneumonie nach 8 bis 10 Tagen; die Conjunctiva des Augapfels ist stark mitbeteiligt, zeigt häufig kleine Blutaustritte. Prognose günstig; die Hornhaut bleibt fast stets intakt. Im Sekret und Epithelabstrich finden sich auf der Höhe der Erkrankung zahlreiche grampositive, lanzettförmige Diplokokken. Die Therapie ist die der akuten Conjunctivitis.

Koch-Weeks Conjunctivitis ist eine akute, höchst kontagiöse Bindehautentzündung mit starker Mitbeteiligung der Augapfelbindehaut. In unseren Breiten nur sporadisch, hat sie im Kriege zu mehr weniger großen Epidemien geführt; in den südlichen Ländern ist sie endemisch und ganz besonders häufig mit Trachom verbunden. Sekretpräparat und Epithelabstrich zeigt zahlreiche, vielfach intracellulär gelegene, feinste, schlanke gramnegative Stäbchen. Komplikationen von Seite der Hornhaut sind von geringer Bedeutung. Prognose günstig. Das akute Stadium ist in der Regel in einigen Wochen abgeklungen; sehr häufig schließt sich aber ein durch Papillarhypertrophie charakterisiertes chronisches Stadium von längerer Dauer an. Die Behandlung ist die der akuten Conjunctivitis. Die außerordentlich leichte

Übertragbarkeit der Erkrankung macht schärfere Maßnahmen, wenn durchführbar, Isolierung der Kranken nötig.

Die Gonorrhoe ist eine der schwersten Erkrankungen der Bindehaut; sie entsteht durch Infektion mit den Neisserschen Gonokokken, die sich sowohl im Sekret, als auch im Epithel und in den oberflächlichen Schichten der Bindehaut vorfinden und im Ausstrich in der bekannten Form der gramnegativen semmelförmigen Diplokokken, vielfach in Nestern beisammen liegend, teils frei, öfter intracellulär nachweisbar sind.

Auf der Bindehaut des Neugeborenen kommen saprophytisch oder als Katarrherreger Keime vor, die Gonokokken morphologisch sehr ähnlich sind („Pseudogonokokken"). Solche Keime sind der Mikrokokkus katarrhalis und der Meningokokkus Weichselbaum.

Differentialdiagnose: Die erstgenannten Keime unterscheiden sich von Gonokokken kulturell durch ihre Resistenz; sie wachsen üppig auf allen Nährböden, auch schon bei Zimmertemperatur, Gonokokken nie unter 20^0 und nicht auf gewöhnlichem Nährboden (am besten Menschenserumagar). Der Meningokokkus ist nur durch den Agglutinationsversuch vom Gonokokkus zu unterscheiden.

a) Die Bindehautgonorrhoe der Erwachsenen. Die Infektion erfolgt meist durch Übertragung gonorrhoischen Eiters aus erkrankten Genitalien oder, z, B. bei Wärterinnen, Ärzten usw., von Auge zu Auge. Nach einer Inkubationszeit von einigen Stunden bis etwa zu einem Tag beginnen die Lider anzuschwellen und sind sehr bald so prall geschwollen und oedematös, daß das Auge aktiv nicht mehr geöffnet werden kann. Die Bindehaut der Lider ist diffus gerötet, stark geschwollen und rauh; die Bindehaut des Augapfels zeigt hochgradige entzündliche Infiltration. Die Absonderung ist zunächst mehr serös, fleischwasserähnlich, wird aber bald rein eitrig und ungemein reichlich. Besonders gefährdet ist bei der Erkrankung die Hornhaut, die in schweren Fällen schon frühzeitig ergriffen werden kann. Dabei zeigt sich zunächst Mattigkeit der Hornhautoberfläche und diffuse Trübung, der nach Abstoßung des Epithels geschwüriger Zerfall, manchmal enorm rasch eitrige Einschmelzung der Hornhaut mit ausgedehntem Irisprolaps folgt; in günstigeren Fällen kommt es zum Stillstand der Hornhauteiterung, zur Bildung umschriebener Geschwüre und Perforationen mit kleinerem Irisprolaps. Die Miterkrankung der Hornhaut ist einmal bedingt durch die sie deckenden Eitermassen, die das Epithel mazerieren und den Keimen das Eindringen ermöglichen, anderseits durch die Infiltration der Augapfelbindehaut, wodurch die Blutzirkulation im Randschlingennetz und damit die Ernährung der Hornhaut gestört wird. Je reichlicher daher die Sekretion und je stärker die Infiltration der Conj. bulbi, desto größer ist die Gefahr für die Hornhaut. Auch durch unvorsichtiges Berühren der Hornhaut bei der Behandlung, das zur Entstehung von Epitheldefekten führt, kann die Hornhauterkrankung verschuldet werden („Scheuergeschwüre"). Die akuten Erscheinungen klingen in einigen, bei richtiger energischer Behandlung in 1 bis 2 Wochen ab; ein chronischer Reizzustand der Bindehaut mit sehr grober Papillarhypertrophie kann aber noch ziemlich lange fortbestehen. Schließlich heilt auch dieser Zustand ohne Narben ab.

Die Prognose der Bindehautgonorrhoe der Erwachsenen ist stets sehr ernst; sie ist durch das Verhalten der Hornhaut bestimmt, deren Miterkrankung manchmal auch durch sorgfältigste Behandlung nicht verhindert werden kann.

Therapie: Besonders wichtig ist strenge Prophylaxe. Tripperkranke müssen vom Arzt auf die Gefahr der Infektion der eigenen und der Augen der Umgebung aufmerksam gemacht und zur peinlichsten Sauberkeit aufgefordert werden. Natürlich müssen auch Arzt und Wartepersonal äußerst vorsichtig sein. Häufig spritzt beim Öffnen der Lidspalte des Kranken Eiter hervor, daher bei der Untersuchung und Behandlung stets Schutzbrillen anlegen! Ist nur ein Auge ergriffen, so muß das gesunde sofort durch einen sorgfältig angelegten Verband geschützt werden, der die drei ersten Tage vor- und nachmittags zu wechseln ist. Aufgabe der Behandlung ist es, in erster Reihe die Ansammlung des infektiösen Exsudates zu verhindern. Je nach der Stärke der Sekretion wird ¼- bis 2 stündlich, auch des Nachts, bei vorsichtigem, aber möglichst weitem Öffnen der Lidspalte die Bindehaut aus einer in geringer Höhe gehaltenen Undine mit frisch bereiteter dünner Lösung von Kalium-Permanganat gründlich ausgespült. Wischen der Bindehaut oder Berühren der Hornhaut mit Tupfern ist dabei unbedingt zu vermeiden. Der Arzt hat ein- bis zweimal täglich die Lider zu ektropionieren (ohne jeden Druck bei Vorhandensein von Hornhautgeschwüren!) und die Bindehaut mit 1%igem Argentum nitricum reichlich zu überspülen. Bei prallster Schwellung der Lider, durch die alle Maßnahmen erschwert sind, empfiehlt sich die Ausführung der provisorischen Kanthotomie, der auch eine günstige Beeinflussung des Verlaufes zugeschrieben wird. In neuerer Zeit wendet man bei Gonorrhoe der Bindehaut die Reiz- (Protein-) Körpertherapie an, am besten in Form von intramuskulären Milchinjektionen, die bei frischer Erkrankung in den meisten Fällen sehr günstige Resultate gibt. Es werden 5 bis 10 cm^3 sterilisierter Milch in die Gesäßmuskulatur injiziert, und zwar an zwei aufeinanderfolgenden Tagen, wenn nötig, nach eintägiger Pause noch zwei Injektionen. Ist die Sekretion geschwunden und sind Gonokokken im Ausstrich nicht mehr nachweisbar, so wird das Argentum ausgesetzt; der Ablauf der zurückbleibenden Papillarhypertrophie kann durch Bestreichen mit Alaunstift oder Massage der Bindehaut mit Glasstab beschleunigt werden. Im allgemeinen ist, wo überhaupt nur durchführbar, jeder Fall schleunigst dem Krankenhaus zuzuweisen.

Die pathologisch-anatomische Untersuchung zeigt starke Schwellung und Infiltration der Bindehaut mit mächtiger Schwellung der Papillen; das Epithel ist von massenhaften polynukleären Leukozyten durchsetzt. Die Gonokokken finden sich im Sekret und den Epithelien, dringen aber auch bis in das adenoide Gewebe ein.

b) Die Gonorrhoe der Bindehaut der Neugeborenen, Conjunctivitis gonorrhoica neonatorum, unterscheidet sich in manchen Einzelheiten von der der Erwachsenen. Die Prognose ist wesentlich günstiger; lebenskraftige Kinder kommen bei rechtzeitiger energischer Behandlung stets ohne Schädigung der Hornhaut durch. Die Infektion erfolgt beim Neugeborenen meist beim Durchtritt durch die Scheide, der Ausbruch der Erkrankung in der Regel am 2. oder 3. Tag nach der Geburt; bei späterem Beginn kommt wohl nachtragliche Infektion in Betracht oder es handelt sich um eine nicht durch Gonokokken bedingte Entzündung (s. u.).

Die Symptome der Neugeborenengonorrhoe sind meist nicht so stürmisch wie bei Erwachsenen; besonders fehlt die hochgradige Beteiligung der Augapfelbindehaut, daher ist die Gefahr der Hornhautnekrose geringer. Die entstehenden Geschwüre sind in der Regel umschrieben, meist etwa zentral gelegen; sie führen gewöhnlich zur Perforation und heilen unter Zurücklassung dichter Narben mit eingeheilter Iris, die sich im späteren Leben noch beträchtlich aufhellen können. Häufig entwickelt sich dann später Hydrophthalmus; oft bleibt eine Trübung am vorderen Pol der Linse zurück, Cataracta polaris anterior (s. S. 122).

Die Prophylaxe der Erkrankung beginnt schon bei der Schwangeren, deren Ausfluß vor und nach der Geburt sorgfältig zu behandeln ist. Nach der Geburt werden die Lider des Kindes mit steriler Gaze gereinigt und 1 Tropfen einer 1% (bei stärkerem Ausfluß der Mutter 2%) Argentum nitricum-Lösung in jedes Auge eingetropft (Credésche Prophylaxe). Meist erfolgt der Ausbruch der Erkrankung an beiden Augen gleichzeitig. Ist nur das eine erkrankt, so muß durch zweckmäßige Lagerung verhindert werden, daß das Sekret oder die Spülflüssigkeit auf das andere Auge hinüberfließt. In letzteres wird einmal täglich 1% Argentum nitricum-Lösung eingetropft, bis die Gefahr der Infektion vorüber ist. Die lokale Behandlung ist im übrigen die gleiche wie die der Bindehautgonorrhoe der Erwachsenen; Reizkörpertherapie bringt auch hier in frischen Fällen ausgezeichnete Resultate; man injiziert 1 bis 2 cm³ (auch mehr) sterilisierte Milch in die Brustmuskulatur.

Der bakteriologische Nachweis der Gonokokken ist bei der Bindehautentzündung der Neugeborenen wichtig, da gerade hier eitrige Bindehautentzündungen vorkommen, die nicht durch Gonokokken bedingt sind; so die Einschlußblennorrhoe. Die Inkubationszeit ist dabei etwas länger, die Hornhaut ist nicht gefährdet, die Prognose also günstig. Die Diagnose Einschlußblennorrhoe ergibt sich aus dem Nachweis der sogenannten Einschlußkörperchen innerhalb der Epithelzellen im Epithelabstrich mittels der Giemsafärbung. Diese Einschlußkörperchen sind morphologisch identisch mit den bei Trachom gefundenen (s. S. 48). Ebenfalls viel leichter als die gonorrhoische verlaufen die durch andere Keime bedingten Bindehautentzündungen der Neugeborenen. Als Erreger sind hier Pneumokokken, Koch-Weeks, Bact. coli, dann die sogenannten Pseudogonokokken, d. h. Erreger aus der Gruppe des Mikrokokkus catarrhalis, sowie der Meningokokkus Weichselbaum (s. S. 44) nachgewiesen worden. Als Therapie genügt einmal täglich Silbernitrat 1%, einigemal täglich Hydrarg. oxycyanat., 1 : 5000.

Die Diphtherie der Bindehaut (Conjunctivitis diphtherica), verursacht durch Infektion mit dem Löfflerschen Diphtheriebacillus, befällt vor allem Kinder und ist stets mit Störung des Allgemeinbefindens, Fieber, Schwellung der benachbarten Lymphdrüsen, manchmal auch Nasen- und Rachendiphtherie, verbunden. Ihrem klinischen Verhalten nach gehört sie zu einer Gruppe von Bindehautentzündungen verschiedener Ätiologie, bei der es zur Abscheidung eines ungemein fibrinreichen Exsudates kommt, das zu Membranen gerinnt (Conjunctivitis pseudomembranosa). Man unterscheidet dabei eine leichte und eine schwere Form. Bei der leichten Form liegen die Membranen lose auf und können leicht mit der Pinzette abgezogen werden, wonach die leicht blutende Bindehautoberfläche sichtbar wird. Diese Form, auch als Conjunctivitis crouposa bezeichnet, gibt im allgemeinen eine gute Prognose; Hornhautkomplikationen fehlen oder sind unbedeutend.

Bei der schweren Form, der Conjunctivitis diphtherica wird das fibrinöse Exsudat in das Gewebe eingelagert, die Bindehaut erscheint grauweißlich, wie speckig, und wird schließlich durch Veränderungen bzw. Verlegung der Gefäße in mehr weniger großem Umfang nekrotisch. Dabei sind die Lider stets hart geschwollen, die Sekretion zunächst spärlich und mehr serös, um erst später reichlicher und eitrig zu werden. Die nekrotischen Teile der Bindehaut stoßen sich schließlich ab, es kommt zur Vernarbung und daher zu mehr weniger starker Verkürzung des Bindehautsackes. Verwachsungen zwischen der Bindehaut der Lider und des Augapfels (Symblepharon), häufig auch Narbenentropium, Trichiasis sind die Folgen. Je intensiver der Prozeß an der Bindehaut ist, desto sicherer erkrankt auch die Hornhaut. In den ganz schweren Fällen wird sie rasch nekrotisch; manchmal wird auch die Lidhaut in Form nekrotischer Plaques mitergriffen, mitunter entsteht ausgedehnte Lidgangrän.

Die Bezeichnung Conjunctivitis diphtherica, aus der vorbakteriologischen Zeit herrührend, besagt noch nicht, daß eine Infektion mit Diphtheriebacillen vorliegt. Vielmehr können gerade die schweren „diphtherischen" Formen außer durch echte Diphtheriebacillen auch durch Streptokokken entstehen, selten auch durch Gonokokken. Anderseits wird auch in den leichter verlaufenden croupösen Fällen häufig der Diphtheriebacillus als Erreger gefunden; dasselbe Bild kann gelegentlich durch Gonokokken, Pneumokokken, Streptokokken, Koch-Weeks-Bacillen hervorgerufen werden. Nicht selten kommt Conjunctivitis crouposa, besonders bei Kindern, ohne bakteriellen Befund vor; meist handelt es sich dabei wohl um Erythema exsudativum multiforme, fast stets beiderseitig, und zwar entweder selbständig oder zusammen mit Eryth. exsudat. der Haut bzw. der Schleimhäute. Mit Pseudomembranbildung geht auch der Pemphigus der Bindehaut einher (s. S. 58). Die Bezeichnung croupöse bzw. diphtherische Conjunctivitis ist demnach bloß eine symptomatische; zur Diagnose gehört der Nachweis des Erregers durch bakteriologische Untersuchung. Dieser begegnet aber im Ausstrich deswegen gewissen Schwierigkeiten, weil im Bindehautsack häufig die morphologisch von

Diphtheriebacillen nicht unterscheidbaren saprophytischen Pseudo-
diphtheriebacillen (Xerosebacillen) vorkommen. (Beides grampositive
Stäbchen, vielfach an den Enden keulenartig verdickt.) Es ist also
zwischen den beiden Keimen die Differentialdiagnose, und zwar entweder
durch den Nachweis der Neisserschen Polkörperchen in der Löfflerschen
Serumkultur oder besser durch Virulenzbestimmung im Tierversuch zu
stellen. Die Behandlung der Diphtherie besteht in allen verdächtigen
Fällen, auch bevor noch das Endergebnis der bakteriologischen Untersuchung vorliegt, in der subkutanen Injektion von Diphtherieserum, bei
festgestellter Streptokokkeninfektion Streptokokkenserum oder Milch.
Lokal nur Ausspülungen mit Hydrarg. oxycyanat. oder Einstreichen von
Salben, z. B. Noviformsalbe. Schutz des nichterkrankten Auges durch
Verband, Isolierung des Kranken.

Das Trachom, Conjunctivitis trachomatosa, granulosa,
Körnerkrankheit, ist eine Infektionskrankheit der Bindehaut, die
durch das Sekret von Auge zu Auge übertragen wird; der Erreger ist
nicht bekannt. In einem Teil der Fälle findet man die von Prowazek
und Halberstädter entdeckten Trachomkörperchen (Einschlußkörperchen) im Epithelabstrich, feinkörnige Einschlüsse in den Epithelzellen, die meist, zu Häufchen gruppiert, kappenartig dem Zellkern aufsitzen und am besten mit Giemsafärbung hervortreten (Einschlüsse
tiefblau, Körner violett). Auf dieselbe Weise sind auch einzelne kleinste
Elemente (Lindners freie Initialkörper) zwischen den Epithelzellen
nachweisbar. Sie finden sich bei frischem Trachom häufig, kommen aber
auch bei der erwähnten Einschlußblennorrhoe, bei anderen Bindehaut-
leiden, ferner bei Vaginalaffektionen vor und stellen vielleicht nur Re-
aktionsprodukte der Zellen auf einen bestimmten Reiz dar. Ein positiver
Befund im Epithelabstrich ist differentialdiagnostisch von Bedeutung;
der negative schließt aber Trachom keineswegs aus. Die Erkrankung
tritt in der Regel an beiden Augen auf, kann aber gelegentlich dauernd
auf ein Auge beschränkt bleiben.

Wir unterscheiden a) das akute Trachom, eine akute diffuse Bindehautentzündung mit zunehmender derber, grauroter Infiltration der
Übergangsfalten, der halbmondformigen Falte und der Zirkularfalte.
Die obere Tarsalbindehaut ist zunächst aufgelockert, infiltriert, so daß
die normalen tieferen Bindehautgefäße am Tarsus unsichtbar werden.
Später setzt immer stärker werdende Papillarhypertrophie ein, frühzeitig
auch Erweichung des Tarsus. Die Bulbusbindehaut ist in der Regel nur
wenig beteiligt. Die Sekretion ist schleimig-eitrig, wird später spärlich,
zähe. Zum Unterschied von der klinisch ähnlichen Koch-Weeks- oder
auch Pneumokokken-Conjunctivitis sind im Sekret bzw. Epithelabstrich
keine Mikroorganismen nachweisbar (wichtig für die Diagnose!).
In etwa der Hälfte der Fälle finden sich Einschluß- oder Initialkörperchen.
Die Hornhaut zeigt anfangs häufig mehr weniger ausgedehnte Epithel-
auflockerung in Form feinster Bläschen; später entwickelt sich in
schweren Fällen, in der Regel am oberen Hornhautrand, oberflächliche
Keratitis mit Gefäßneubildung oder rasch sich vaskularisierende Rand-

geschwürchen. Durch weiteres Vorrücken der Geschwüre und der Gefäßneubildung entsteht der Pannus, eine oberflächliche graue Trübung, über der das Epithel uneben ist, von zahlreichen hellroten Gefäßen durchzogen, die stets vom oberen Rand her beginnt, durch Auftreten neuer Geschwürchen an ihrem unteren Rand sich weiter fortschiebt. Erst später entwickelt sich auch Pannus an den anderen Seiten. Ist der Pannus zart, so kann er sich nach Besserung oder Heilung der Bindehautaffektion unter Obliteration der Gefäße weitgehend aufhellen. Dicker, prominierender Pannus (Pannus crassus) hinterläßt stets bleibende Trübungen.

Nach längerer Zeit, auch unter energischer Behandlung mindestens nach einem halben Jahr, mitunter auch viel länger, bildet sich die Papillarhypertrophie zurück, die Bindehaut wird glatt, zartnarbig; auch die Übergangsfalten zeigen zarte Narben, geringgradige Verkürzung.

b) Trachom mit denselben Erscheinungen, aber allmählich sich entwickelnd, chronisch.

a) und b) werden auch als diffuses Trachom bezeichnet.

c) Das chronische Trachom (Körnertrachom), charakterisiert im frischen Stadium durch die Trachomkörner, graurosa, tieferliegende, durch die oberflächlichen Schichten der Bindehaut durchschimmernde Körner, später Froschlaich oder gekochten Sagokörnern vergleichbar. Die Körner sind ungleich groß, platzen spontan oder auf leichtesten Druck auf und entleeren ihren Inhalt, eine graurötliche sulzige Masse, nach außen. Die Bindehaut des Tarsus wird zunehmend samtartig bis feinwarzig hypertrophisch, undurchsichtig, so daß die Zeichnung der Meibomschen Drüsen unsichtbar ist. Auch die Tarsalbindehaut zeigt mehr weniger zahlreiche Körner, nur erscheinen sie hier infolge der festen Anheftung der Bindehaut an den Tarsus als kleine, wenig prominente Fleckchen. (Abb. 5.)

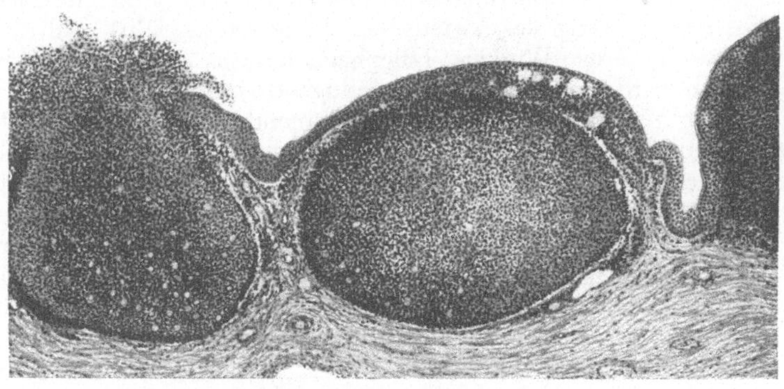

Abb. 5. Trachomkörner in der Übergangsfalte (Nach Axenfeld)
Links geplatztes Korn

Körnertrachom beginnt stets schleichend. Im Verlauf können aber mitunter akute Entzündungserscheinungen auftreten, und zwar besonders bei sekundärer Infektion mit Koch-Weeks, Pneumokokken, Gonokokken, ferner bei Auftreten von Hornhautkomplikationen (Pannus, Geschwüren).

Das chronische Trachom kommt in schwerer und leichter Form vor.

In schweren Fällen sind die Übergangsfalten durch die zahlreichen, zum Teil konfluierten Körner im ganzen sulzig, ebenso ist auch stets die halbmondförmige Falte sowie die ihr unmittelbar angrenzende Bulbusbindehaut, die Zirkularfalte, besonders im inneren oberen und äußeren oberen Winkel, ferner die obere Bulbusbindehaut und der meist vorhandene Pannus von Trachomkörnern infiltriert.

Nach längerer Dauer der Erkrankung, je nach der Schwere des Falles und je nach der Behandlung in Monaten, manchmal Jahren, tritt an Stelle der Hypertrophie Vernarbung und Schrumpfung; an der geröteten und unebenen Bindehaut treten feine, weißliche Narbenstriche hervor, die sich dann zu einem Netzwerk vereinigen, zwischen dessen Maschen Inseln grob papillarhypertrophischer Bindehaut, oft aber auch noch frisch entstandene sulzige Körnermassen hervortreten. Der Übergangsteil verkürzt sich oder schwindet vollkommen, seine Falten verstreichen, die Bindehaut spannt sich vom Lid auf den Bulbus hinüber (Symblepharon post., s. S. 61). In schwersten Fällen bleibt nur eine seichte Furche zwischen Lidrand und Augapfel als Rest des Bindehautsackes übrig.

Je nach der Schwere des Falles schrumpfen Tarsalbindehaut und Tarsus der Länge und Breite nach mehr weniger stark zusammen. Dadurch erfährt der verdickte Tarsus eine charakteristische kahnförmige Verkrümmung. Die Verkürzung der Bindehautoberfläche führt zu zunehmendem, in ganzer Breite oder auch nur schürzenförmig erfolgendem Hineinziehen der Augapfelbindehaut bis zur Mitte des Tarsus, in welcher Gegend (dem sogenannten Sulcus subtarsalis, s. S. 39) die Schrumpfung der Breite nach am stärksten ist. Durch Schrumpfung der Bindehaut und des Tarsus der Breite nach entsteht Einwärtsdrehung der Lidrandfläche (Entropium), durch Narbenbildung an der Lidrandfläche Trichiasis.

Die Schrumpfung des Tarsus der Länge nach führt zum Hineinrücken des äußeren Winkels (Blepharophimosis cicatricea, s. S. 25). Nicht selten wird der Lidschluß ungenügend; dadurch sowie durch die gestörte Funktion der Bindehaut- und Tränendrüsen wird die Bindehaut trocken, glanzlos, steif; die Hornhaut, stets schon durch Pannus oder Narben nach Geschwüren getrübt, wird trocken, undurchsichtig, ihr Epithel verdickt sich, verhornt — Keratosis posttrachomatosa.

Die trachomatöse Erkrankung des Tränensackes und der Tränenröhrchen wurde bereits erwähnt, ebenso die in allen schweren Fällen, auch bei akutem Trachom vorhandene Ptosis trachomatosa, bedingt durch Lockerung oder Dehnung der Faserverbindungen des Levator palp. sup. mit dem Oberlid.

Das leichte chronische Trachom verläuft ohne alle oder nur mit ganz leichten conjunctivitischen Erscheinungen. Die kleinen, leicht ausdrückbaren, isolierten, später zusammenfließenden Körner sitzen zu Beginn im inneren oberen Winkel des Bindehautsackes, besonders der Zirkularfalte, oft auch in der der halbmondförmigen Falte benachbarten

Bulbusbindehaut, ferner in den an die Zirkularfalte angrenzenden tiefsten Teilen der Übergangsfalte. Der Verlauf ist im allgemeinen leicht. Unter entsprechender Behandlung verschwinden die Körner spurlos, in anderen Fällen kommt es zu Papillarhypertrophie und langsamer Heilung mit zarter, ganz oberflächlicher Narbenbildung. Nur in den letztgenannten Fällen erkrankt oft auch die Hornhaut mit, sonst bleibt sie in der Regel frei.

Pathologisch-anatomisch zeigt ein Teil der Fälle Körner, Anhäufungen lymphoider Zellen im adenoiden Gewebe der Schleimhaut, häufig konfluierend und von wechselnder Größe. Frische Körner sind unscharf, etwas ältere durch reaktive Veränderungen in der Umgebung kapselartig abgegrenzt; später erweichen und zerfallen die Trachomkörner auf dem Wege zentral beginnender Nekrose. Die Oberflächenvermehrung der hypertrophierten Bindehaut äußert sich in der Entstehung kleinerer und größerer Papillen und in der Schwellung der vorhandenen. Stets besteht auch im übrigen subepithelialen Gewebe diffuse, oft starke Infiltration; auch das Epithel ist verändert, infiltriert, verdickt, an anderen Stellen gelockert und desquamierend. An die Stelle der zerfallenen Körner tritt fibrilläres Bindegewebe, das sich zu schrumpfendem Narbengewebe umwandelt. Auch der Tarsus ist durch lymphocytäre Infiltration verdickt; später schrumpft er unter Obliteration der Drüsen. Zur Anatomie des Pannus (s. S. 77).

Differentialdiagnose des Trachoms gegenüber anderen follikulären Erkrankungen:

Als Follikularkatarrh, Conjunctivitis follicularis, bezeichnen wir Fälle, bei denen nur in den Übergangsfalten, niemals in der Zirkularfalte, Semilunarfalte oder Bulbusbindehaut hell glasige, ganz oberflächliche und kugelig vorragende, gleichfalls ausquetschbare Follikel sich vorfinden. Die umgebende Bindehaut ist normal oder nur ganz wenig gerötet, Papillarhypertrophie fehlt; die Zeichnung der Meibomschen Drüsen ist klar sichtbar. Die Veränderungen betreffen jugendliche, vorwiegend anämische, exsudativ diathetische Individuen, können sich durch viele Jahre hinziehen und heilen schließlich spurlos aus. Follikularkatarrh ist nicht infektiös. Die mitunter vorkommenden Hornhauterkrankungen stehen nicht in ursächlichem Zusammenhang mit der Bindehautaffektion; sie gehören in den Bereich der Keratitis ekzematosa. Die Diagnose des Follikularkatarrhs ist eindeutig bestimmt durch die Lokalisation der Körner und ihren ganz oberflächlichen Sitz; schwieriger ist sie nur dann, wenn eine akute Conjunctivitis hinzutritt; die Follikeln schwellen dann an, die Bindehaut zeigt diffuse Entzündung, so daß das Bild dem des Trachoms ähnlich werden kann. Einen Anhaltspunkt gibt die bakteriologische Untersuchung, wobei der Nachweis von Pneumokokken gegen Trachom spricht, nicht aber der Befund von Koch-WeeksStäbchen, da gerade diese Keime häufig, in manchen Gegenden fast regelmäßig auf der trachomatös erkrankten Bindehaut vorkommen. Bei ekzematösem Schwellungskatarrh sind in der Regel Phlyktaenen vorhanden. Sicherheit bringt schließlich die Beobachtung: Rascher

Ablauf der Entzündungserscheinungen bei fortbestehenden Follikeln ist für Follikularkatarrh beweisend.

Eine Therapie der Conjunctivitis follicularis ist nur dann nötig, wenn Beschwerden bestehen: Hydrarg. oxycyanat. 1:5000; leichte Massage der Bindehäute mit Glasstab.

Große Ähnlichkeit mit akutem Körnertrachom und dabei positiven Befund bezüglich der Einschlußkörperchen, negativen bakteriologischen Befund zeigt die Schwimmbadconjunctivitis, ein akuter follikularer Bindehautkatarrh, der in Badeanstalten mit ungenügendem Wasserwechsel epidemisch auftreten kann. Öfterer Wechsel des Badewassers, eventuell Chlorierung beseitigt die Infektionsgefahr. Die Entzündung läuft in einigen Wochen unter der für die akute Conjunctivitis angegebenen Behandlung ohne Hinterlassung von Narben ab.

Die follikulare Entzündung der Bindehaut, die durch am Lidrand oder seiner Umgebung lokalisierte Mollusca contagiosa hervorgerufen wird, wurde S. 29 besprochen.

Bindehautkatarrh mit starker Follikelbildung, besonders in der unteren Übergangsfalte, entwickelt sich mitunter nach längerem Gebrauch von Atropin-, Eserin- oder Pilokarpintropfen. Wahrscheinlich ist Verunreinigung der Tropfen schuldtragend; sie wird vermieden durch Verwendung von Hydrarg. oxycyanat. 1:5000 als Lösungsmittel für das Medikament statt Wasser.

Schließlich kann ekzematöser Schwellungskatarrh, gelegentlich auch der Frühjahrskatarrh, manche artefizielle Conjunctivitis, besonders die durch Tabak, Ipecacuanha veranlaßten, unter Umständen auch die Tuberkulose der Bindehaut und die Lymphomconjunctivitis (s. u.) differentialdiagnostische Schwierigkeiten bereiten.

Die Therapie des Trachoms. Der Kranke wird angewiesen, oftmals am Tag ($^{1}/_{2}$- bis 2stündlich) Hydrargyrum oxycyan. 1:5000 einzuträufeln, bei Schmerzen und Reizung öfter trockene Kälte anzuwenden, am besten in Form von mit kaltem Wasser gefüllten Fläschchen. In leichtesten Fällen genügt oft schon diese Behandlung zur Heilung. Aufenthalt in frischer Luft, besonders Mittel- und Hochgebirge, Reinlichkeit, wiederholtes Händewaschen. Keine Schutzbrille, kein Kokain oder Adrenalin. Bei Sekretion ist 1% Argentum nitr. über die freigelegte Bindehaut zu tropfen. Die übrige Behandlung des Trachoms ist vorwiegend eine mechanische.

a) Bei akutem (diffusem) Trachom medikamentöse Wattemassage: Mit dem mit dünner Lage steriler, oxycyanat-(1:5000)getränkter Watte umwickelten Zeigefinger werden alle Teile der Bindehaut energisch abgedrückt (nicht abgerieben!); die schwerer zugänglichen oberen Teile der Zirkular- und Übergangsfalte durch Einführung des Fingers hinter den Tarsus bei umgestülptem Oberlid und Gegendruck mit dem Daumen der anderen Hand; bei stärkerer Sekretion nachher Überträufeln mit 1% Argent. nitr.

b) Bei Körnertrachom ist erste Aufgabe rasche und vollständige Entfernung der Körner unter möglichster Schonung der Bindehaut

Sie geschieht instrumentell (Expressor von Kuhnt, Knappsche Rollzange, Cilienpinzette) oder auch durch Ausquetschen mit den Fingern, die mit dünner Lage steriler, oxycyanatgetränkter Baumwolle umwickelt sind. Sind die Körner entfernt oder noch nicht zu entfernen, oder in allen übrigen chronischen Fällen, besonders den mit starker Tarsusverdickung, wird die Bindehaut mit dem Glasstab massiert, indem dieser in der ganzen Tiefe des Bindehautsackes unter das obere, dann unter das Unterlid geführt wird und mit dem von außen an die Lidhaut angelegten Finger auf alle infiltrierten Teile der Bindehaut, besonders des Tarsus, ein energischer Druck ausgeübt wird. Massiert wird anfangs täglich oder jeden 2. Tag, dann ein- bis zweimal wöchentlich, solange noch schwere chronische Conjunctivitis vorhanden ist. Bei starker Sekretion unmittelbar nachher 1% Argent. nitr., bei geringfügiger zäher Absonderung an den Zwischentagen Cuprum sulfuric. in Substanz (Kupferstift, Blaustein), mit dem die Bindehaut direkt bestrichen wird (Hornhaut schützen!), oder Massage mit 5 bis 10% Cupr.-citr.- oder Cupr.-sulfur.-Salbe.

Cupr. citr. 0,5—1,0
Lanolin, Vasel. alb. aa 5,0
oder Cuprocitrolsalbe, Terminolsalbe, Tracuminsalbe.

Bei Pannus energische Weiterbehandlung der Bindehaut; bei Körnerbildung im Pannus Auskratzung. Bei tiefen Hornhautgeschwüren nach Einstreichen von desinfizierenden Salben Druckverband, solange er vertragen wird.

Eine operative Behandlung kann für Trachom im Narbenstadium mit stärkerer Verdickung und Verkrümmung des oberen Lidknorpels (auch mit gleichzeitigem Entropium) in Frage kommen. Hier ist die Knorpelausschälung nach Kuhnt auszuführen. Die Operationen gegen Entropium und Trichiasis wurden S. 22 besprochen. Bei Keratosis Vernähung der Lidspalte mit Offenlassen eines kleinen zentralen Spaltes.

Die Tuberkulose der Bindehaut tritt entweder isoliert auf oder im Anschluß an einen Lupus der Haut, der Nase oder des Gesichtes. Sie beginnt mit einer entzündlichen Verdickung des Lides, einem chalazionähnlichen Infiltrat, in dessen Umgebung häufig kleine, graue Knötchen (Tuberkel) zu sehen sind. Aus dem Infiltrat entsteht ein flaches Geschwür mit speckig belegtem oder granulierendem Grund, das sich sehr langsam, binnen Jahren, ausbreiten, auf den Tarsus, die Bulbusbindehaut übergreifen und das Lid in seiner Dicke zerstören kann; doch kommt auch spontane Vernarbung und Heilung vor. In anderen Fällen finden sich zunächst allein oder mit Geschwüren zusammen mehr weniger grobpapilläre, blumenkohlartige Wucherungen der Tarsalbindehaut, besonders der Übergangsfalten, die zusammen mit den meist vorhandenen Knötchen gelegentlich zu Verwechslung mit Trachom Anlaß geben können. Diese gutartige Form heilt in der Regel mit Narbenbildung aus. Auch eine miliare Form kommt vor, häufig zusammen mit Lichen scrophul., bei der zahlreiche kleinste Knötchen meist auf der Conjunctiva bulbi entstehen, nach kurzer Zeit ohne Narbenbildung wieder verschwinden.

Die Hornhaut erkrankt nicht selten in Form pannöser oder ulzerierender Veränderungen. Die zugehörige praeauriculare Drüse ist geschwollen.

Diagnose: Klinisches Bild, Allgemeinbefund und diagnostische Tuberkulininjektion geben noch keine volle Sicherheit. Diese ist nur durch Probeexzision und mikroskopische Untersuchung (eventuell Nachweis von Tuberkelbazillen) zu erbringen. Im Zweifelsfalle Einbringen eines exzidierten Stückchens in die Vorderkammer des Kaninchens (nach 3 Wochen Entwicklung einer Iris-Tuberkulose).

Therapie: Bei kleineren Herden Beseitigung durch Galvanokaustik oder Exzision; bei größeren sind die Granulationen auszukratzen und mit 50%iger Milchsäure zu tuschieren; auch Bestrahlung mit Finsenlicht wird empfohlen. Sonst Allgemein- und Tuberkulinbehandlung.

Eine der Tuberkulose nahestehende Erkrankung ist die **Parinaud**sche oder **Lymphomconjunctivitis**, eine akute Conjunctivitis mit Bildung reichlicher großer und kleinerer Körner, manchmal auch kleiner Bindehautgeschwüre, die mit Fieber, Störung des Allgemeinbefindens, starker Anschwellung und nicht selten Vereiterung der regionären Lymphdrüsen einhergeht und in einigen Wochen bis Monaten ohne Narben abheilt. Die Erkrankung befällt meist Leute, die mit Tieren in Berührung kommen, und ist wahrscheinlich durch den Bacillus pseudotuberculosis rodentium bedingt, nach anderen Autoren durch den bovinen Typus des Tuberkelbacillus.

Die sehr seltene **Lues der Bindehaut** kann als Primäraffekt, in Form von Papeln oder Gummen auftreten.

2. Conjunctivitis durch physikalisch-chemische Schädigungen

Hier kommen mechanisch-chemische (z. B. Rauch, Staub), thermische (strahlende Hitze) und elektrische (bzw. Licht-) Schädigungen in Betracht. Der bakteriologische Befund ist negativ oder zeigt die auch im nichtentzündeten Bindehautsack hausenden Saprophyten, besonders Xerose, die auch bei nichtbakteriell bedingten Entzündungen beträchtlich vermehrt sein können.

Für eine zweckmäßige **Therapie** ist die Erkennung der zugrunde liegenden Ursache und ihre Beseitigung von großer Bedeutung. Lokal adstringierende Mittel, z. B.:

Zinc. sulf. 0,05	Zinc. sozojodol. 0,05—1,0	Hydrarg. oxyc. 0,004
Aq. dest. 20,0	Aq. dest. 20,0	Aq. dest. 20,0
	Natr. biboracic. 0,4	
	Aq. dest. 20,0	

Auch in Form von Augenbädern können diese Mittel angewendet werden. Sehr gut wirkt in vielen Fällen Massage der Bindehaut mit Glasstab, manchmal auch Abreiben des Epithels mit oxycyanatgetränkter Watte. Im besonderen sind anzuführen:

a) **Mechanische Schädigungen.** Hieher gehören Verletzungen, Fremdkörper (Conjunctivitis traumatica), z. B. in die obere Übergangsfalte eingespießte Grannen, Reiben der Cilien bei Entropium, Trichiasis. In die

Bindehaut eingedrungene Raupenhaare erzeugen heftige Entzündung mit Bildung von Knötchen aus Fremdkörper-Riesenzellen um die eingedrungenen Haare (Conjunctivitis nodosa). Zum Teil gehört hier auch die sogenannte artefizielle Conjunctivitis als im Kriege häufige Selbstbeschädigung, meist gekennzeichnet durch Reizung und Rötung der unteren Hälfte der Übergangsfalte und Bulbusbindehaut, hervorgebracht durch eingebrachten Staub, Schmutz, Mörtel, aber auch durch chemisch wirksame Substanzen, Tabak, Ipecacuanha, Samen der Kornrade, Zahnstein.

b) Chemische Schädigungen. Die Heuschnupfen-Conjunctivitis (Heufieber), bei bestehender Überempfindlichkeit gegen das Eiweiß des Pollenstaubes der Gramineen, mit Schnupfen, manchmal auch Asthmaanfällen stets zur Zeit der Gräserblüte auftretend.

Therapie: Aufenthalt in gräserfreien Gegenden. Lokal: Behandlung mit spezifischem Serum (Pollantin, Graminol); intern: Kalk, z. B. Calcium chloratum; sehr wirksam ist intravenöse Injektion von Afenil (Calcium-chlorid-Harnstoff 10 cm^3). Chemisch reizend wirkt ferner der Blütenstaub der Primel. Chrysarobin als Hautsalbe im Gesicht angewendet, Jequirity, Kalomeleinstäubung bei Patienten, die innerlich Jod nehmen (Bildung von Jodquecksilber), chemisch wirksame Dämpfe usw.

c) Elektrische bzw. Lichtschädigung. Ophthalmia electrica durch Wirkung stärkerer elektrischer Entladungen. Vorwiegend chemische Reizung als Folge ultravioletter Strahlenwirkung liegt der Schneeblindheit, dem Gletscherkatarrh zugrunde. Prophylaxe durch Gläser, die ultraviolette Strahlen besonders absorbieren, so die gelbgrünen Hallauer-oder die Enixantosgläser.

Der Frühjahrskatarrh, Conjunctivitis vernalis, ist eine beiderseitige chronische Bindehauterkrankung, die periodisch bei Eintritt wärmeren Wetters reazerbiert. Objektive Veränderungen finden sich entweder in der Tarsalbindehaut (tarsale Form) oder am Limbus (bulbäre Form) oder an beiden Orten zugleich (gemischte Form). Übergangsfalten, Augapfelbindehaut bleiben frei.

Veränderungen an der Talsalbindehaut. 1. Die Bindehaut erscheint mit feinem, weißem Schleier bedeckt, „mit Milch übergossen". Die Meibomschen Drüsen sowie die tarsalen Blutgefäße sind mehr weniger unsichtbar; man sieht nur zahlreiche, senkrecht die Bindehaut durchsetzende, schlingenförmige Kapillaren, die als feine, rote Pünktchen erscheinen.

2. Sehr derbe, platte pflastersteinartige Wucherungen, am größten im Bereich des konvexen Knorpelrandes.

Differentialdiagnostisch gegen Trachom ist es wichtig, daß die Übergangsfalten stets frei bleiben!

3. Veränderungen am Limbus: Kleine, derbe Knötchen, die, nach und nach zu einem graulichen Wall konfluierend, in der Regel nicht mehr als die periphersten Teile der Hornhaut überlagern.

Charakteristisch ist auch das eigenartig zähe, zu langen Fäden ausgezogene, spärliche Sekret, das außerordentlich reich an eosinophilen

Zellen ist. Meist ist auch im Blute eine Zunahme dieser Zellen nachweisbar. Die Veränderungen und damit die Beschwerden — Lichtscheu, Tränen und besonders Juckreiz — sind zu Beginn der wärmeren Jahreszeit und während derselben ausgeprägt, bilden sich in der kühleren Jahreszeit etwas zurück, in sehr leichten Fällen mitunter so weitgehend, daß während eines beschwerdefreien Winters objektive Veränderungen nahezu ganz fehlen. Häufig treten aber auch in der kalten Jahreszeit bei Wetterumschlag Reazerbationen auf. Ausnahmslos werden beide Augen befallen. Die Erkrankung beginnt meist im Kindesalter und dauert in ihrem periodischen Verlauf viele Jahre an, um schließlich beinahe spurlos zu verschwinden.

Anatomisch zeigt sich das Epithel verdickt, das subepitheliale Bindegewebe gewuchert und mit Plasmazellen sowie eosinophilen Zellen infiltriert. Dazu entwickelt sich eine glasige, homogene Sklerose des gewucherten Bindegewebes.

Die Ätiologie ist unbekannt; der Kontakt mit der Luft im Freien muß eine gewisse Rolle spielen, da heftige Anfälle durch Anlegung eines licht- und luftdichten Verbandes meist rasch zurückgehen.

In schweren Fällen kann man von dieser Erfahrung therapeutisch Gebrauch machen, sonst sollen die Patienten möglichst der Sonne ausweichen, dunkle Schutzgläser tragen, schwache Adstringentien, eventuell zeitweise Suprarenin instillieren. Auch Ichthyolpräparate,

Ammon. sulfichthyol.   0,2,
Aq. dest.   10,0,

oder Ichthyolsalbe 1—5%, Dionin 2%, wirken oft günstig. Bei mäßiger Papillarhypertrophie Glasstabmassage der Bindehaut. Große Wucherungen sind abzutragen oder mit Radium zu bestrahlen. Intern Arsen oder Eisen.

3. Endogene Bindehautentzündungen

Conjunctivitis ekzematosa (phlyktaenulosa, scrofulosa) (s. dazu S. 11 und S. 73).

Die Conjunctivitis ekzematosa entsteht auf Grund einer scrofulösen Diathese, die vorwiegend im Kindesalter (nur in den allerersten Lebensjahren selten) auftritt und rezidivierend auch noch in das höhere Alter sich fortsetzen kann. Die Pirquetsche Cutan- und andere Tuberkulinreaktionen sind fast stets positiv. Mehr weniger ausgesprochen sind Erscheinungen der exsudativen Diathese, Lymphdrüsenschwellungen, ekzematöse Affektionen an Lidern, Ohren, Nasenöffnung, adenoide Vegetationen mit vorhanden.

Charakterisiert ist die Erkrankung in ihrer einfachsten Form durch die Phlyktaene, ein graurotes Knötchen in der Bindehaut, besonders oft am Hornhautrand oder dicht daneben (Randphlyktaene), aber auch weiter davon in der Conjunctiva bulbi oder der Hornhaut gelegen, selten in der Tarsalbindehaut. Die Größe schwankt von sehr großen Phlyktaenen bis zu feinsten Knötchen, die einzeln kaum zu sehen sind; der Limbus erscheint dann verdickt, wie mit Sand bestreut. Die Phlyktaenen finden sich manchmal einzeln oder spärlich dicht am Hornhautrand mit herdförmiger Injektion in ihrer Umgebung, oder sie können sehr zahlreich sein, vom Hornhautrand etwas entfernt dicht beisammenstehen (breite Phlyktaene), wobei in der Regel der Augapfel diffus gerötet ist und starke diffuse Conjunctivitis besteht. Im Verlaufe stößt sich das Epithel über den Knötchen binnen einigen Tagen ab, auf seinem das Niveau der Bindehaut überragenden Gipfel liegt dann ein kleiner Substanzverlust, der sich bald vertieft, bis schließlich das Knötchen ganz zerfallen ist. Dann erfolgt rasche Reinigung, Epithelisierung und spurloses Verschwinden. Der Ablauf der einzelnen Phlyktaenen ist meist ein rascher; die Erkrankung kann sich aber durch die erwähnte große Neigung zu Rezidiven sowie durch die häufige Mitbeteiligung der Hornhaut zu einer langwierigen und ernsten gestalten. Maßgebend für die Prognose ist Art und Grad der Hornhautmiterkrankung. Die Lidbindehaut ist mitunter nur ganz wenig beteiligt, häufiger zeigt aber auch sie mehr weniger starke Entzündungserscheinungen, ,,ekzematösen Schwellungskatarrh''. Zu weiteren charakteristischen Begleiterscheinungen der Erkrankung zählt die häufig vorhandene Lichtscheu und der Blepharospasmus.

Pathologisch-anatomisch ist die Phlyktaene eine subepithelial gelegene dichte Anhäufung von Rundzellen, und zwar Lymphocyten und Plasmazellen.

Die Therapie ist allgemein und lokal.

a) Allgemein: Aufenthalt auf dem Lande, im Hochgebirge oder an der See, Sonnenbäder bei gutem Lichtschutz der Augen, eventuell künstliche Höhensonne, Reinhaltung des Körpers, Salzbäder, Solebäder. Gute Ernährung, intern Lebertran, Eisen (Jodeisensirup, Jodeisen), Arsenpräparate. Besonders wichtig ist die Beseitigung eventueller Pediculosis bzw. adenoider Vegetationen. Bei sehr hartnäckigen Rezidiven vorsichtige Tuberkulinbehandlung, in schweren Fällen Reizkörpertherapie (Milch).

b) Lokal: Bei kleinen reizlosen Phlyktaenen ohne Conjunctivitis Einstauben von Calomel (jedoch nie bei interner Jodmedikation wegen Bildung des ätzenden Jodquecksilbers!) oder Massage mit Noviformsalbe 2%, weißer oder gelber Präzipitatsalbe 1%. Besteht dagegen Reizung und Conjunctivitis, so ist Argentum nitricum 1% zu instillieren. Auch bei breiten Phlyktaenen mit Reizung des Auges ist Kalomel zu meiden, Argentum nitricum 1% anzuwenden.

Außerdem wird täglich einige Male Hydrarg. oxycyan. 1:5000 eingetropft. Calomel sowie Salbenmassage dürfen erst angewendet werden, wenn die Reizung bzw. die Conjunctivitis vollkommen abgelaufen ist.

Calomel (Hydrarg. chlorat. vapore paratum).

    Hydrarg. praec. flav.   0,1
    Vasel. alb. americ.
     Lanolin   aa 5,0
    Ung. hydrarg. oxyd. flav.
     Schweissinger
     1—2%   10,0

Therapie bei Hornhautkomplikationen, s. S. 74.

Endogenen Ursprunges ist ferner die doppelseitige metastatische gonorrhoische (oder gonotoxische ?) Bindehautentzündung, die gleichzeitig mit Tripperrheumatismus auftritt, ferner die Conjunctivitis bei den akuten Exanthemen, ganz besonders Masern, die Conjunctivitis bei der Dysenterie.

4. Von lokalen Ursachen und Veränderungen in der Nachbarschaft sind zu nennen: Konkremente der Meibomschen Drüsen, Übersekretion der Meibomschen Drüsen (Conjunctivitis Meibomiana), Chalazien, Lidekzem, Blepharitis, Tränensackerkrankungen, Erkrankungen der Nase und der Nebenhöhlen, Entropium, Ektropium, Insuffizienz der Lider bei Lidschluß, ferner unkorrigierte Refraktionsanomalien, besonders Hypermetropie und Astigmatismus.

Nicht selten greifen Erkrankungen der Haut auf die Bindehaut über, so die Akne vulgaris des Gesichtes. Eine oft vorkommende Erkrankung ist die Akne rosacea der Bindehaut, in der Regel verbunden mit Akne rosacea des Lidrandes. Mitunter finden sich dabei auf der Bulbusbindehaut flache, phlyktaenenartige Knoten; in schweren Fällen ist auch die Hornhaut in Form oft rezidivierender Infiltrate oder Geschwüre mit torpidem Verlaufe mitbeteiligt (s. S. 75). Die Erkrankung ist leicht durch die gleichzeitig vorhandene Akne rosacea der Nase und des Gesichtes oder deren Residuen zu erkennen. Die Behandlung besteht in exakter, durch lange Zeit fortgesetzter Lokal- und Allgemeinbehandlung des Grundleidens, an der Bindehaut Adstringentien, Zink-Ichthyolsalbe.

Molluscum contagiosum (s. Conjunctivitis follicularis). Der Pemphigus der Bindehaut zeigt graubelegte, oberflächliche Defekte, die nach und nach zu einer sehr langsamen aber unaufhaltsamen Narbenschrumpfung der Bindehaut führen; sehr selten ist Blasenbildung sichtbar. In schweren Fällen entsteht ausgedehnte Verwachsung der Lider mit dem Augapfel (Symblepharon), die Hornhaut wird trüb und trocken. Die Erkrankung tritt an der Bindehaut isoliert oder zusammen mit Pemphigus der Mund- oder Nasenschleimhaut, seltener der Haut auf. Siehe auch Conjunctivitis crouposa.

Erythema exsudat. multiforme, s. S. 47.

Degenerative Erkrankungen der Bindehaut

Der Lidspaltenfleck (Pinguecula) ist eine leicht prominente, gelbliche Partie im Lidspaltenbezirk zu beiden Seiten der Hornhaut, meist ungefähr dreieckig, mit der Basis zur Hornhaut. Anatomisch bestehend aus gewucherten Bindegewebs- und elastischen Fasern mit Einlagerung hyaliner Körnchen ist der Lidspaltenfleck die Folge der verschiedenen Reize der Außenwelt, die im Laufe der Jahre den Lidspaltenbezirk treffen. Bei Blutungen und Entzündungen hebt er sich besonders deutlich von der Umgebung ab; er darf dann nicht mit Pusteln oder Knoten verwechselt werden.

Das Flügelfell, Pterygium, ist eine stets im Lidspaltenbezirk gelegene Bindehautfalte, die sich in Dreiecksform auf die Hornhaut hinüberschiebt und langsam gegen ihre Mitte vorwächst. Die Spitze des Dreiecks auf der Hornhaut (der „Kopf" des Pterygiums) ist manchmal leicht prominent, grau-sulzig, manchmal wieder dünn, narbig. Das Pterygium ist mit der darunterliegenden Hornhaut verwachsen, nur ein kleines Stück an seinem oberen und unteren Rande ist abhebbar. Die angrenzende Bindehaut wird beim Vorwachsen mitgenommen und daher straff angespannt; bei nasal gelegenen Flügelfellen kann so die halbmondförmige Falte durch Zug vollkommen verstreichen. Häufige Folge des Pterygiums ist chronischer Bindehautkatarrh; Sehstörung tritt erst ein, wenn das Pterygium das Pupillarbereich erreicht. Sehr große Pterygien können die Bulbusbewegungen stören.

Die Ursache des Flügelfells ist unbekannt. Anatomisch entspricht es dem Bau der Conjunctiva bulbi mit verdicktem Epithel und zum Teil mit hyaliner bzw. elastoider Degeneration. Beim Vorwachsen auf die Hornhaut wird das Hornhautepithel und die Bowmansche Membran zerstört.

Behandlung operativ. Das Pterygium wird sorgfältig von der Hornhaut abpräpariert, der Kopf exzidiert und der entstehende Bindehautdefekt durch herbeigezogene Bindehaut gedeckt. Rezidiven kommen nicht selten vor. Gelegentlich muß bei ausgedehnten Pterygien oder Rezidiven der Bindehautdefekt nach Abtragung des Pterygiums durch Transplantation gedeckt werden.

Eine ähnliche Bildung ist das Narben- (Pseudo-) Pterygium. Es entsteht nach Hornhautrandgeschwüren oder Verletzungen am Hornhautrand dann, wenn die geschwollene Bindehaut mit dem Defekt auf der Hornhaut verklebt; bei der Vernarbung wird sie dann weiter in den Defekt hineingezogen. Das Narbenpterygium kann an jeder Stelle des Hornhautumfanges entstehen, nicht wie das echte nur im Lidspaltenbezirk; es bleibt stationär; Abtragung ist daher überflüssig.

Xerose der Bindehaut (Bitôtsche Flecken). Bei reizloser Bindehaut finden sich im Lidspaltenbezirk zu beiden Seiten der Hornhaut weißliche, trockene, wie mit feinem Seifenschaum bedeckte Stellen. Die Veränderung ist vielfach der Ausdruck einer allgemeinen Ernährungsstörung, einer Avitaminose infolge des Fehlens lebenswichtiger Bestandteile in der Nahrung. Sie findet sich bei Alkoholikern mit chronischem Magenkatarrh, bei Kachektischen, ferner epidemisch bei Hungersnot, sehr häufig mit Nachtblindheit (Hemeralopie) verbunden; in der letzten Form auch endemisch in Strafhäusern, Waisenhäusern, auf Schiffen u. dgl.

Wesentlich schwerere Folgen hat die Avitaminose bei unzweckmäßig ernährten Säuglingen; bei diesen kann sich die Xerose auf die ganze Conjunctiva bulbi und die Hornhaut ausbreiten. Nicht selten kommt es zu eitriger Einschmelzung beider Hornhäute (Keratomalacie, s. S. 81), meist zu Exitus.

Anatomisch handelt es sich bei den xerotischen Herden um verfettetes Epithel mit Rasen von Xerosebacillen, für die das degenerierte Epithel einen günstigen Nährboden darstellt.

Zu unterscheiden ist von der Bindehautxerose der klinisch bezüglich der Trockenheit nicht unähnliche Zustand, wie er sich bei ausgedehnter Vernarbung der Bindehaut und Insuffizienz des Lidschlusses nach Trachom, Pemphigus oder durch Eintrocknung bei Lagophthalmus entwickelt. In solchen Fällen handelt es sich um Verdickung und Verhornung des Epithels, um Keratose der Bindehaut bzw. Hornhaut (s. S. 50).

Die Therapie der Bindehautxerose besteht bei Erwachsenen in zweckmäßiger, fettreicher Ernährung (Lebertran) und ist in der Regel in einigen Wochen von Erfolg. Bei Säuglingen ist, wie erwähnt, die Prognose ernst; die einzuschlagende pädiatrische Ernährungstherapie, vor allem ausreichende Milchdarreichung, kommt häufig zu spät.

Das Amyloid der Bindehaut tritt als rein lokale Erkrankung auf, meist auf dem Boden eines alten Trachoms, hat nichts mit der amyloiden Entartung anderer Körperorgane zu tun und hat daher auch nicht deren prognostisch üble Bedeutung, obwohl beide Prozesse chemisch und mikroskopisch identisch sind. Die Bindehaut zeigt voluminöse, tumorähnliche Verdickung, das Amyloid erscheint rötlichgelb, blutleer, wachsartig durchscheinend, brüchig.

Therapie: Partielle Exzision.

Ebenso selten ist die klinisch fast identische hyaline Bindehautdegeneration.

Häufig sind Konkremente der Bindehaut, die sich entweder in den Meibomschen Drüsen oder in kleinen Einstülpungen des Bindehautepithels entwickeln. Es sind gelblichweiße, kleine, meist kalkhältige Fleckchen, die manchmal, über die Oberfläche der Bindehaut hinüberragend, mechanisch reizen. Die Bindehaut ist in solchen Fällen einzuritzen, das Kalkkonkrement herauszuhebeln.

Tumoren der Bindehaut

a) Angeborene. Das Dermoid ist eine flache, derbe, rundliche Geschwulst von gelblicher Farbe, die mit einem Teil auf der Hornhaut, mit dem anderen auf der Bindehaut sitzt. Ihre Oberfläche ist hautähnlich und oft von Härchen besetzt. Es handelt sich wahrscheinlich um Reste von Amnionsträngen. Therapie: Abtragung.

Lipodermoid. (Lipoma subconjunctivale.) Verschiebliche, durch die Bindehaut hellgelblich durchschimmernde Tumoren in der Gegend der Übergangsfalte, meist lateral gelegen. Sie stellen angeborene Verlagerungen von Hautfettgewebe in den Bindehautsack dar.

b) Von erworbenen Geschwülsten sind anzuführen: Die pigmentierten Naevi, meist in der Nähe des Hornhautrandes, sind wegen ihrer Neigung zu sarkomatöser Entartung zu beobachten und bei Vergrößerung im Gesunden zu entfernen. Ferner Cysten der Bindehautdrüsen in der Übergangsfalte; häufig sind kleine Cysten der Lymphgefäße der Augapfelbindehaut.

Nach Verletzungen, schlecht genähten Operationswunden der Bindehaut, nach perforierten Chalazien entstehen nicht selten Granulome als gestielte, oft pilzförmige Pfropfe. Sie werden mit einem Scherenschlag abgetragen.

Maligne Tumoren. Karzinome und Sarkome entwickeln sich meist am Limbus corneae. Karzinome vom Aussehen einer höckerigen Warze breiten sich, mit der Unterlage fest verwachsen, zunächst der Fläche nach über Bindehaut und Hornhaut aus; später erfolgt Durchbruch in das Augeninnere.

Therapie: Nur im ersten Anfangsstadium Abtragung mit nachfolgender Kaustik und Bestrahlung. Sonst Enukleation, eventuell Exenteratio orbitae. Das Gleiche gilt von den Sarkomen, die, fast stets aus pigmentierten Naevi hervorgehend, in der Regel melanotisch sind.

Symblepharon

Die narbige Verwachsung der Lidbindehaut mit der Bulbusbindehaut oder Hornhaut kann zustande kommen durch Narbenschrumpfung der Bindehaut von der Übergangsfalte her, wie bei Trachom, Pemphigus, oder durch Verwachsung einander gegenüberliegender, bis in den Fornix reichender Wundflächen bei Verbrennungen, Verletzungen, Verätzungen

Symblepharon posterius —. Reicht in den letztgenannten Fällen die Verwachsung nicht bis in die Tiefe, sind also nur brückenförmige Verwachsungen zwischen Lidbindehaut und Augapfelbindehaut vorhanden, so sprechen wir von Symblepharon anterius. Die Folgen eines Symblepharon können Bewegungsstörungen des Augapfels, Lagophthalmus, Verhinderung ausgiebiger Lidöffnung sein.

Die Therapie des Symblepharon ist, wenn überhaupt nötig, operativ. Sie besteht in der Durchtrennung der Stränge, wonach das Wiederverwachsen der Wundflächen durch öfteres reichliches Einstreichen von Salbe in ganz leichten Fällen (Symblepharon anterius), in schweren Fällen durch sorgfältige Deckung der Wundfläche in der Bindehaut verhindert werden muß; das kann durch Herbeiziehung der benachbarten Bindehaut geschehen oder, wenn der Defekt zu groß ist, durch Deckung desselben mit stiellosen Schleimhaut- oder Epidermislappen und durch Einlegung von sogenannten Interimsprothesen.

Verletzungen der Bindehaut

Rißwunden der Conjunctiva bulbi und der Übergangsfalte klaffen, können aber wegen der leichten Verschieblichkeit der Bindehaut leicht durch Naht vereinigt werden. Bei Wunden der Augapfelbindehaut ist stets nachzusehen, ob nicht perforierende Skleralverletzung vorhanden oder ein Augenmuskel mit durchtrennt ist.

Traumen aller Art führen sehr häufig zu subconjunctivalen Blutungen (Ecchymoma subconjunctivale), die sich nach einigen Tagen ohne Behandlung aufsaugen.

Auch nichttraumatisch kommen solche Blutungen häufig vor, und zwar spontan oder durch Husten, Nießen, Erbrechen, Pressen verursacht, vielfach als Symptome von Allgemeinerkrankungen, so bei Arteriosklerose, Nephritis, Diabetes, bei hämorrhagischen Diathesen (s. S. 27), bei Kindern am häufigsten durch Keuchhusten. Stets ist also bei nicht sicher traumatisch bedingten Fällen ophthalmoskopische und allgemeine Untersuchung vorzunehmen. Bindehautblutungen, die erst einige Zeit nach einer Schädelverletzung auftreten, sprechen für stattgefundene Schädelbasisfraktur. Die Bindehautblutungen bei manchen akuten Bindehautentzündungen, so besonders bei Pneumokokken- und Koch-Weeks-Conjunctivitis, wurden S. 43 erwähnt.

Verätzungen, Verbrennungen erfolgen meist durch ungelöschten Kalk, Säuren oder Laugen. Bei allen Verätzungen ist der Rest der chemisch wirkenden Substanz durch Ausspülung mit sehr viel Wasser (Wasserleitung!) so rasch als möglich zu entfernen (unbedenklich auch bei Verletzungen mit ungelöschtem Kalk, da dieser schon durch die Bindehautflüssigkeit gelöscht ist); bei Säuren hernach Ausspülung mit schwachen alkalischen Lösungen, eventuell mit Milch; bei Alkalien am besten mit Öl (zur Verseifung); Verband und Einstreichen indifferenter Salbe mehrmals täglich, um Symblepharon zu verhüten. Der Verlauf hängt davon ab, wie weit der Augapfel selbst, ganz besonders die Hornhaut, geschädigt ist (s. S. 89).

Fremdkörper der Bindehaut haften meist in der Gegend des sogenannten Sulcus subtarsalis des Oberlides und sind nach Umstülpen des Lides durch Abstreifen mit sterilem Tupfer zu entfernen. Getreidegrannen geraten häufig in die obere Übergangsfalte, bohren sich dort ein und erzeugen umschriebene eitrige Entzündung sowie mehr minder beträchtliche Granulationswucherungen. Stets ist bei Fremdkörpern der Bindehaut die Hornhaut auf Erosionen zu untersuchen.

Die Hornhaut — Cornea

Die Hornhaut ist infolge ihrer stärkeren Krümmung durch eine seichte Furche von der schwächer gekrümmten Lederhaut abgesetzt. Letztere greift in ihren oberflächlichen Schichten weiter auf die Hornhaut über als in den tieferen, falzt sie also ein wie die Umrandung das Uhrglas. Diese bei seitlicher Beleuchtung durchscheinende Falzstelle, die die Hornhaut umgrenzt und die demnach in den äußeren Schichten aus Conjunctiva und Sklera, in den inneren Schichten aus Cornea besteht, nennen wir Skleralband, Limbus corneae. Das Skleralband ist am breitesten am oberen, am schmälsten an den seitlichen Rändern der Hornhaut. Die Cornea hat an den Rändern eine Dicke von 1 mm, in der Mitte ca. 0.8 mm, ihr Krümmungsradius ist ca. $7^{1}/_{2}$ mm im Durchschnitt; der horizontale Durchmesser der Hornhaut beträgt 11 mm, der vertikale ca. 10 mm; die Hornhaut ist also in der Regel leicht queroval.

Die Hornhaut besteht aus 5 Schichten. 1. Epithel, 2. die Bowmansche Membran, 3. Hornhautgewebe (Substantia propria), 4. Membrana Descemeti (hintere Basalmembran), 5. das Endothel. (Abb. 7.)

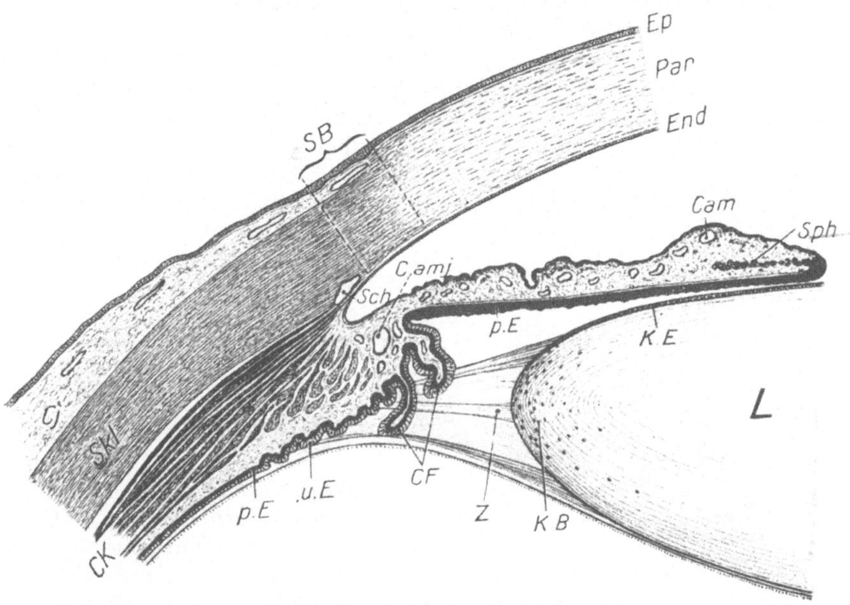

Abb. 6. Vorderer Augenabschnitt im Querschnitt (Nach Elschnig)
SB Skleralband. *Cj* Conjunctiva bulbi. *Skl* Sklera. *Ep* Hornhautepithel. *Par* Hornhautparenchym. *End* Endothel der Membr. Descemeti. *CK* Ciliarkorper. *CF* Ciliarfortsätze. *Z* Zonula. *L* Linse. *p.E* Pigmentepithel. *u.E* unpigmentiertes (Palisaden-) Epithel. *Sch* Schlemmscher Kanal. *Camj* Circulus arteriosus iridis major. *Cam* Circul. arter. iridis minor. *Sph* Sphinkter pupillae. *KB* Kernzone der Linse. *KE* Kapselepithel

1. **Das Epithel**, die Fortsetzung des Epithels der skleralen Bindehaut, ist ein geschichtetes Plattenepithel mit 5 bis 6 Zellagen, dessen obere Lage platte Zellen, dessen unterste zylindrische Zellen (Fußzellen) darstellen.

2. **Die Bowmansche Membran** ist eine strukturlose Membran, die von zahlreichen, bis in das Epithel eindringenden Nervenästchen durchbrochen wird; sie ist modifiziertes Hornhautgewebe.

3. **Die Substantia propria**, die die Hauptmasse der Hornhaut bildet, besteht aus regelmäßigen, oberflächenparallelen, einander in der Richtung aller Meridiane durchkreuzenden Bändern, die aus zarten bindegewebsähnlichen Primitivfibrillen zusammengesetzt sind und zahlreiche elastische Fasern enthalten. Zwischen diesen Bändern, den **Hornhautlamellen**, liegen die **Hornhautkörperchen** (fixe Hornhautzellen), platte Zellen mit großem blassen Kern und zahlreichen Fortsätzen, durch die sie mit den Nachbarzellen in Verbindung stehen. Außerdem finden sich spärliche **einkernige Wanderzellen** (bewegliche Hornhautzellen).

4. Die Descemetsche Membran ist eine echte elastische, aus Lamellen zusammengesetzte Membran von beträchtlicher Resistenz gegenüber chemischen Einwirkungen und pathologischen Prozessen.

5. Ihre Hinterfläche bekleidet das Endothel, eine einschichtige Lage größerer platter Zellen.

Die Nerven der Hornhaut stammen aus den Nervi ciliares und treten, am Rand noch markhaltig, dann marklos, in die Hornhaut ein, bilden ein Netz in den mittleren Hornhautschichten, dessen Äste die Bowman perforieren und zwischen ihr und den Fußzellen das „subepitheliale Endnetz" bilden. Blut- und Lymphgefäße fehlen in der normalen Hornhaut. Die Ernährungsflüssigkeit stammt aus dem Randschlingennetz, wahrscheinlich auch aus dem Kammerwasser, und verbreitet sich in der Hornhaut durch Diffusion.

Die Untersuchung der Hornhaut hat sich auf die Größe, Form, Wölbung. Oberfläche, die Durchsichtigkeit und Sensibilität zu erstrecken. Die Wölbung und Oberfläche prüft man durch Beobachtung des Reflexbildes, seiner Form und seines Glanzes. Man stellt den Kranken mit dem Gesicht gegen das Fenster und beobachtet das auf der Hornhaut entworfene Fensterspiegelbild. Es ist wie beim Konvexspiegel aufrecht, verkleinert und regel-

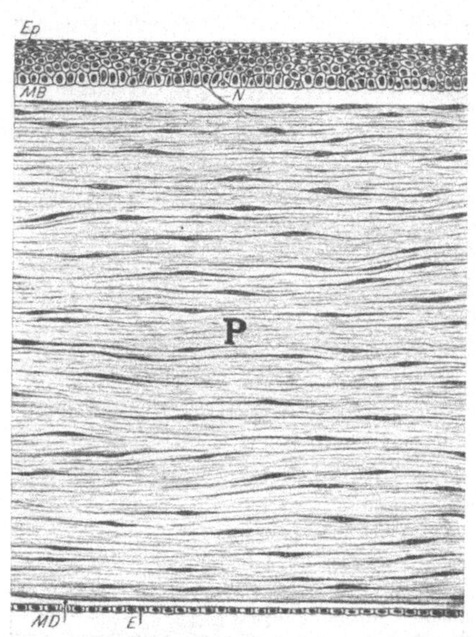

Abb. 7. Hornhautdurchschnitt
(Nach Elschnig)

Ep Epithel. *MB* Membrana Bowmani. *N* Nerv. *P* Parenchym. *MD* Membrana Descemeti. *E* Endothel der Membrana Descemeti

mäßig. Je flacher die Hornhaut, desto größer wird das Reflexbild; da die Hornhaut gegen die Ränder hin etwas abgeflacht ist, so wird das Fensterbild hier größer und infolge der unregelmäßigen Wölbung der Randteile auch etwas unregelmäßig. Glänzt das Reflexbild, so ist das Epithel normal. Ist der Glanz aufgehoben oder vermindert, also das Reflexbild matt oder gestichelt, so fehlt das Epithel oder es ist krankhaft verändert. Ist die Form des Reflexbildes unregelmäßig, verzerrt, so besteht Unregelmäßigkeit der Oberfläche (Wölbung); dabei kann das Reflexbild glänzend oder matt sein, je nachdem das Epithel normal oder verändert ist. In gleicher Weise geben sich Änderungen der Wölbung und Oberfläche der Hornhaut mit dem auf der Hornhaut sich spiegelnden Keratoskop von Placido (einer Scheibe mit konzentrischen Kreisen) zu erkennen.

Zur Ortsbestimmung gefundener Veränderungen teilt man die Hornhaut in Quadranten ein; auch kann man sie gleich dem Zifferblatt der Uhr in 12 Sektoren zerlegen und Veränderungen nach der entsprechenden Zahl des Zifferblattes lokalisieren (z. B. wäre eine Veränderung 12 h am oberen Ende des vertikalen Meridians gelegen).

Zur Prüfung auf die Durchsichtigkeit untersucht man bei seitlicher Beleuchtung, eventuell unter Zuhilfenahme von Lupen (s. S. 3), sowie im durchfallenden Licht (s. S. 3). Bei vorliegenden Trübungen hat man zu entscheiden, in welcher Schichte sie liegen, oberflächlich (Epithel, oberflächliche Hornhautschichten), im Parenchym der Hornhaut oder an der Hinterfläche (Descemeti-Membran).

Ferner ist die Farbe, die Begrenzung, die Oberfläche der Trübung zu beachten. Narben sind weißlich, scharf begrenzt, Infiltrationen grauweiß bis gelblichweiß, unscharf begrenzt. Über Narben glänzt die Oberfläche, über Infiltrationen ist sie gestichelt. Wichtig ist ferner die Feststellung von Gefäßneubildung in der Hornhaut; es ist dann zu entscheiden, ob es sich um oberflächliche oder tiefliegende Gefäße handelt.

Die oberflächlichen Gefäße lassen sich über den Hornhautrand in die Conjunctiva hinein verfolgen, bilden Netze an der Hornhautoberfläche. Tiefe Gefäße hören am Hornhautrand auf, weil ihre Fortsetzung in die Gefäße der Sklera nicht sichtbar ist. Sie bilden

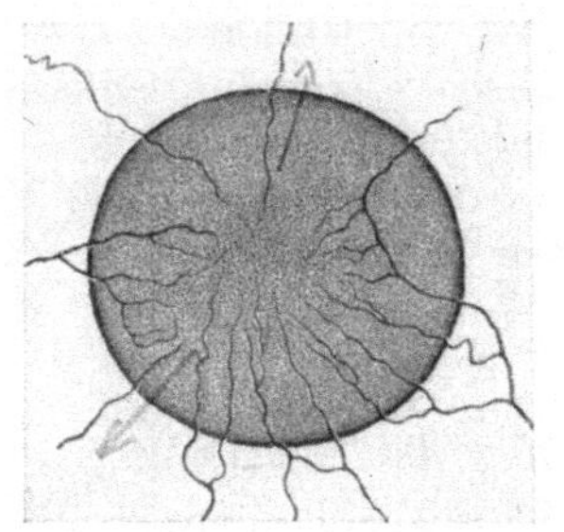
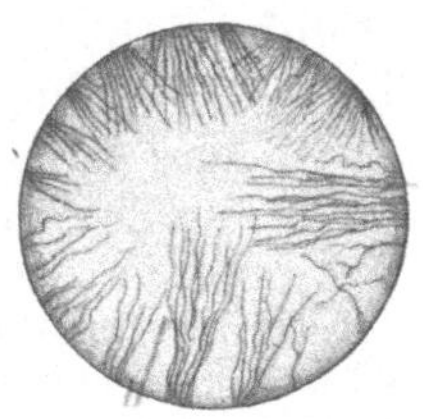

Abb. 8. Oberflächliche Gefäßneubildung

Abb. 9. Tiefliegende Gefäßneubildung

besenreiserartig einstrahlende Büschel. (Abb. 8 und 9.)

Praecipitate an der Hornhauthinterfläche sind weißliche, gelbliche oder bräunliche Pünktchen, die alle in einer Ebene liegen, vorwiegend

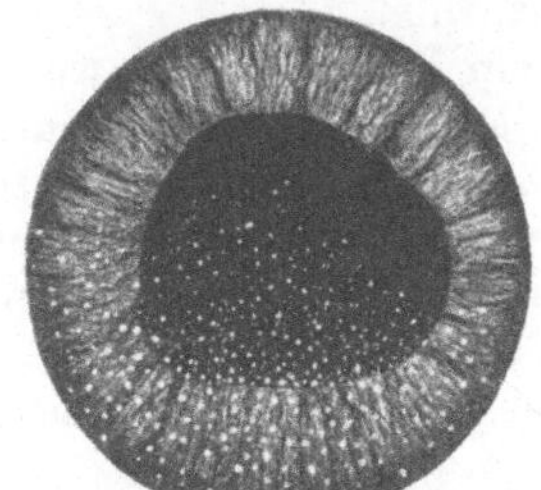
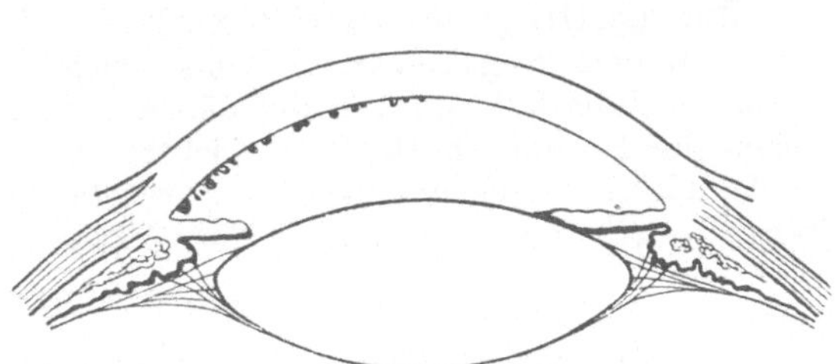

Abb. 10 und 11. Praecipitate und hintere Synechie
Abb. 10 klinisch   Abb. 11 anatomisch

die unteren Teile der Hornhaut einnehmen und sich oft in Dreiecksform nach oben abgrenzen. (Abb. 10 und 11.)

Epitheldefekte der Hornhaut lassen sich am leichtesten durch Einträufelung 2%iger Fluorescein-Kalium-Lösung nachweisen; sie erscheinen intensiv grün gefärbt. Auch bei Endotheldefekten tritt zarte Grünfärbung der tiefsten Hornhautschichten ein.

Die Sensibilität der Hornhaut wird durch Berührung mit einem Wattefaden geprüft.

Hornhauterkrankungen

Anomalien der Größe und Wölbung

Mikrocornea ist eine angeborene Mißbildung und fast stets mit Mikrophthalmus vereinigt (s. S. 178). Sehr oft sind angeborene Hornhauttrübungen mit vorhanden.

Megalocornea (Keratoglobus). Abnorme Größe der Hornhaut bei meist geringerer Wölbung (größerem Hornhautradius) ist Teilerscheinung eines Megalophthalmus, der entweder als echter Riesenwuchs oder als Folge eines zum Stillstand gekommenen kindlichen Glaukoms (Hydrophthalmus) aufzufassen ist. Im letzteren Falle findet man in den tiefsten Hornhautschichten glasige Streifen, Schlieren, die durch Einrisse der Descemeti bedingt sind (s. S. 188).

Keratokonus ist eine kegelförmige Vorwölbung der Hornhaut, selten angeboren, meist erworben, in der Regel beiderseitig. Die ersten Beschwerden sind Sehstörungen infolge des langsam zunehmenden Astigmatismus, später auch zunehmender Myopie, die bei ausgebildeter Erkrankung hohe Grade erreichen können. Bei Blick von der Seite erkennt man dann, daß die Hornhaut die Gestalt eines abgerundeten Kegelstumpfes hat, dessen Spitze meist in die untere Hornhauthälfte fällt. Im Bereich dieser Spitze ist die Hornhaut hochgradig verdünnt (mit der Sonde leicht eindrückbar), zeigt fein verästelte Streifen—Dehiszenzen der Descemeti, manchmal auch der Bowman. Durch Lücken im Endothel kann mitunter das Kammerwasser eindringen und eine dichte Quellungstrübung der Kegelspitze erzeugen (akuter Keratokonus). Zuweilen findet man peripher, konzentrisch zum Limbus, in den tieferen Hornhautschichten einen grünlichen Haemosiderinring.

Für die Diagnose ist Untersuchung mit dem Keratoskop wertvoll; auf dem Kegelscheitel ist das Spiegelbild auffallend klein, rund, gegen die Randteile stark in die Länge gezogen, eiförmig, mit der Spitze gegen die Hornhautmitte hin gerichtet. Das Ophthalmometer zeigt hochgradigen unregelmäßigen und regelmäßigen Astigmatismus. Beim Durchleuchten erscheint in der Pupille ein ringförmiger, an einer Seite dunklerer Schatten, der bei der kleinsten Spiegeldrehung rasch seine Lage ändert.

Die Ursache des Keratokonus liegt vielleicht in einer angeborenen geringeren Widerstandsfähigkeit der Descemeti, oder vielleicht in Störungen der inneren Sekretion.

Behandlung: In den Anfängen der Erkrankung ist Glaserkorrektion möglich. Später ist durch Aufsetzen dünner Schalen mit einer der normalen

Hornhaut entsprechenden Krümmung (Kontaktglas) mitunter noch recht gutes Sehen zu erzielen. In schweren Fällen Kauterisation der Kegelspitze und Verbindung der Kauterisationsstelle mit dem Hornhautrand durch einen Schorfstreifen. Die entstehende flache Narbe wird später tätowiert und, wenn nötig, optische Iridektomie ausgeführt (s. S. 73).

Keratektasien entstehen in krankhaft veränderten Hornhäuten (s. S. 77).

Die Hornhautentzündung — Keratitis

Anatomie und Klinik. Das anatomische Krankheitsbild der Hornhautentzündung ist charakterisiert durch entzündliche, degenerative und regenerative Prozesse, die sich nebeneinander vorfinden können. Bei jeder Hornhautentzündung kommt es zunächst zu einer Schädigung der Hornhautkörperchen; sie teilen sich, ziehen sich spindelig in die Länge (Regenerationsspieße), quellen auf, Kern und Protoplasma degenerieren. Die Wanderzellen vermehren sich und bewegen sich zum Entzündungsherd. Aus den Blutgefäßen am Hornhautrand wandern spindelig ausgezogene Leukocyten (Entzündungsspieße) in die Hornhaut ein. In den Hornhautlamellen und zwischen ihnen entwickelt sich Oedem, sie selbst werden feinkörnig trüb, quellen auf, zerfallen schließlich. Auch das Epithel beteiligt sich in Form entzündlicher und degenerativer Veränderungen (Oedem, Rundzelleneinwanderung, Aufquellung) an der Entzündung. Vom Randschlingennetz und von den Skleralgefäßen dringen Blutgefäße (oberflächliche und tiefe, in die Hornhaut vor, die von neugebildetem Bindegewebe begleitet werden.

Klinisch entspricht den geschilderten Veränderungen zunächst das Infiltrat, eine grauweiße bis gelblichweiße, manchmal leicht prominierende Trübung, über der das Epithel gestichelt ist. (Abb. 12.)

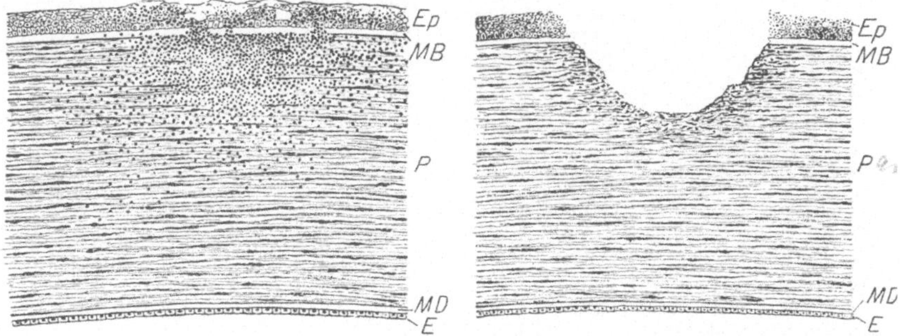

Abb. 12. Hornhautinfiltrat   Abb. 13. Hornhautgeschwur

Ep Epithel MB Membr. Bowmani. P Parenchym. MD Membr. Descemeti. E Endothel

Kleine und nicht dichte Infiltrate können ohne Zerfall resorbiert werden, größere dagegen zerfallen stets. Es entsteht, wenn die Zerstörung des Hornhautgewebes an der Oberfläche erfolgt, ein Hornhautgeschwür (Keratitis ulcerosa). (Abb. 13.) Erfolgt sie in der Tiefe, so macht sie sich klinisch zunächst nicht bemerkbar (Keratitis parenchymatosa).

Das aus dem Infiltrat entstehende Geschwür ist ein mehr weniger tiefer Substanzverlust mit grauem oder gelblichem Rand und Grund, das Epithel fehlt in seinem Bereich (Fluorescein-Kalium-Färbung positiv!), ist auch noch in der nächsten Umgebung gestichelt; progressives (infiltriertes) Geschwür.

Der weitere Verlauf kann nun der sein, daß unter Abstoßung des infiltrierten Gewebes das Geschwür sich nicht mehr weiter ausbreitet, der Grund sich aufhellt und glatt wird: gereinigtes Geschwür. Es ist dies der gewöhnliche Verlauf bei der Keratitis ulcerosa simplex. Oder es schreitet die Infiltration und die ihr folgende Einschmelzung der Hornhaut der Fläche und Tiefe nach weiter, das ist der Fall bei der durch eitererregende Mikroorganismen erzeugten Keratitis: Keratitis suppurativa (mycotica).

Jedes progressive Geschwür begleiten allgemeine Reiz- und Entzündungserscheinungen. Der Augapfel ist injiziert, und zwar meist sowohl conjunctival als pericorneal. Die Bulbusbindehaut und Episklera kann mehr weniger starke entzündliche Infiltration zeigen. Bei stärkeren Hornhautentzündungen ist die Iris hyperämisch (Verfärbung des Gewebes, Verengerung der Pupille) oder es kommt zur Iritis, mitunter mit eitriger Exsudation in die Vorderkammer (Hypopyon). Auch ohne Iritis findet sich nicht selten bei schwerer Keratitis, regelmäßig bei suppurativer, Hypopyon. Ursache s. S. 79.

Die Heilung des gereinigten Geschwürs setzt mit der rasch erfolgenden Regeneration des Epithels ein. Dieses überzieht den Substanzverlust; Grund und Rand des Geschwürs glänzen, nehmen keine Fluoresceinfärbung mehr an: Regressives Geschwür.

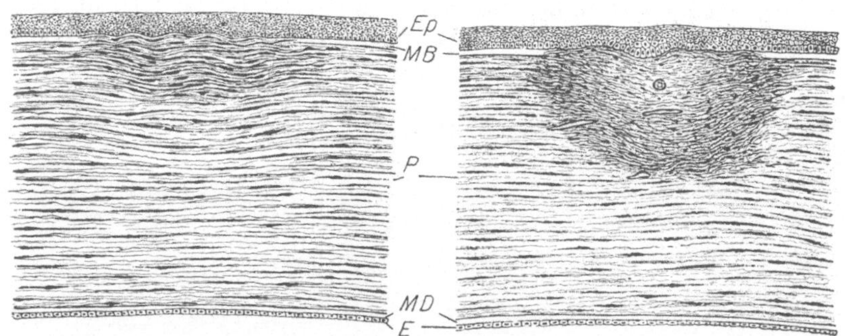

Abb. 14. Hornhautmakel Abb. 15. Hornhautnarbe
(Nach Elschnig)

Ep Epithel. *MB* Membr. Bowmani. *P* Parenchym. *MD* Membr. Descemeti. *E* deren Endothel

Unter der Epitheldecke erfolgt die Ausfüllung zum Teil durch Regeneration, zum Teil durch Narbengewebe. Die Regeneration erfolgt durch Wucherung der fixen Hornhautzellen, die ein gefäßloses Bindegewebe produzieren, in dem sich unter zunehmender Aufhellung nach und nach mehr weniger regelmäßige Lamellen bilden. Klinisch sieht man dann eine zarthauchige Trübung mit glatter glänzender Oberfläche: Macula (Nubecula) corneae. (Abb. 14.)

Narbengewebe ist ein der Aufhellung nicht mehr fähiges, grobfaseriges, vom Hornhautrand der Gefäße führendes Bindegewebe; klinisch resultiert bei Ausfüllung des Geschwürs durch Narbengewebe eine dichte weiße Trübung mit glänzender Oberfläche, Leucoma corneae. Reine Regeneration folgt nur sehr kleinen Geschwüren; nach jeder schwereren Keratitis finden sich beide Vorgänge vereinigt. (Abb. 15.)

Meist liegen Trübungen nach abgelaufenen Entzündungen — Narben — im Niveau der Hornhaut, mitunter ragt aber die Narbe etwas vor, sei es, daß die Entwicklung von Narbengewebe eine übermäßige war — keloidartige Narbe —, sei es, daß sie zu dünn ist und daher durch den intraokularen Druck vorgewölbt wird — ektatische Narbe. Manchmal ist die Ausfüllung unvollständig, es besteht eine leichte Vertiefung der Narbe, Delle oder Facette.

Eine Narbe verursacht Sehstörung, wenn sie ganz oder auch nur teilweise im Pupillarbereich der Hornhaut liegt, und zwar wenn sie dicht ist, durch Behinderung des Lichteinfalles, ist sie zart, durch unregelmäßige Dispersion (unregelmäßigen Astigmatismus). Trübungen außerhalb des Pupillarbereiches stören nur dann, wenn sie die Krümmung der zentralen Hornhautteile ändern (z. B. ektatische Narben).

Geht die Infiltration bzw. die Abstoßung des infiltrierten Gewebes so weit in die Tiefe, daß nur noch die widerstandsfähige Descemeti vor-

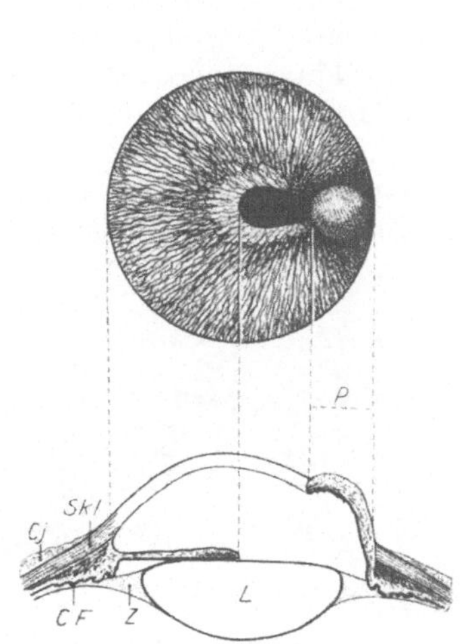
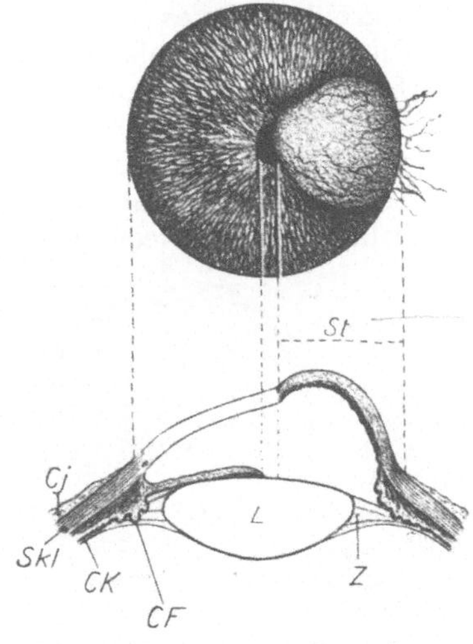

Abb. 16. Irisprolaps

Abb. 17. Partielles Hornhautstaphylom (Nach Elschnig)

P Prolaps. *Cj* Conjunctiva bulbi. *Skl* Sklera. *CF* Ciliarfortsätze. *Z* Zonula. *L* Linse. *St* Staphylom

liegt, so erscheint in der Mitte des grauen Geschwürgrundes eine durchsichtige Stelle, die sich häufig unter der Einwirkung des intraokularen Druckes bläschenförmig vorwölbt (Descemetocele). Durch deren

Platzen kommt es zur Perforation. Die Iris wird durch das vordringende
Hinterkammerwasser in die entstehende Öffnung getrieben und kann
in Form eines bräunlichen Buckels mehr weniger prominieren (Irisprolaps). Die Vernarbung erfolgt durch Bindegewebsneubildung sowohl
von der angelagerten bzw. vorgefallenen Iris, als auch von den Rand-

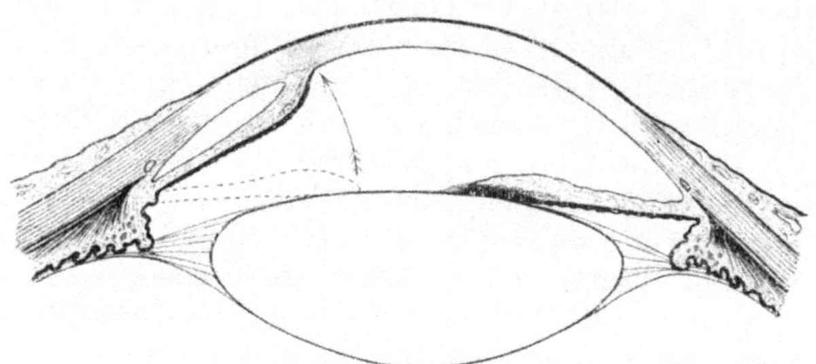

Abb. 18. Vordere und hintere Synechie

teilen der Perforationsstelle aus. Es entsteht entweder eine glatte, dunkel
pigmentierte Narbe, mit der die Iris in Verbindung steht: Narbe mit
vorderer Synechie, Leucoma adhaerens, oder es ragt — bei größerem
Prolaps — die Narbe in Form eines grauweißlichen, halbkugeligen
Buckels vor: partielles Hornhautstaphylom. Häufiger als ein
solches ist das totale Hornhautstaphylom, entstanden aus einem
totalen Irisprolaps nach Zerstörung der ganzen Hornhaut und Vorfall
des größten Teiles der Iris. Mitunter kann bei ausgedehnten Zer-
störungen der Hornhaut die Linse entleert werden, auch Glaskörper-
vorfall eintreten. Schließlich tritt in solchen Fällen meist eine kleine
flache oder eingezogene Narbe an die Stelle der Hornhaut: Applanatio oder Phthisis corneae. (Abb. 16—20.)

Bei Perforation im Bereich der Pupille kann sich die Vorderkammer
in früherer Tiefe wieder herstellen. Als Folge der vorübergehenden An-

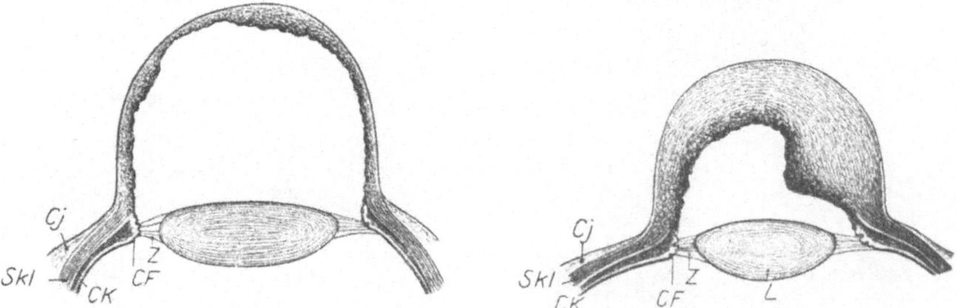

Abb. 19. Totales Hornhaut-   Abb. 20. Totales Hornhautstaphylom   staphylom (Narbenkeloid)

Skl Sklera. *Cj* Conjunctiva bulbi. *Ck* Ciliarkörper. *CF* Ciliarfortsatze. *Z* Zonula. *L* Linse

legung der Linse an die hintere Hornhautwand bleibt manchmal bei ganz
kleinen Kindern ein Zentralkapselstar bestehen (s. S. 122).

Bei längere Zeit aufgehobener Vorderkammer kann die Linsenkapsel durch einen Bindegewebsstrang mit der Hornhaut verbunden

bleiben (Linsensynechie). Regelmäßige Folge ist Sekundärglaukom (Hydrophthalmus).

Kommt die Iris mit dem Pupillarrand in die Perforationsöffnung zu liegen oder wächst das von den Rändern der Öffnung sich vorschiebende Epithel bis in die Vorderkammer hinein, so schließt sich die Perforationsöffnung nicht vollständig; es entsteht eine Hornhautfistel, durch die sich ständig Kammerwasser entleeren kann. Sie erscheint als kleine dunkle Stelle in der weißen Narbe; dabei ist die Vorderkammer flach, das Auge weich. Zeitweise kann sich eine solche Fistel durch blasenförmig vorgewölbtes Epithel schließen, meist tritt aber sehr bald intraokulare Drucksteigerung ein, die den zarten Verschluß wieder sprengt.

Alle Augen mit vorderen Synechien, Hornhautfisteln, besonders aber mit Hornhautstaphylomen, sind in zweifacher Weise gefährdet. Sie neigen 1. zu Sekundärglaukom, infolge Verlagerung der Kammerbucht, 2. zur Sekundär- bzw. Spätinfektion (s. S. 89).

Einteilung der Keratitis. A. Keratitis, die zur Entstehung oberflächlicher Gewebsdefekte führt; die Entzündung ist dabei zunächst in den oberflächlichen Hornhautschichten lokalisiert und ist meist ektogen: Keratitis ulcerosa.

B. Keratitis ohne oberflächliche Substanzverluste, in den mittleren und tiefen Schichten der Hornhaut lokalisiert, meist endogenen Ursprungs: Keratitis parenchymatosa.

Bei der Keratitis ulcerosa haben wir zu unterscheiden:

1. Die Keratitis ulcerosa simplex,

2. die Keratitis ulcerosa mycotica oder suppurativa.

A.) Keratitis ulcerosa

1. Keratitis ulcerosa simplex

Die Keratitis führt zur Geschwürsbildung, aber nicht zu fortschreitender Vereiterung der Hornhaut. Klinisches Verhalten, Verlauf und Folgen wurden im Vorhergehenden besprochen.

Therapie: Jedes Hornhautgeschwür kann sekundär mit Eitererregern infiziert werden. Eventuelle Infektionsquellen, besonders Dakryocystitis, sind daher möglichst rasch und radikal zu beseitigen. Das Geschwür muß durch zweimal tägliche Ausspülung mit Hydrargyrum oxycyan. 1:5000 oder 2% Wasserstoffsuperoxyd, Einstreichen 2%iger Noviformsalbe vor Verunreinigung geschützt werden. Bei Sekretion der Bindehaut bzw. fortschreitenden Geschwüren wird 1%iges Argentum nitricum einmal täglich eingetropft. Druckverband; Zink- oder Noviformsalbe auf die Lider zur Vermeidung von Ekzem. Bei torpiden Geschwüren heiße Kataplasmen, Dioninsalbe.

Dionin 0,2—0,5
Vasel. alb.
Lanolin aa 5,0

Kokain ist womöglich zu vermeiden, nur bei stärksten Schmerzen 2%ige Kokainsalbe; danach jedenfalls Anlegung eines Verbandes.

Schreitet trotz dieser Behandlung das Geschwür weiter, so ist es mit Jodtinktur oder 20%iger Zinklösung zu betupfen oder mit dem Dampfkauter oder auch galvanokaustisch zu verschorfen; unter Umständen auch Paracentese der Vorderkammer. Bei Beteiligung der Iris Atropin 1% bis zur erfolgten Erweiterung der Pupille; weiter Atropin nur dann, wenn sich die Pupille wieder verengt oder hintere Synechien auftreten. Bei beträchtlicher Tiefe und randständigem Sitz der Geschwüre Eserin 1% ein- bis zweimal täglich, um durch Anspannung der Iris und Herabsetzung des intraokularen Druckes Irisprolaps nach Möglichkeit zu verhindern. Bei drohendem Durchbruch bzw. Descemetocele Bettruhe, Druckverband, Paracentese der Vorderkammer.

Paracentese der Vorderkammer: Kokainanasthesie. Einstich mit der Lanze am unteren Limbus und Anlegung eines ca. 3 mm langen Schnittes, langsames Zuruckziehen der Lanze, wobei das Kammerwasser ablauft. Verband.

Ist trotzdem Irisvorfall eingetreten, so kann manchmal nach Anlegung eines Druckverbandes und Eserin-Instillation die Iris sich zurückziehen. Ist dies binnen 24 Stunden nicht der Fall, so wird der Prolaps exzidiert, falls nicht noch eitrige Infiltration der Cornea oder starke eitrige Sekretion der Bindehaut besteht.

Exzision des Prolapses: Kokainanasthesie, bei Kindern Narkose. Der Prolaps wird mit der Irispinzette gefaßt, vorgezogen und mit der Weckerschen Scherenpinzette knapp an der Hornhaut abgetragen. Die Iris wird mit einer Spatel reponiert. Hernach mussen die Rander des Irisausschnittes — die Kolobomschenkel — frei sein und außerhalb des Geschwurbereiches liegen.

Wenn der Prolaps zu alt oder zu groß ist, so kann er kauterisiert und dann durch Bindehautplastik nach Kuhnt gedeckt werden. Die letztere ist stets auch nach Prolapsexzision auszuführen, wenn die Perforationsstelle größere Ausdehnung hat.

Bindehautplastik nach Kuhnt. Die Augapfelbindehaut wird am Hornhautrand abgelöst, durch Naht schurzenförmig uber den Defekt gezogen und durch Bindehautnahte fixiert. Auch einfache oder doppelt gestielte Lappen können aus der Bindehaut gebildet und zur Deckung von Defekten verwendet werden.

Nach Reinigung des Geschwüres sind, um die Gewebsregeneration zu beschleunigen und soweit wie möglich Aufhellung der Narben herbeizuführen, Reizmittel anzuwenden, u. zw. 2- bis 10%ige Dioninsalbe bzw. -lösung, oder Massage mit Praecipitatsalbe 1%, Noviformsalbe 2%.

Bei Narben mit Iriseinheilung und Drucksteigerung ist eine der S. 190 erwähnten Glaukomoperationen, besonders Iridektomie auszuführen. In manchen Fällen gelingt es, die vordere Synechie mittels einer Spatel dauernd zu lösen; der Gefahr der Sekundärinfektion begegnet man durch Kauterisation der Narbe mit nachfolgender Bindehautplastik. Bei Fisteln dasselbe Verfahren oder Exzision der eingeheilten Iris oder auch Ausführung der Keratoplastik (s. u.).

Führt bei partiellem Staphylom Iridektomie und Kauterisation keine dauernde Abflachung herbei, so ist ein Stück des Staphyloms zu exzidieren oder in seinem Bereich Keratoplastik auszuführen. Ist das Staphylom total und kein Sehvermögen mehr vorhanden, so ist Totalexzision des Staphyloms oder Exenteration des Augapfels angezeigt.

Wenn bei zentral gelegenen Narben weitere Aufhellung ausgeschlossen und die Sehstörung beträchtlich ist, so soll die Narbe zur Ausschaltung des irregulären Astigmatismus schwarz gefärbt (tätowiert) werden. Dies geschieht mit chinesischer Tusche, Ruß oder mit Goldchlorid 2 $^0/_0$. Manchmal wird noch die Bildung einer neuen, hinter durchsichtiger Hornhaut gelegenen Pupille durch optische Iridektomie nötig. Sind wegen der Größe der Narbe diese Verfahren unanwendbar, so kann gesunde Hornhaut von einem anderen menschlichen Auge transplantiert werden (Keratoplastik), und zwar entweder in ganzer Dicke (penetrierende) oder mit Erhaltung der Descemeti (lamellierende Keratoplastik).

Formen der Keratitis ulcerosa simplex. Primäre Geschwüre sind solche, bei denen die betreffende Schädigung die Hornhaut allein betrifft, sekundäre solche, die von einer Bindehauterkrankung aus entstehen.

I. Traumatische Geschwüre, durch Verletzungen, Verätzungen, Verbrennungen, Entropium, Trichiasis.

II. Die Keratitis e lagophthalmo, bedingt durch Eintrocknung der unbedeckten Hornhaut, die zur Abstoßung des Epithels und zu mehr weniger tiefgreifender Nekrose des Hornhautgewebes führt; nicht selten entsteht Irisprolaps, gelegentlich vereitert die Hornhaut durch Sekundärinfektion.

Therapie: Schutz der Hornhaut vor Eintrocknung durch Salbe, Uhrglasverband. Tarsorrhaphie, Blepharoplastik (s. S. 24).

III. Geschwüre bei Bindehautentzündungen (sekundäre Geschwüre). a) Sogenannte katarrhalische Randgeschwüre; sie entstehen aus kleinen Randinfiltraten, können konfluieren und bilden dann häufig sichelförmige, dem Limbus parallele Geschwüre, die rasch vom Limbus her sich vaskularisieren, nicht selten aber auch zum Durchbruch und Irisprolaps führen. Katarrhalische Randgeschwüre finden sich bei allen Formen akuter Conjunctivitis, auch nichtbakterieller Natur, meist bei älteren Leuten; sie sind durch Behandlung der zugrunde liegenden Bindehauterkrankung gut beeinflußbar.

b) Die rezidivierenden Geschwüre bei Trachom, entweder am Rand der Hornhaut oder am cornealen Rand eines Pannus gelegen.

c) Die zur eitrigen Keratitis gehörigen Geschwüre bei gonorrhoischer und diphtherischer Conjunctivitis, die sehr häufig zu rapider eitriger Einschmelzung der Hornhaut führen (s. S. 44).

IV. Keratitis ekzematosa (phlyktaenulosa, scrofulosa) kommt in verschiedenen Formen vor.

a) Keratitis superficialis: Kleinste, graue, ganz oberflächliche Infiltrate oder kleinste Epithelbläschen über die ganze Cornea verstreut, in der Regel zusammen mit zahlreichen kleinen Knötchen am Limbus und der Conjunctiva bulbi. Sie rezidivieren häufig, hinterlassen feinste punktförmige Makeln, die später ganz verschwinden können.

Ähnlich dieser Form ist die Keratitis punctata superficialis, meist im Anschluß an akute Conjunctivitis und oft epidemisch auftretend, in Form zahlreicher, kleinster, leicht erhabener grauer Punktchen bei mehr minder starken Reizerscheinungen. Die Erkrankung heilt spurlos ab.

b) Die Phlyktaenen der Hornhaut. Kleine oft multiple, rundliche Infiltrate, gewöhnlich randständig, im Anschluß an eine Randphlyktaene der Bindehaut. Anatomisch stellen sie Anhäufungen von meist einkernigen Leukocyten in den oberflächlichsten Hornhautschichten unter der Bowman dar. Die letztere wird dann durchbrochen, es entstehen kleine, oberflächliche Geschwüre, die unter lebhafter Neubildung oberflächlicher Gefäße abheilen.

c) Keratitis ekzematosa ulcerosa (Keratitis pustulosa). Tiefer greifende, meist randständige graugelbliche Infiltrate, oft multipel, die in schweren Fällen, bei schlecht genährten Kindern, bei ausgebreitetem, impetiginösem Ekzem der Haut rapid zu größeren, dichten, graugelben Geschwüren zerfallen, in wenigen Stunden perforieren und zu größeren Irisprolapsen führen können. Der bakteriologische Befund ist, wenn nicht etwa Sekundärinfektion vorliegt, negativ; charakteristisch ist die frühzeitige und starke Neubildung oberflächlicher und tiefer Gefäße vom Rande her.

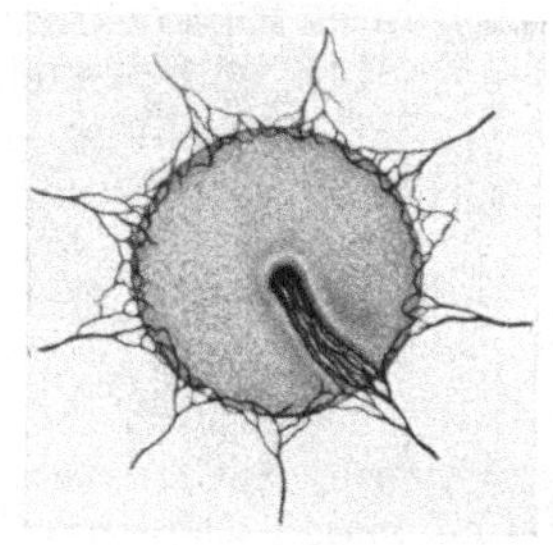

Abb. 21. Gefäßbändchen

d) Das Gefäßbändchen (Keratitis fascicularis, Wanderphlyktaene): Ein Limbusknoten heilt in seinem peripheren Teil unter starker Gefäßneubildung aus, während sein zentraler Teil mit infiltriertem, etwas erhöhtem halbmondförmigen Rand (Kopf des Gefäßbändchens), ständig von einem schmalen Gefäßzug gefolgt, nach der Hornhautmitte zu vorschreitet. Die Gefäße verlaufen dabei in der Furche, die das Geschwürchen beim Fortkriechen hinterläßt. Stets bleibt eine charakteristische Narbe in Form einer radiären, schmalen grauen Straße bestehen. (Abb. 21.)

e) Größere, grauweißliche, etwas prominente Knoten mit sehr starker Vascularisation und höchst torpidem Verlauf, geringer Tendenz zum Zerfall, die nach langem Bestande dichte vascularisierte Narben hinterlassen.

f) Der Pannus ekzematosus. Besonders bei rezidivierender Keratitis ekzematosa kommt es zum Einwachsen eines zahlreiche Blutgefäße führenden Bindegewebes, das unter dem Epithel oder in den oberflächlichsten Hornhautschichten liegt. Vielfach wird die Bowmansche Membran zerstört. Das Einwachsen erfolgt von beliebigen Stellen des Hornhautrandes her, nicht wie bei Trachom-Pannus zuerst nur von oben.

Behandlung der ekzematösen Keratitis. Bezüglich der Aetiologie und der Allgemeinbehandlung siehe Conjunctivitis ekzematosa, S. 56. Lokal wird bei Hornhautgeschwüren Druckverband angelegt. Ist, wie es meist vorkommt, diffuse Conjunctivitis mitvorhanden, so ist einmal täglich 1%ige Lapislösung zu instillieren und danach wieder Druckverband anzulegen. Nach Abklingen der Reizerscheinungen Massage mit 1 bis 2%iger Noviformsalbe oder weißer oder gelber Praecipitatsalbe, eventuell Inspersion von Kalomel. Bei torpiden Knoten, progressivem Gefäßbändchen: Betupfen mit einer an die Spitze einer Sonde angeschmolzenen Lapisperle oder mit Jodtinktur. Kriecht ein Gefäßbändchen trotzdem weiter, so ist es oberflächlich mit dem Galvanokauter zu verschorfen. Die sonstige Behandlung s. S. 71.

V. Keratitis bei Hautkrankheiten. Die Akne rosacea der Hornhaut tritt in Form meist randständiger, oberflächlicher oder auch tiefer Infiltrate von oft auffällig heller Farbe auf. Es kommt entweder zur Vernarbung oder zu geschwürigem Zerfall, häufig mit sehr schlechter Heilungstendenz. Stets ist sehr starke oberflächliche, vielfach auch tiefe Gefäßneubildung vorhanden. Die ausgedehnten Substanzverluste können dem Ulcus rodens sehr ähnlich sein. Die Erkrankung zeigt eine besonders große Neigung zu Rezidiven. Meist besteht gleichzeitig Akne rosacea des Gesichtes oder der Nase oder deren Residuen, in der Regel auch Akne rosacea des Lidrandes, oft auch der Bindehaut (s. S. 58). Aber auch jahrelang nach Ablauf der Akne rosacea des Gesichtes kann die Erkrankung der Cornea isoliert auftreten. Therapeutisch ist die Akne rosacea der Haut lokal und allgemein (Hefepräparate, Stuhlregelung, Karlsbader oder Marienbader Kur) energisch zu behandeln. Am Auge Schwefel- oder Ichthyolsalbe, Verband.

Ammon. sulfichthyol. 0,1—0,2	Flor. sulfur. 0,1—0,2 Sulfoform 1—2%
Vasel. alb.	Vasel. alb. americ.
Lanolin aa 5,0	Lanolin aa 5,0

Sehr gut: Betupfen der Infiltrate mit Jodtinktur oder in schweren Fällen Auskratzen derselben mit scharfem Löffelchen. Auch Radiumbestrahlung ist wirksam.

VI. Der Herpes corneae. Aus Gruppen kleinster wasserklarer Bläschen, die unter starken Reizerscheinungen und Schmerzen aufschießen, sehr flüchtig sind, entstehen oberflächliche, zart-graue Geschwürchen, die sich in Schüben und Rezidiven immer weiter verbreiten. So können ausgedehnte, weit verzweigte, landkartenähnlich begrenzte Substanzverluste entstehen mit unebener Oberfläche, und in der Regel oberflächlicher, mitunter aber auch in die tieferen Hornhautpartien reichender (tiefer Herpes) grauer Trübung, die außerordentlich schlechte Heilungstendenz zeigen und dichte Narben hinterlassen. Gefäßneubildung fehlt meist oder ist ganz gering. Charakteristisch ist eine beträchtliche Unterempfindlichkeit oder Anaesthesie der Hornhaut. Häufig ist Iritis, gelegentlich auch Komplikation mit Glaukom, aber auch abnorme Hypotonie kommt vor. Der Herpes corneae tritt entweder zusammen mit Eruptionen von Herpes febrilis an der Hornhaut auf — Herpes febrilis corneae. Diese Form ist überimpfbar und sicher infektiöser Natur (s. S. 10). Herpes corneae findet sich aber auch isoliert auf der Cornea und dann mit ganz besonderer Neigung zu Rezidiven, schließlich auch zusammen mit Herpes zoster ophthalmicus. Auch diese beiden

Formen sind höchstwahrscheinlich auf Infektion mit einem unbekannten Virus zurückzuführen (s. S. 11).

Zur Gruppe der herpetischen Keratitis, mit dem gemeinsamen Symptom der Sensibilitätsstörung, die auf starke (wenn auch nicht ursächliche, wie früher angenommen wurde) Mitbeteiligung der Nerven schließen läßt — daher auch neurotische Geschwüre genannt — gehört auch die Keratitis dendritica, eine kleine Trübung mit fein gefurchter Oberfläche, aus der sich durch Bildung immer neuer, am Ende oft knopfförmige Verdickungen zeigender Seitensprossen, baumartig verzweigte oberflächliche Geschwürchen bilden. In Bezug auf den langwierigen Verlauf, die Sensibilitätsstörung, ist das Verhalten dem des Herpes corneae gleich; auch hier bleiben meist dichte Narbentrübungen zurück. (Abb. 22.)

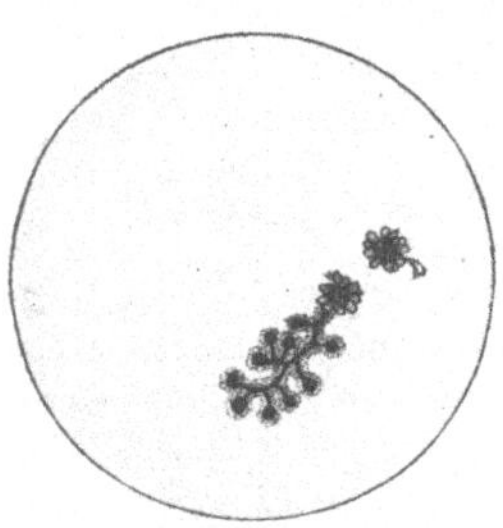

Abb. 22. Keratitis dendritica (Nach Elschnig)

Eine tiefe Form des Herpes ist die Keratitis disciformis, eine scheibenförmige, von der Oberfläche weit in die Tiefe reichende Infiltration der zentralen Hornhautpartien, scharf begrenzt, dicht-grauweiß trüb. Das Epithel über der Scheibe ist gestichelt, die Sensibilität des infiltrierten Teiles stark herabgesetzt. Durchbruch oder Einschmelzung erfolgt nur ausnahmsweise; nach wochenlanger Dauer heilt die Erkrankung unter Zurücklassung einer scheibenförmigen Trübung. Die Erkrankung tritt meist im Anschluß an oberflächlichen Herpes corneae auf, seltener nach leichten Verletzungen; ursächlich steht sie dem Herpes jedenfalls sehr nahe.

Der Keratitis disciformis ähnlich verläuft die Vaccine-Infektion der Hornhaut.

Therapie dieser Formen. Intern: Aspirin, Chinin; Schwitzen. Lokal: Noviform- oder Dioninsalbe, Verband. Betupfen mit Jodtinktur oder Kauterisation mit Dampfkauter bringt häufig im Anfang den Prozeß zu raschem Stillstand, kürzt den langwierigen Verlauf. Bei Keratitis disciformis ebenfalls Betupfen mit Jodtinktur, am besten nach oberflächlicher Abkratzung mit scharfem Löffel. Nachher Salbenmassage, Dionin zur Aufhellung, die lange Zeit in Anspruch nimmt, aber schließlich eine weitgehende sein kann.

VII. Bei Lähmung des ersten Trigeminusastes (Anästhesie der Cornea) kommt es, wohl infolge Ausfalls der Funktion trophischer Nervenfasern, nicht selten zur Keratitis neuroparalytica, einer hauchigen Trübung der Hornhaut mit zentralem Epitheldefekt, der sich rasch nach den Rändern der Hornhaut hin ausbreitet; dabei sind die Reizerscheinungen ganz auffällig gering. Sehr häufig kommt es durch Sekundärinfektion zu eitriger Einschmelzung der Hornhaut. Behandlung wie bei Keratitis e lagophthalmo.

VIII. Das Ulcus rodens (Keratitis rodens) ist ein oberflächliches Geschwür, welches unter heftigen Reizerscheinungen und in einzelnen Schüben nach und nach die ganze oder den größten Teil der Hornhautoberfläche überzieht. Der progressive Rand ist ganz leicht infiltriert und deutlich unterminiert, die durchwanderten oberflächlich vascularisierten Teile der Hornhaut bleiben dicht getrübt. Häufig besteht große Ähnlichkeit mit der Akne rosacea-Keratitis.

Die Ursache ist unbekannt. Die Therapie, bestehend in Kauterisation, Exzision des progressiven Randes, ist meist erfolglos; auch Reizkörpertherapie, Radiumbestrahlung ist zu versuchen.

Anhang: Pannus. Der Pannus besteht aus jungem Bindegewebe mit reichlichen neugebildeten Blutgefäßen, das zwischen Epithel und Bowmanscher Membran oder auch unter dieser in den oberflächlichen Hornhautlamellen liegt; die Bowman ist dabei vielfach durchbrochen. Wir

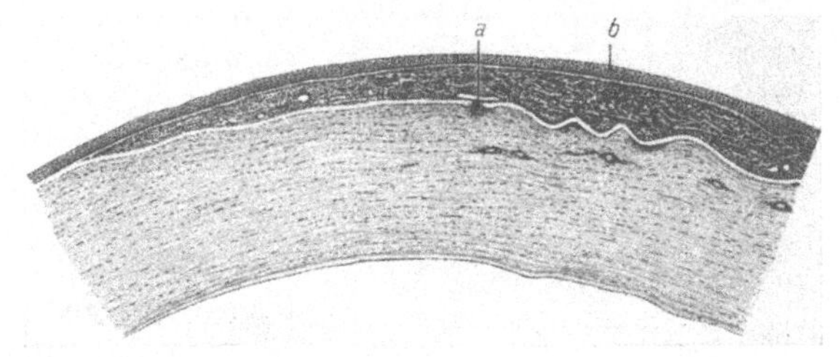

Abb. 23. Pannus trachomatosus (Nach Axenfeld)
a Perforation der Membr. Bowmani   b Epithel

unterscheiden Pannus ekzematosus, der von jeder beliebigen Stelle der Hornhaut beginnen kann, und Pannus trachomatosus, von oben, sehr selten von unten her beginnend, und mit horizontaler Grenze zentralwärts vorrückend (s. S. 51). (Abb. 23.)

Alter, ausgebreiteter Pannus führt mitunter zur Resistenzabnahme des Hornhautgewebes und dadurch zur Ektasierung der Hornhaut — Keratektasia e panno — eine Veränderung, die oft Glaukom zur Folge hat.

Der Pannus degenerativus gehört nicht zum echten Pannus; er wird bei den degenerativen Erkrankungen der Hornhaut besprochen.

Ebenso gehört der sogenannte Pannus reparativus nicht hieher. Man bezeichnet so die Gefäßneubildung bei Hornhautgeschwüren, die lediglich die Reparation derselben zum Ziel hat.

Über „epaulettenförmigen Pannus" bei Keratitis parenchymatosa (s. S. 81).

Bei der Feststellung eines Pannus ist stets auch die Lidbindehaut zu untersuchen, mit Rücksicht auf die Häufigkeit der trachomatösen Ätiologie!

2. Keratitis suppurativa (ulcerosa mycotica).

Durch das Eindringen eitererregender Mikroorganismen in die Hornhaut kommt es zu einer der Fläche und Tiefe nach weiterschreitenden eitrigen Infiltration und Einschmelzung der Hornhaut. Die wichtigste und häufigste Form ist:

I. Das Ulcus serpens. (Abb. 24.) Es erscheint im Beginn als oberflächliches, dichtes Infiltrat oder ganz seichtes, graugelbes Geschwür, meist in den zentralen Hornhautteilen, das mit starken Reizerscheinungen, stets mit Eiteransammlung in der Vorderkammer — Hypopyon — (daher auch „Hypopyon-Keratitis") einhergeht. In den nächsten Tagen entwickelt sich das charakteristische Bild des Ulcus serpens, ein scheibenförmiges Geschwür mit grau bis gelblichweiß infiltriertem Grund, dessen Rand meist nur nach einer Seite hin leicht verdickt, taschenförmig unterminiert und in Sichelform dicht-eitrig infiltriert ist — progressiver Rand. Dieser schmilzt rasch ein; der Rand des so vergrößerten Geschwürs ist wiederum progressiv und so kriecht das Geschwür flächenhaft weiter, während es sich von der gegenüberliegenden Seite ohne jede Gefäßneubildung reinigt und epithelisiert. Nur in leichten Fällen kommt das Geschwür zum Stillstand; nicht selten

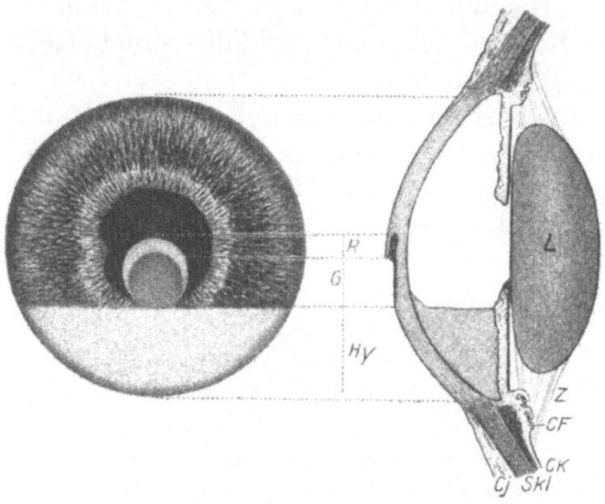

Abb. 24. Ulcu serpens, klinisch-anatomisch (Nach Elschnig)

R progressiver Rand. G Geschwur. *Hy* Hypopyon. *Cj* Conjunctiva bulbi. *Skl* Sklera. *Ck* Ciliarkorper. *CF* Ciliarfortsatze. *Z* Zonula. *L* Linse

heilt es an einer Stelle aus und wird an einer anderen progressiv. In schweren Fällen macht es erst knapp vor dem Limbus halt, während sich auch die übrige Cornea zart grau trübt, das Hypopyon zunimmt. Erst wenn der größte Teil der Hornhautoberfläche zerstört ist, kommt es zum Weiterschreiten der Tiefe nach und damit meist sehr spät erst zum Durchbruch. Der Durchbruch wird häufig dadurch eingeleitet, daß sich in den der Mitte des Geschwürs entsprechenden tiefen Hornhautschichten von in der Vorderkammer angelagerten Leukocyten aus eine eitrige Infiltration bildet (hinterer Abszess). Nach dem Durchbruch verschwindet das Hypopyon und das Geschwür kommt meist zum Stillstand, es entsteht ein mehr weniger großer Irisprolaps; in schweren Fällen kann Applanatio corneae oder Staphylombildung folgen. Gelegentlich können nach der Perforation die Keime auch in das Augeninnere eindringen und zur Vereiterung des ganzen Augapfels — Panophthalmitis — führen.

Ursachen: Das Ulcus serpens ist bedingt durch Infektion mit eitererregenden Keimen, in der überwiegenden Zahl der Fälle mit Pneumokokken, viel weniger haufig Diplobacillen, noch seltener mit anderen Keimen, Streptokokken, Bacillus pyocyaneus. Die Keime dringen durch einen in der Regel traumatisch bedingten Epitheldefekt in die Hornhaut ein; sie stammen meist aus dem verunreinigten Bindehautsack, ganz besonders häufig aber von einer gleichzeitig vorhandenen eitrigen Dakryocystitis (s. S. 35). Die Diagnose ergibt sich in ausgebildeten Fällen aus dem Vorhandensein des progressiven Randes, eines Hypopyon, dem

Fehlen von Gefäßneubildung. Im Anfangsstadium sprechen Vorhandensein einer Dakryocystitis, die starken Reizerscheinungen, frühzeitig vorhandenes Hypopyon für beginnendes Ulcus serpens; die Diagnose muß aber stets durch bakteriologische Untersuchung des Abstriches vom progressiven Rand (oft genügt Bindehautsekret) gesichert werden. Diplobacillen- und Streptokokkengeschwüre zeigen häufig nicht den typischen progressiven Rand, auch ist manchmal der Substanzverlust gleichmäßig gelblichweiß infiltriert, nirgends gereinigt; in anderen Fällen sind die Geschwüre klinisch von Pneumokokkengeschwüren nicht zu unterscheiden. Hier ist das Resultat der bakteriologischen Untersuchung maßgebend.

Prognose. Auch in leichten, ohne Perforation verlaufenden Fällen, die sich rasch zum Stillstand bringen lassen, ist die Sehstörung wegen des meist zentralen Sitzes der zurückbleibenden Narbe erheblich. Ist mehr als ein Drittel der Hornhaut zerstört, so ist mit einem brauchbaren Sehvermögen nicht zu rechnen. Je weiter vorgeschritten ein Pneumokokkengeschwür ist, desto schwerer ist es zu beherrschen; frühzeitige Diagnose und richtige Therapie sind also von entscheidender Bedeutung. Relativ am günstigsten ist die Prognose des Diplobacillengeschwürs, das durch entsprechende Therapie fast stets zum Stillstand gebracht werden kann.

Pathologische Anatomie. Nach dem Eindringen der Mikroorganismen wandern infolge ihrer chemotaktischen Wirkung Leukocyten aus dem Randschlingennetz, wohl auch aus dem Bindehautsack zur Einbruchsstelle, dort entsteht ein Rundzelleninfiltrat, das durch Einschmelzung zum Geschwür wird. (Abb. 25). Auf der einen Seite reinigen und epitheli-

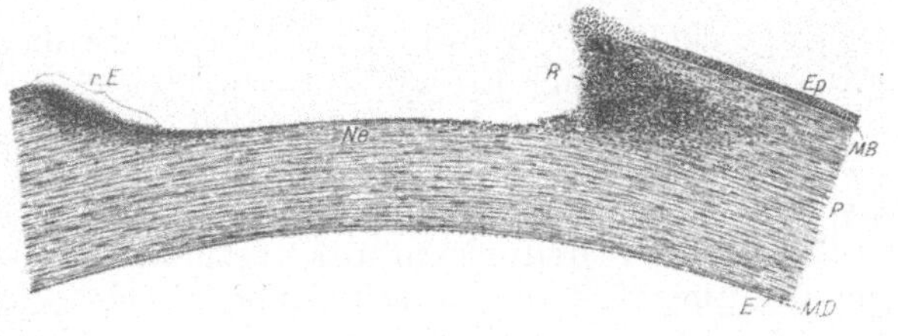

Abb. 25. Ulcus serpens (Nach Elschnig)
r.E Regeneriertes Epithel. *Ne* nekrotischer Grund des Geschwurs. *R* progressiver Rand. *Ep* Epithel. *MB* Membrana Bowmani. *P* Parenchym. *MD* Membrana Descemeti. *E* Endothel

sieren sich Grund und Rand, auf der anderen dringen die Keime, gefolgt von weiterer Infiltration, in die mittleren Hornhautschichten vor, so daß der betreffende Rand taschenartig unterminiert wird. Die darüberliegenden Hornhautpartien schmelzen ein, das Hornhautgewebe am Grund zeigt hyalinähnliche Nekrose. Durch Diffusion der produzierten Toxine in die Vorderkammer kommt es zur Leukocytenauswanderung aus den Gefäßen der Iris und des Ciliarkörpers, zur Bildung des Hypopyon, das daher stets keimfrei ist, sobald noch nicht Perforation erfolgte. Auch an der Hinterseite des Geschwürs schlagen sich aus der Vorderkammer Leukocyten nieder. Nicht selten wird dann in diesem Bereich das Hornhautendothel nekrotisch, die Leukocyten durchbrechen die Descemet („Frühperforation der Membrana Descemeti", Abb. 26) und wandern von

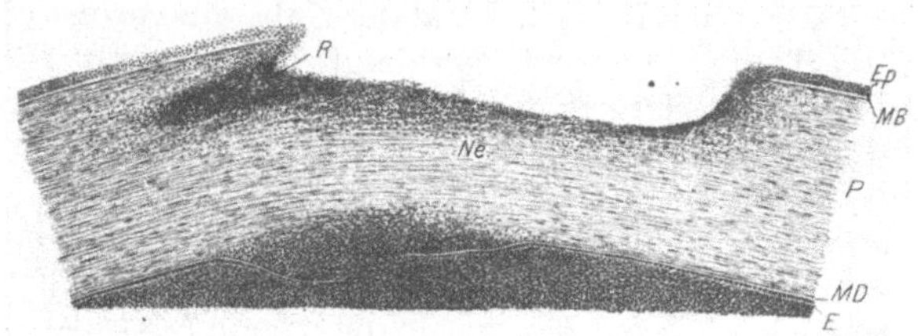

Abb. 26. Ulcus serpens. Fruhperforation der Membrana Descemeti (MD) Geschwursgrund noch eitrig infiltriert (Nach Elschnig)
R progressiver Rand. *Ne* nekrotisches Hornhautgewebe. *Ep* Epithel. *MB* Membrana Bowmani. *P* Parenchym. *MD* Membrana Descemeti. *E* Endothel

rückwärts in die tiefen Hornhautschichten ein (tiefe Infiltration oder hinterer Abszeß, s. S. 78). Zum Durchbruch der ganzen Hornhautdicke kommt es aber in der Regel erst, wenn fast die ganze Hornhaut der Fläche nach ergriffen ist.

Therapie: Beseitigung der sehr häufig vorhandenen Tränensackblennorrhoe durch sofortige Exstirpation des Sackes oder Operation nach Toti. Nach möglichst rascher Feststellung der Diagnose im Abstrich ist bei Pneumokokkenbefund das infiltrierte Gewebe bis ins Gesunde mit dem Galvanokauter oder Dampfkauter (Wasserdampf strömt durch ein vorn geschlossenes Metallrohr, dessen Spitze dadurch auf 98° erhitzt wird) zu verschorfen. Erfolgt trotzdem weitere Progression, so muß die Kauterisation wiederholt werden. Auch Ätzung mit 20%igem Zinksulfat wird empfohlen und ist in nicht sehr bösartigen Fällen wirksam. Bei Hypopyon, das mehr als ein Drittel der Vorderkammer einnimmt, ist Paracentese der Vorderkammer auszuführen, die auch durch Entspannung des Augapfels und Herbeiführung frischer Schutzstoffe den Hornhautprozeß günstig beeinflußt. Die Anwendung von Optochin (Instillation $^1/_2$%, zum Betupfen des Geschwürs 1%ig) ist unzuverlässig und nur bei ganz frischen Fällen zu versuchen. Die übrige Behandlung besteht in Einträufelungen von Hydrarg. oxycyan. 1:5000, Einstreichen von Noviformsalbe 2%, Oxycyanatsalbe, ferner Atropin, Verband.

Bei Diplobacillengeschwüren genügen fast stets häufige Zinksulfateinträufelungen, $^1/_2$%ig, oder Oxycyanat 1:5000, noch sicherer protrahierte Augenbäder mit $^1/_4$%igem Zink oder $^1/_{50}$%igem Oxycyanat.

II. Der Ringabszeß der Hornhaut. Ganz kurze Zeit (1 bis 2 Tage) nach perforierenden Verletzungen (auch Operationen) entsteht nahe dem Hornhautrand und ihm konzentrisch ein intensiv gelber Infiltrationsring. Die Infiltration schreitet ungemein rasch in die leicht getrübten mittleren Hornhautteile vor; die Hornhaut zerfällt, meist folgt Panophthalmitis. Erreger ist vielfach der Bacillus pyocyaneus, aber auch Pneumokokken und andere hochvirulente Keime. Die Therapie ist aussichtslos; schließlich wird Exenteration des Augapfels nötig.

III. Keratomalacie ist ein rasch verlaufender Zerfall der Hornhaut, meist bei Säuglingen, seltener auch bei etwas älteren Kindern, besonders nach Masern und Scharlach als Ausdruck schwerster allgemeiner Ernährungsstörung, fast stets verbunden mit der schweren Form der Xerose (s. S. 59); das degenerierte Epithel vermittelt sekundär die infolge der vorhandenen Paedatrophie besonders rapid verlaufende bakterielle Infektion (meist Streptokokken). Meist gehen die Kinder zugrunde; nur selten gelingt es, durch Beseitigung der Darmstörungen, rasche Änderung der Ernährung, Zufuhr von Vitaminen (Gemüse, ungekochte Vollmilch, Lebertran) das Leben, noch seltener einen Teil des Sehvermögens zu retten. Die Lokalbehandlung ist die der Keratitis ulcerosa.

IV. Die Schimmelpilzkeratitis, Keratitis aspergillina. präsentiert sich als leicht prominentes, grauweißes oder gelblichweißes, auffallend trockenes, meist zentrales Infiltrat, das sich nach mehreren Wochen im ganzen abstößt und eine dichte Narbe hinterläßt. Die meist bei Verletzungen mit Pflanzenteilen eingedrungenen Pilze können durch mikroskopische Untersuchung nachgewiesen werden. Behandlung: Auskratzen des Infiltrates mit scharfem Löffel, nachher Dampfkauter.

B.) Keratitis ohne oberflächliche Substanzverluste

(Keratitis parenchymatosa im weiteren Sinne)

Die in den tiefen Hornhautschichten lokalisierte Entzündung führt nicht zur Entstehung von Substanzverlusten, sie ist fast stets Folge endogener Schädlichkeiten.

1. Keratitis parenchymatosa (im engeren Sinne).

Die Hornhautoberfläche ist matt; in verschiedenen Tiefen des Hornhautgewebes liegen kleine graue Infiltrate, die häufig zu größeren Herden zusammenfließen können. Die Fleckchen beginnen in der Regel vom Rand der Hornhaut, manchmal nur an einem Sektor derselben, manchmal von fast allen Seiten gleichmäßig, und rücken, im Verlaufe an Dichte zunehmend, gegen die Mitte vor; schließlich wird fast stets die ganze Hornhaut eingenommen. Frühzeitig kommen vom Rande her Blutgefäße, meist tiefe Gefäße, mitunter so zahlreich, daß die Hornhaut Fleischfarbenton erhält. Auch oberflächliche Gefäße sind häufig vorhanden. Mitunter sieht man vom oberen oder unteren Rand eine dicke wulstige Auflagerung dicht beisammenliegender, oberflächlicher Gefäßchen, die vom Limbus ein kleines Stück auf die Hornhaut vorrücken (Epauletten-Pannus). Die Erkrankung erreicht nach 1 bis 2 Monaten ihren Höhepunkt, dann beginnt langsam die Rückbildung, indem die Hornhaut von den Rändern her sich aufhellt, während das Zentrum noch lange, meist scheibenförmig getrübt bleibt.

Aus dem Gesagten ergibt sich als Regel, daß es sich um zunehmenden Prozeß handelt, wenn die Trübungen am Rande dichter als in der Mitte sind, um abnehmenden dagegen, wenn die Mitte dichter getrübt ist als der Rand. Die Erkrankung kann sehr leicht mit Bildung weniger Flecken verlaufen, in anderen Fällen wieder zu intensiv sehnigweißer Trübung. unter Umständen auch Abflachung der Cornea führen. Die Vascularisation kann außerordentlich dicht sein oder aber spärlich und spät einsetzen; selten fehlt sie dauernd (Keratitis parenchymatosa avasculosa); diese Fälle verlaufen bei fast blassem Auge mit ganz geringen Reizerscheinungen, sind aber besonders langwierig. Wie erwähnt, beginnt die Infiltration in der Regel vom Rande, nur ganz ausnahmsweise erfolgt der Ausgang vom Zentrum, während die Randteile dauernd frei bleiben. (Keratitis parenchymatosa centralis.) Mitunter sind die mittleren Partien in Form eines Ringes infiltriert (Keratitis parenchymatosa annularis) oder die Trübungen treten in Form von kleinen punktförmigen Herden auf, ohne zusammenzufließen (Keratitis punctata profunda). Letztere ist eine rudimentäre Form der Keratitis parenchymatosa, die besonders oft am zweiten Auge nach Keratitis parenchymatosa des ersten und bei älteren Individuen (16. bis 32. Jahr etwa) vorkommt. Sehr verschieden sind auch die Reizerscheinungen: Starke Schmerzen, Lichtscheu, Blepharospasmus, Iritis in den einen, in anderen Fällen wieder dauernd schmerz- und reizloser Verlauf. Häufig sind Praecipitate an der Hornhauthinterfläche vorhanden; nicht selten ist Komplikation mit Skleritis, Irishyperämie, Iridocyclitis, in manchen Fällen mit peripherer Chorioiditis. Auch Spannungsverminderung als Ausdruck begleitender Cyclitis kommt vor, seltener Sekundärglaukom. Der Ausgang ist in der Regel der, daß die Hornhaut sich bis auf mehr weniger zarte, tief sitzende Makeln aufhellt, wobei die feinen obliterierten Gefäßchen (Untersuchung mit Lupenspiegel!) die Diagnose der abgelaufenen K. p. durch das ganze Leben hindurch ermöglichen. Seltener bleiben dichte zentrale Trübungen, anderseits kann, besonders bei leichten avasculären Formen, auch vollkommene Wiederaufhellung erfolgen.

Aetiologie: In 95% der Fälle ist kongenitale Lues die Ursache der Erkrankung, sonst kommt noch Tuberkulose, sehr selten akquirierte Lues in Betracht. In der weitaus überwiegenden Zahl der kongenitalluetischen Fälle ist die Wassermannreaktion positiv. In den spärlichen negativ reagierenden kann noch die niemals zu unterlassende Allgemeinuntersuchung Lues als Ursache sicherstellen. Das wichtigste pathognomische Zeichen der kongenitalen Lues ist die sogenannte Hutchinsonsche Trias, d.i. neben der Keratitis parenchymatosa Schwerhörigkeit und Veränderung der Schneidezähne (halbmondförmige Einbuchtung statt der geraden Schneide an den Schneidezähnen der zweiten Dentition; sie stehen oft zu weit auseinander, können auch sehr klein sein oder zum Teil fehlen). Ferner findet man nicht selten an den Mundwinkeln strahlige Narbenlinien nach Rhagaden, indolente Drüsenschwellung, Tophi am Schädeldach, den langen Röhrenknochen, Ozaena, Tränensackerkran-

kungen, Nebenhöhlenaffektionen; der Nasenrücken ist oft etwas einge-
sunken. Häufig ist langwierige Kniegelenksentzündung, die entweder
gleichzeitig mit der Augenerkrankung vorhanden ist oder sich anamnestisch
eruieren läßt. Wichtig ist auch die Aufnahme der Familienanamnese (eventuell Abortus der Mutter, Totgeburten, Todesfälle bei den Geschwistern),
ferner Blutuntersuchung der Eltern und deren Untersuchung auf
Zeichen durchgemachter Lues (Pupillen!). Stets ist auch auf Tuberkulose
zu achten; häufig sind beide Erkrankungen gleichzeitig vorhanden. Die
K. p. setzt am häufigsten zwischen dem 9. und 16. Lebensjahr ein, seltener
früher oder später. So gut wie stets werden beide Augen befallen, oft
gleichzeitig oder sehr bald nacheinander. Mitunter kann aber auch, besonders jenseits des 20. Lebensjahres, die Erkrankung des zweiten Auges
erst mehrere Jahre nach der des ersten auftreten. Die K. p. dauert mehrere
Wochen bis einige Monate, auch Rezidive kommen vor.

Die Keratitis parenchymatosa wird nicht direkt durch Spirochaeten
hervorgerufen, sondern ist eine primär degenerative Erkrankung;
das gleiche gilt von der Keratitis parenchymatosa tuberkulöser Aetiologie.
Jedoch kommt auch eine echte Tuberkulose der Hornhaut in Form
isolierter, intensiv gelblichweißer Herde (Tuberkel) meist in den getrübten tieferen Hornhautschichten im Anschluß an Tuberkulose der
Iris und des Ciliarkörpers vor.

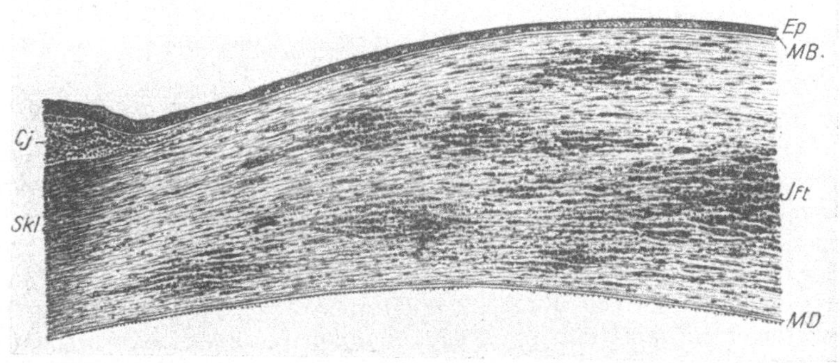

Abb. 27. Frische Keratitis parenchymatosa (Nach Elschnig)
Cj Conjunctiva bulbi. *Skl* Sklera. *Ep* Epithel. *MB* Membrana Bowmani. *Ift* Infiltrat.
MD Membrana Descemeti

Pathologische Anatomie. (Abb. 27.) Durch Zerfall der fixen
Hornhautkörperchen und Einwanderung von Leukocyten vom Rande her
entstehen im Hornhautparenchym Infiltrate, die zunächst zu einer fein-
körnigen Trübung und Aufquellung, dann zum Zerfall der dazwischen-
liegenden Hornhautlamellen führen. Die den nekrotischen Lamellen benachbarten Hornhautkörperchen teilen und vermehren sich, wachsen in
den nach Resorption des nekrotischen Gewebes entstehenden Defekt ein,
dann dringen vom Rande Blutgefäße und mit ihnen neugebildetes Binde-

gewebe vor. Später scheiden dann noch die Hornhautkörperchen ein faseriges Bindegewebe ab, so daß schließlich der Herd aus unregelmäßigem, feinfaserigem, den früheren Hornhautlamellen ähnlichem Gewebe, aus unregelmäßig angeordneten fixen Hornhautkörperchen und obliterierten Blutgefäßen besteht. Das Epithel ist oedematòs, wird zum Teil nekrotisch, die Bowmansche Membran bleibt aber stets intakt. Das Endothel der Descemeti schilfert ab, an der Hinterfläche der nackten Descemeti finden sich Leukocytenhaufen — Praecipitate. Die Gefäße der Sklera, des Hornhautrandes, der Iris und des Ciliarkörpers zeigen Wandinfiltrate, stellenweise Obliterationen. Spirochaeten sind nicht nachweisbar.

Therapie: Allgemeinbehandlung bei Nachweis oder auch Verdacht auf kongenitale Lues mit Schmierkur, Neosalvarsan und Wismut, innerlich Jodkali. Bei sehr schwachen Kindern roborierendes Verhalten, Jodeisen, Arsen, Jodbäder (Bad Hall, Darkau). Bei tuberkulöser Aetiologie Tuberkulin. Der Verlauf wird wohl weder durch Hg, noch durch Salvarsan merklich beeinflußt, ebensowenig kann der Ausbruch der Erkrankung am anderen Auge verhindert werden. Trotzdem ist die antiluetische Behandlung durch lange Zeit und energisch weiterzuführen (Wassermann bleibt trotzdem meist positiv), um die häufigen Spätfolgen der kongenitalen Lues so weit als möglich zu verhüten. Lokal Schutzverband, bei doppelseitiger Erkrankung Schutzbrillen, Atropin, jedoch nicht mehr als notwendig, um die Pupille weit zu halten; erst bei Wiederverengerung ist neuerlich zu atropinisieren. Fehlen Komplikationen und stärkere Reizerscheinungen, so ist die Hornhaut nach Einstreichen von grauer Salbe,

Ung. ciner. cum resorbin. parat. 33% 1,0,
Lanolin 2,0—3,0,

mittels des Oberlides zu massieren. Massage kann auch so ausgeführt werden, daß man die Salbe in den Bindehautsack einstreicht und bei offenem anderen Auge durch eine halbe Stunde Druckverband anlegt. Nach Ablauf der Entzündung weitere energische Hornhautmassage, 2% Dioninlösung, subconjunctivale Kochsalzinjektionen 2%ig zur Aufhellung. Bei Drucksteigerung statt Atropin 2%iges Pilokarpin, eventuell Paracentese der Vorderkammer; seltener sind zur Beseitigung der Drucksteigerung Glaukomoperationen nötig. Bei Zurückbleiben zentraler Narben kann durch Tätowierung und eventuell nachgeschickte optische Iridektomie die Sehstörung vermindert werden; mitunter gibt Keratoplastik überraschend gute Dauerresultate.

Andere Formen der Keratitis parenchymatosa sind:
2. Die sklerosierende Keratitis.
Sie tritt im Anschluß an einen skleritischen Herd im entsprechenden Hornhautsektor auf in Form tiefliegender, randständiger, selten mehr als einige Millimeter in die Hornhaut hineinreichender, dichter, grauweißlicher Infiltrate,die manchmal zungenförmig,manchmal in größeren sichelförmigen Herden sich langsam vorschieben. Das Epithel ist über dem Herd gestichelt; es besteht meist tiefe Gefäßneubildung. Die Infiltrate werden nach längerer

Zeit durch neugebildetes Bindegewebe ersetzt, so daß eine dicht-weiße in der Farbe der Sklera gleichende Narbe resultiert, die ohne scharfe Grenze in die Sklera selbst übergeht. Die Erkrankung tritt häufig schubweise an verschiedenen Randpartien auf, rezidiviert oft. Sie befällt meist jüngere Individuen; häufigste Ursache ist Tuberkulose, selten akquirierte oder kongenitale Lues, harnsaure Diathese, gastrointestinale Autointoxikation, rheumatische Affektionen. Behandlung nach dem Grundleiden, sonst wie bei Keratitis parenchymatosa.

3. Sekundäre parenchymatöse Keratitis, auch Keratitis profunda genannt, ist eine im Anschluß an Iridocyclitis in den tiefsten Schichten der zentralen Hornhautpartien auftretende, aus grauen Fleckchen oder einander durchkreuzenden Streifen zusammengesetzte Entzündung.

Eine zweite Form sekundärer Keratitis ist die tiefe, scheibenförmige Hornhauttrübung, die sich bei Cyclitis über größeren, lange bestehenden Praecipitaten entwickelt. Sie hinterläßt dauernde Trübungen.

Degenerative Veränderungen der Hornhaut

sind langsam fortschreitende Trübungen der Hornhaut auf Grund verschiedener Ernährungsstörungen ohne klinische und anatomische Entzündungserscheinungen.

Der Greisenbogen — Gerontoxon — Arcus senilis — ist ein meist bei älteren Leuten auftretender, schmaler, grauweißer Ring dicht am Limbus, von ihm durch eine schmale, durchsichtige Zone scharf getrennt, zentralwärts dagegen unscharf abgegrenzt. Das Gerontoxon erreicht 1 bis 2 mm Breite, ist manchmal nur oben und unten ausgesprochen; manchmal erscheint es als geschlossener Ring. Der Prozeß verläuft ohne Injektion, ohne Gefäßneubildung. Von Narben nach Randgeschwüren unterscheidet sich das Gerontoxon durch Fehlen der Gefäßneubildung sowie durch seine Regelmäßigkeit und die periphere durchsichtige Randzone.

Mikroskopisch handelt es sich um fettige Degeneration der dem Hornhautrand benachbarten Hornhautlamellen; auch hyaline und kalkige Einlagerungen sind vorhanden. Ähnliche bogenförmige Trübungen finden sich auch angeboren (Embryotoxon).

Das indolente Randfurchengeschwür (Dystrophia marginalis corneae), eine meist in den oberen Hornhautrandpartien gelegene, seichte Grube, die gegen die Hornhautmitte hin durch einen weißgrauen Trübungsstreifen scharf abgegrenzt ist. Das Epithel über der Grube ist normal; meist besteht oberflächliche Gefäßneubildung. Das Randfurchengeschwür findet sich bei älteren Leuten; es kann bei fortschreitender Verdünnung der Hornhaut sich vorwölben, — Randektasie — was hochgradigen Astigmatismus durch Krümmungsänderung der Hornhaut zur Folge hat.

Pannus degenerativus. Bei an Glaukom oder Iridocyclitis erblindeten Augen findet man mitunter zarte Bindegewebsauflagerung mit oberflächlichen Gefäßen in den Randpartien der Hornhaut. Ursächlich liegen der Veränderung Epitheldefekte und Geschwürchen zugrunde, deren Entstehung durch die bestehende Anaesthesie und trophische Störung der Hornhaut begünstigt wird. Häufig entsteht in solchen Augen auch die sogenannte **Keratitis bullosa**, mehr weniger ausgedehnte blasenartige Abhebung des vielfach unregelmäßig verdickten Epithels. Das Entstehen der Blasen ist oft mit Schmerzen verbunden.

Therapie der Blasenbildung: Verband mit Dioninsalbe, heiße Umschläge, Tuschieren mit Jodtinktur, bei häufigen Wiederholungen Enukleation.

Ebenfalls meist an durch Iridocyclitis oder Glaukom erblindeten oder geschädigten, besonders häufig an phthisischen Augen, entwickelt sich die **gürtelförmige Hornhauttrübung**. Am lateralen und medialen Hornhautrand im Lidspaltenbezirk beginnt eine aus feinen, weißlichen Pünktchen zusammengesetzte Trübung, die von beiden Seiten gegen die Mitte vorrückt, so daß ein die Hornhaut im Lidspaltenbereich überziehendes, an beiden Enden verbreitertes und dichter getrübtes, grauweißes Band mit sehr unregelmäßiger Oberfläche zustande kommt. Die Trübung ist bedingt durch Einlagerung von Körnchen aus kohlen- oder phosphorsaurem Kalk in die Bowmansche Membran und die oberflächlichen, degenerativ veränderten Hornhautlamellen.

Therapie: Bei noch sehfähigen Augen Abtragung der Einlagerungen.

Die **knötchenförmige Hornhauttrübung** besteht aus oberflächlichen, grauen, meist etwas prominenten Knötchen, die öfter zu landkartenähnlichen Figuren zusammenfließen. Sie ist stets beiderseitig, beginnt in der Jugend und nimmt unter anfallsweise auftretenden Reizerscheinungen nach und nach zu. Auffallend ist das stets familiäre Auftreten der Erkrankung. Ähnlich verhält sich die **gitterige Hornhauttrübung**.

Anatomisch finden sich Einlagerungen hyaliner Körnchen oder anderer abnormer Substanzen in die oberflächlichen Hornhautschichten.

Die **Dystrophia simplex corneae** äußert sich in Form einer rauchgrauen, in den zentralen Partien auftretenden tiefen Trübung mit Stichelung und Bläschenbildung im Epithel. Sie sieht der rauchigen Hornhauttrübung bei Glaukom sehr ähnlich, entwickelt sich meist in geschädigter Hornhaut. Ursache unbekannt.

Andere degenerative Erkrankungen gehen mit Einlagerung gelblicher bis weißer Massen einher, die, anfangs in den Randteilen der Hornhaut lokalisiert, langsam gegen die Mitte zu sich vorschiebt; man hat dabei Kalk (Dystrophia calcarea), Harnsäure (Dystrophia uratica), Fett (Dystrophia adiposa) nachgewiesen.

Narbendegeneration. In dichten Narben kommt es mitunter zur Einlagerung hyaliner, amyloider und kalkiger Massen. Durch Epithelnekrosen über den Einlagerungen können schwer heilende Geschwüre entstehen, in deren Grund dann die Einlagerungen freiliegen (atheromatöse Geschwüre).

Therapie: Auskratzen der Einlagerungen, dann eventuell Bindehautplastik.

Die Keratose der Hornhaut (Vertrocknung und Verhornung des Hornhautepithels) wurde S. 50 besprochen.

Xerose der Hornhaut (s. S. 59).

Blutfärbung der Hornhaut. Bei lange bestehender traumatischer Vorderkammerblutung und gleichzeitig sich entwickelnder schleichender Iridocyclitis imbibiert sich mitunter die Hornhaut mit Blutfarbstoff; es entsteht eine scheibenförmige, undurchsichtige, grünlichbraune Trübung, am dichtesten in den mittleren Teilen der Hornhaut, die von den Rändern her sich ganz langsam wieder aufhellen kann. Meist führt die begleitende Iridocyclitis zur Erblindung und zwingt zur Enukleation.

Histologisch finden sich im Hornhautparenchym stark lichtbrechende kleine Körnchen, die chemischen Reagentien gegenüber sehr widerstandsfähig sind. Sie bestehen aus einem eisenfreien Haemoglobinderivat.

Der Fleischersche Ring. Bei Wilsonscher Krankheit, Pseudosklerose, findet sich am Hornhautrand ein grünlichbräunlicher Ring, der durch Einlagerung eines noch unbekannten, wohl dem Urobilin nahestehenden Pigmentes in das Endothel und die Descemeti zustande kommt. Die Veränderung ist ein fast regelmäßig vorhandenes Frühsymptom bei der genannten Erkrankung, ihre Feststellung daher für die neurologische Diagnose von großer Bedeutung. Den bräunlichen Ring bei Keratokonus s. S. 66.

Tumoren der Hornhaut

sind sehr selten. Die angeborenen Dermoide, das Sarkom und Karzinom, wurden bei Besprechung der Tumoren der Bindehaut, S. 61, erwähnt. Das Papillom bildet fein-höckrige Geschwülstchen; es greift meist von der Conjunctiva bulbi auf die Hornhaut über.

Therapie: Abtragung, Radiumbehandlung.

Verletzungen der Hornhaut

Durch verschiedenartige Traumen, Kratzen mit Fingernägeln, Ästen, durch mit geringer lebender Kraft anfliegende Fremdkörper u. dgl. entsteht sehr häufig eine Abschürfung des Hornhautepithels — Erosio corneae —, eine infolge Freilegung der Hornhautnervenendigungen sehr schmerzhafte, von Tränen und Lichtscheu gefolgte Verletzung. Man sieht bei seitlicher Beleuchtung am Rande des durchsichtigen, glatten Defektes das scharfe Abschneiden der Ränder des Epithels; das Reflexbild ist über der Abschürfung regelmäßig, aber matt. Mit Fluorescein färbt sich der Epitheldefekt intensiv grün. Die Pupille ist leicht verengt. Komplikationen sind nach zwei Richtungen hin möglich:

1. Infektion bei stark sezernierender chronischer Conjunctivitis, besonders von einer bestehenden Tränensackblennorrhoe, meist durch

Pneumokokken (Ulcus serpens). Die Infektion gibt sich durch Zunahme der Reizerscheinungen, Trübung des Grundes und Randes des Defektes und Auftreten von Hypopyon kund.

2. Entstehung einer „rezidivierenden Erosion". Einige Tage bis Wochen nach Heilung der Erosion treten nachts oder gegen Morgen beim ersten Öffnen der Augen heftige Schmerzen auf, die sehr rasch wieder verschwinden oder einige Tage andauern können. Man findet bei leichten Anfällen ganz zarte Trübung, in schweren Fällen blasenförmige Abhebungen im Epithel, unter Umständen auch ausgeprägte Defekte. In solchen Fällen, bei denen durch Monate und Jahre häufige und sehr schmerzhafte Anfälle sich wiederholen können, liegt das Epithel der Unterlage nicht fest an und wird beim ersten Öffnen der Augen, nach dem im Schlaf innigeren Kontakt zwischen Lidbindehaut und Hornhaut mechanisch erschüttert. Dadurch kommt es zu einem Flüssigkeitserguß zwischen und unter die Epithelzellen und so zur Blasenbildung.

Abgesehen von diesen beiden wichtigen Komplikationen kann die Heilung einer Epithelerosion. durch sogenannte Fädchenkeratitis verzögert werden. Es sind dies überschüssige Epithelwucherungen, die durch den Lidschlag zu Fädchen zusammengerollt werden. Solche Fadchenbildung kommt nicht nur bei traumatischen, sondern auch bei Epitheldefekten bei Entzundungen, besonders Keratitis superficialis und Herpes vor. Unter Salbenverband erfolgt meist rasche Heilung; sonst Abtragung der Fädchen.

Therapie der Epithelabschürfung: Bei normaler Bindehaut Schutzverband nach Einstreichen von Noviformsalbe, 2%, oder der schmerzlindernden Dioninsalbe, 2%, bis zur Epithelisierung. Kokain ist wegen seiner epithelschädigenden und die Epithelisierung verzögernden Wirkung nicht anzuwenden. Nach der Heilung ist zur Vermeidung der Entwicklung einer rezidivierenden Erosion täglich knapp vor dem Schlafengehen durch mehrere Wochen Salbe einzustreichen. Bei nicht normaler Bindehaut öfter täglich Ausspülungen des Bindehautsackes mit Hydr. oxycyan. 1 : 5000, bei Tränensackblennorrhoe schleunige Exstirpation des Sackes. Bei Verdacht auf Infektion bakteriologische Untersuchung des Abstriches und bei positivem Befund sofort Dampf- oder Galvanokauter.

Bei rezidivierender Erosion muß durch längere Zeit wiederum Salbe über Nacht eingestrichen, eventuell Salbenverband getragen werden. Kommt es trotzdem wieder zu Rezidiven, so ist die Abrasio des weithin gelockerten Hornhautepithels auszuführen, nachher die Hornhaut mit Chlorwasser zu betupfen, dann Salbenverband.

Nach perforierenden Wunden der Hornhaut (besonders auch nach Starextraktion) entwickelt sich häufig die traumatische Streifentrübung der Hornhaut als eine Reihe grauer, von der Wunde ausgehender, senkrecht zu ihr stehender paralleler Streifen. Ihre Ursache liegt in einer Faltung der durch die Wunde entspannten Descemeti sowie der oedematösen tiefsten Hornhautschichten. Nach einigen Tagen verschwindet die Trübung spurlos.

Fremdkörper der Hornhaut. Alle Fremdkörper in der Hornhaut sind zu entfernen, da ihr Verbleiben in der Regel dauernde Schädigung des angrenzenden Gewebes verursacht. Bei metallischen Fremdkörpern kommt es bei längerem Verbleiben zur Ablagerung von Metalloxyden in die nächste Umgebung der Hornhaut. Ganz oberflächliche Fremdkörper, kleine Steinchen, Asche, lassen sich meist wegspülen oder können nach Kokain- oder Holokaineinträufelung mit wattearmiertem Glasstab weggewischt werden. Bei anderen, besonders den häufigen eisernen, die in der Regel beim Hämmern glühend in die Hornhaut sich einbohren, wird der Fremdkörpermeißel verwendet. In letzterem Falle muß unbedingt auch der den eigentlichen Fremdkörper umgebende Rostring aus der Hornhaut entfernt werden; nachher Anlegung eines Salbenverbandes bis zur Epithelisierung. Größere Eisensplitter, die tiefer in die Hornhaut eingedrungen sind, können mit dem Magnete entfernt werden.

Bei Wunden der Hornhaut ist festzustellen, 1. ob die Wunde perforierend ist, 2. ob sie infiziert und 3. ob ein Fremdkörper im Auge zurückgeblieben ist.

Bei frischer Perforation ist die Vorderkammer aufgehoben, das Auge weich; liegt die Perforation einige Zeit zurück, so kann sie meist noch aus dem Verhalten der Iris (Vorfall, Anlegung, Durchschlagsstelle) oder aus den Verletzungen tieferer Teile bzw. aus dem Vorhandensein eines intraokularen Fremdkörpers erkannt werden. Nicht perforierende Wunden sind wie Erosionen zu behandeln. Nur bei großen Wunden oder bei besonderer Infektionsgefahr ist Deckung durch Bindehautplastik ratsam. Ist die Hornhautwunde perforierend, so ist zunächst zu untersuchen, ob ein Fremdkörper in das Auge eingedrungen ist (s. S. 193). Die weitere Behandlung hat dann zum Ziele, 1. die Infektion zu verhindern, 2. eine Einheilung der Regenbogenhaut in die Wunde zu verhüten. Zur Verhinderung der Infektion ist rascher Wundverschluß anzustreben, am besten durch Bindehautplastik. Naht der Hornhaut ist nach Möglichkeit zu vermeiden. Bei corneoskleralen Wunden adaptiert sich die Hornhautwunde nach Anlegung einer Naht im Limbus meist sehr gut. Vorgefallene Teile der Iris sind so zu exzidieren, daß die Iris aus dem Wundbereich vollkommen entfernt ist, dann ist die Wunde durch Bindehautplastik zu decken. Einheilung der Iris in die Narbe bringt die Gefahr des Sekundärglaukoms und der Sekundärinfektion mit sich (s. S. 71).

Bei schwersten perforierenden Verletzungen mit Vorfall der tiefen Augenhäute und schlechter Projektion und Lichtempfindung ist konservative Behandlung aussichtslos; in solchen Fällen ist der Augapfel zu exenterieren.

Verätzungen, Verbrennungen. Meist durch Kalk, Säuren, Alkalien. Verätzungen mit Kalk bewirken irreparable Ausfällung des Hornhautmucoids mit mehr minder dichter Trübung der Hornhaut. Säuren fällen ebenfalls das Gewebseiweiß. Alkalien wirken auflösend und verflüssigend auf das Gewebseiweiß, dringen sehr rasch in die Tiefe; ihre Wirkung dauert längere Zeit nach der Verätzung fort. Die Prognose ist daher in solchen Fällen, auch bei zunächst nur ganz wenig getrübter

Hornhaut, sehr vorsichtig zu stellen. Das gleiche gilt von der besonders tückischen Verätzung mit Ammoniak (Salmiakgeist).

Die geätzte oder verbrannte Hornhaut ist mehr minder trüb, epithellos; bei frischer Verätzung ist nicht zu beurteilen, wie tief die Zerstörung in die Hornhaut hineinreicht. Erst einige Zeit nachher beginnt das nekrotische, oft noch fast klare Hornhautgewebe sich zu trüben und abzustoßen.

Prognostisch wichtig ist das Verhalten der Sensibilität. In den schwersten Fällen ist die Hornhaut dicht grauweiß, trocken, anaesthetisch; dann tritt stets Zerfall ein.

Therapie: Sofortige „große Spülungen" mit Wasserstrahl zur Entfernung der Reste der chemisch wirksamen Substanz sowie vorhandener Fremdkörper (Kalkbröckel). Bei Säuren Ausspülung mit schwachen alkalischen Lösungen (1 bis 2% Soda) Bei Alkalien Öl zur Verseifung. Salbenschutzverband (s. S. 63).

Jede über das Epithel hinausreichende Verätzung oder Verbrennung läßt dichte Narben zurück. Nach Kalkverätzung entstehende Narben zeigen weiße Inkrustationen aus kohlensaurem Kalk. Zur Auflösung solcher Kalkinkrustationen sind durch längere Zeit fortzusetzende Augenbäder mit 10% Ammoniumtartrat (oder 5 bis 10% Ammon. chlorat.) empfohlen worden.

Bei den nicht seltenen Verletzungen mit Tintenstiften (Anilin) kommt es zu vorübergehender Violettfärbung der Bindehaut, manchmal auch der Hornhaut, Reizzuständen der Bindehaut, selten zu rasch fortschreitender Ulceration der Hornhaut, Bindehaut bzw. Sklera im Bereiche des Fremdkörpers.

Therapie: Sorgfältige Entfernung der an der Bindehaut oder Hornhaut haftenden ätzenden Stiftstücke, gründliche Ausspülung mit Wasser oder Betupfen mit leicht angesäuertem Alkohol.

Von Verbrennungen sind die nicht seltenen oberflächlichen, durch Brennscheren erzeugten zu erwähnen, die durch die auffallend dichtweiße Trübung der verbrannten Stelle den Unerfahrenen schrecken. Es handelt sich dabei aber nur um verschorftes Epithel, das sich nach einigen Stunden unter Verschwinden der weißlichen Verfärbung abstößt. Die zurückbleibende Epithelerosion heilt stets glatt und rasch. Tiefergreifende Verbrennungen führen zu dichtweißen Trübungen, wobei nach Abstoßung des nekrotischen Gewebes mehr weniger tiefe Defekte entstehen, oft auch Perforation eintritt.

Die Lederhaut — Sklera

Die Lederhaut (siehe S. 1, Abb. 1) zeigt rückwärts, etwas nasal vom hinteren Pol, das Loch für den Durchtritt des Sehnerven, Foramen opticum sklerae; hier schlagen sich die äußeren Skleralteile am Sehnerven nach rückwärts und gehen in seine äußere Scheide über. Die inneren Teile überbrücken als siebartiges Maschenwerk — Lamina cribrosa — durch dessen Öffnungen die Sehnervenfaserbündel durchtreten, das

Foramen sklerae. Die Sklera wird außerdem noch von den in das Augeninnere eintretenden bzw. austretenden Gefäßen und Nerven durchsetzt; sie ist an ihrer dicksten Partie im hinteren Abschnitt 1 mm stark, verdünnt sich dann nach vorn zu, um an der Ansatzstelle der geraden Augenmuskeln wieder etwas stärker zu werden. Anatomisch ist sie der Cornea sehr ähnlich, besteht wie diese aus Bindegewebsfibrillen, die zu Bündeln vereinigt sind, mit reichlichen elastischen Fasern, dazwischen flachen Bindegewebszellen. Zum Unterschied von den Hornhautlamellen verlaufen aber die skleralen Bündel viel unregelmäßiger, einander äquatorial, meridional und schief durchflechtend. Die Sklera ist sehr gefäß- und nervenarm. Gefäßreicher ist die ihrer Außenfläche aufliegende lockere Bindegewebsschichte, das episklerale Gewebe.

Kongenitale Anomalien. Sehr selten ist die sogenannte blaue Sklera, eine ausgesprochen vererbbare Anomalie, die in der Regel mit abnormer Knochenbrüchigkeit (Osteopsathyrosis) und Schwerhörigkeit zusammen vorkommt. Die Blaufärbung der Sklera ist bedingt durch abnorme Dünne derselben und Durchscheinen der Aderhaut. Häufiger ist abnorme Pigmentierung in Form größerer schiefergrauer Flecken im vorderen Abschnitt, Melanosis sklerae, in der Regel als Teilerscheinung einer Melanosis bulbi (s. S. 179). Die angeborenen Ausbuchtungen der Sklera, siehe Kolobom der Aderhaut S. 177.

Entzündungen der Lederhaut

Die Entzündungen der Lederhaut treten diffus oder in Form umschriebener Herde — skleritischer Knoten — auf. Im allgemeinen kann man, wenn auch eine sichere Unterscheidung keineswegs immer möglich ist und vielfach Übergänge vorkommen, eine oberflächliche Form, bei der die Entzündung mehr das episklerale Gewebe betrifft — Episkleritis — von einer tieferen Form — Skleritis — unterscheiden.

Skleritische Knoten zerfallen so gut wie niemals, sondern heilen fast stets durch Resorption; die oberflächlichen Knoten verschwinden spurlos, die tiefergreifenden hinterlassen eine dunkelgefärbte, graue Narbe, in deren Bereich die Sklera verdünnt ist, mitunter so stark, daß der normale intraokulare Druck sie vorbaucht (Skleralektasie). Komplikationen sind häufig; sklerosierende Keratitis, Iridocyclitis (Cyclitis), Chorioiditis, Glaskörpertrübungen, auch Sekundärglaukom ist nicht selten. Manchem dieser schwer verlaufenden Fälle liegt wohl primär Tuberkulose oder Gumma des Ciliarkörpers zugrunde, die Skleritis entwickelt sich hier erst sekundär.

Charakteristisch für viele skleritische Prozesse ist die Neigung zu Rezidiven. Nicht selten folgt unmittelbar oder in mehr weniger langen Zwischenräumen ein Knoten dem anderen, bis die ganze Hornhaut umwandert ist. Die rein oberflächlichen Formen sind leicht mit conjunctivalen Phlyktaenen zu verwechseln. Hier ist zu beachten: Der Bindehautknoten ist mit der Bindehaut verschieblich, der episklerale nicht. Bei beiden Affektionen ist die Conjunctiva oft herdförmig injiziert, bei der Skleritis findet sich jedoch stets unter der conjunctivalen Injektion eine tiefe, violette episklerale Injektion, die besonders deutlich wird, wenn man durch Fingerdruck durch das Lid hindurch oder durch Adrenalineinträufelung die darüberliegende Conjunctiva anämisiert. Die Conjunctiva der Lider bleibt bei der Skleritis blaß, es fehlt schleimig-eitrige Sekretion. Der skleritische Herd ist meist mehr weniger druckschmerzhaft, der conjunctivale nicht. Eine ganz sichere Unterscheidung gibt der Verlauf, da eine Phlyktäene sehr rasch zerfällt, während der skleritische Knoten in der Regel keinen Zerfall zeigt.

Aetiologisch kommen für die oberflächliche Form vor allem rheumatische und gichtische Erkrankungen, ferner Stoffwechselstörungen (Autointoxikation) in Betracht; den tiefen Formen liegt meist Tuberkulose, weniger häufig Lues zugrunde. Die kongenital-luetische Keratitis parenchymatosa geht nicht selten mit diffuser Skleritis einher.

Therapie nach dem Grundleiden. In nicht klargestellten Fällen innerlich Aspirin, Jod-Arsenpräparate, Schwitzkur. Für die Lokalbehandlung bei schmerzhaften Fällen feuchtwarme Umschläge, Dionin, subconjunctivale Kochsalzinjektionen, bei schmerzloser Massage mit Noviformsalbe.

Ektasien der Sklera

Hieher gehört die allgemeine Ausdehnung der Sklera und Cornea durch Drucksteigerung in jugendlichem Alter beim Hydrophthalmus, ferner die Ausdehnung des hinteren Poles bei hoher Myopie (Staphyloma posticum Scarpae). Die im vorderen Abschnitt der Sklera gelegenen partiellen Ektasien der Sklera und Uvea (Staphylome) erscheinen klinisch wegen der starken Verdünnung der Sklera und des Durchschimmerns der pigmentierten Uvea als bläulichschwarze Buckel, die bei diaskleraler Durchleuchtung hell aufleuchten. Sie entstehen dadurch, daß durch den gesteigerten intraokularen Druck die mit der darunterliegenden Aderhaut verlötete Sklera an bestimmten Stellen gedehnt wird. Solche Prädilektionsstellen sind 1. die Gegend des Äquators, die dünnste Stelle der Sklera (Äquatorialstaphylom), 2. die vorderste Zone der Sklera um die Hornhaut (vorderes Skleralstaphylom). Das letztere ist entweder ein Ciliar- oder ein Intercalarstaphylom. Das Ciliarstaphylom entwickelt sich in dem dem Ciliarkörper entsprechenden Teile der Sklera, das Intercalarstaphylom in der Gegend der Lederhautgrenze im Bereich der peripheren vorderen (glaukomatösen) Synechie der Iris. Klinisch sind beide dadurch zu unterscheiden, daß die vorderen Ciliargefäße vor dem Ciliar-, aber hinter dem Intercalarstaphylom in die Sklera sich einsenken. Bei allen durch Drucksteigerung hervorgerufenen Staphylomen besteht absolutes degeneratives Glaukom. Ektasie kann aber auch ohne Drucksteigerung eintreten, wenn die Sklera durch Narben nach Verletzungen oder nach Skleritis verdünnt ist. In diesen Fällen ist das Sehvermögen zum Unterschied von den durch Glaukom erzeugten Staphylomen noch relativ gut erhalten. Häufig kommt es aber später zu sekundärer Drucksteigerung. Hochgradige Ektasien können traumatisch oder spontan bersten und zu schweren Blutungen Anlaß geben. Therapeutisch kommt bei erblindeten Augen nur die Enukleation in Betracht, und zwar bei Schmerzen oder starker Entstellung. Bei sehfähigem Auge kann durch Iridektomie oder eine andere Glaukomoperation oder durch Exzision des Staphyloms und Naht eine Abflachung der Ektasie erreicht werden.

Die Verletzungen der Lederhaut

Wunden der Sklera sind in frischem Zustande meist von der oedematösen oder stark suffundierten Bindehaut bedeckt. Nicht perforierende Wunden sind ohne Bedeutung. Die stattgefundene Perforation verrät sich in frischen Fällen vor allem durch die Weichheit des Augapfels. Später kann man sie mitunter noch aus Einlagerungen von Uvealgewebe in die Wunde, dem Vorhandensein eines Fremdkörpers im Augeninnern, einer ophthalmoskopisch nachweisbaren Perforationsstelle erkennen.

Wenn kein Fremdkörper nachweisbar ist, so besteht die Behandlung in Naht der Bindehaut über der Skleralwunde nach Exzision eventuell vorgefallener Uvea; Naht der Skleralwunde selbst nur dann, wenn sie klafft, Verband, Bettruhe.

Durch heftige Kontusion (am häufigsten durch Hornstöße) kann die Sklera bersten; es geschieht dies in der Regel an der der Gewalteinwirkung gegenüberliegenden Stelle (indirekte Skleralruptur), meist nasal oben, entsprechend dem Durchtritt der vorderen Ciliargefäße. Die Bindehaut ist dabei entweder über der Rupturstelle mit durchtrennt (offene Skleralruptur) oder unverletzt (subconjunctivale Skleralruptur). Der Riß durchsetzt in stark schräger Richtung die Lederhaut, so daß noch die Vorderkammer eröffnet wird, die Iris kommt dabei in die Wunde zu liegen oder fällt vor, oft wird sie dialysiert; die Linse wird meist subluxiert, kann auch unter die Bindehaut verlagert oder ganz aus dem Auge herausgeschleudert werden. Blutung in die Vorderkammer (Hyphaema), Blutungen in den Glaskörper sind regelmäßige Begleiterscheinungen.

Behandlung: Bei vorhandener Projektion und Lichtempfindung konservativ wie bei perforierenden Skleralwunden. Zeigen sich in frischen Fällen Zeichen von Infektion, so ist der Augapfel zu exenterieren. Wenn im Verlauf chronische Iridocyclitis auftritt, so muß wegen der Gefahr der sympathischen Entzündung, die auch bei subconjunctivalen Rupturen droht, die Enukleation ausgeführt werden.

Kommt Iris oder Linsenkapsel in eine dem Hornhautrande benachbarte Skleralwunde zu liegen, so schließt sich die Wunde nicht vollkommen. Die Bindehaut wird durch das durchsickernde Kammerwasser blasenartig emporgewölbt (cystoide Narbe). Der Zustand, der außer nach Verletzungen auch nach Operationen (Extraktion, Iridektomie) sich entwickeln kann, bringt die Gefahr der Sekundärinfektion mit sich. (Siehe dazu Skleraltrepanation, S. 190.)

Uvea

Anatomie. Die Uvea (Tunica vasculosa) (Abb. 6) ist charakterisiert durch Gefäßreichtum und Pigmentierung. Sie zerfällt in drei Abschnitte: Regenbogenhaut — Iris, Ciliarkörper — Corpus ciliare und die Aderhaut — Chorioidea.

A) Die Iris stellt ein Diaphragma dar, das peripher etwas hinter der corneoskleralen Grenze in den vorderen Teil des Ciliarkörpers übergeht, vorn der Linsenvorderflache lose aufliegt. In der Mitte liegt das Loch der Pupille. Die Vorderfläche der Iris zeigt radiäre Streifung, die durch die radiär verlaufenden Gefaße bedingt ist. In der Nähe des peripheren Randes bilden die größeren Gefäße kurze, einander zickzackförmig überlagernde Bogen, wodurch eine den Pupillarrand konzentrisch laufende Gewebsverdickung, die Iriskrause, zustande kommt. Die Krause scheidet die Iris in einen kleineren, den Pupillarteil, und einen größeren peripheren, den Ciliarteil. Der Pupillarteil endet zentralwärts mit dem Pupillarrand, der von einer feinen braunen Linie, dem Pupillarsaum, umzogen ist. Das periphere Ende des Ciliarteiles heißt Iriswurzel. Im Bereich des Ciliarteiles ist meist, besonders bei weiter Pupille, eine Anzahl zirkulär verlaufender Furchen (Kontraktionsfurchen) zu sehen. In der Gegend der Krause, ferner im Ciliarteil finden sich in den vorderen Gewebsschichten mehr weniger zahlreiche Grubenbildungen — Lakunen, Krypten. Die Pupille umzieht der Schließmuskel — Musculus sphinkter pupillae — ein ringförmiges, graues, mehr weniger deutlich durchschimmerndes Band.

Histologisch besteht die Iris aus einem uvealen — mesodermalen — (pars uvealis iridis) und einem retinalen — ektodermalen — Anteil (pars retinalis iridis oder pars iridica retinae).

Mesodermalen Ursprungs sind a) das vordere Stromablatt, b) die Gefäßschichte der Iris; ektodermal sind c) der Dilatator pupillae und der Sphinkter pupillae, d) die hintere Pigmentschicht oder das Pigmentepithel.

a) Vorderes Stromablatt: An der Vorderfläche der Iris bildet eine Schichte dicht aneinandergelagerter Chromatophoren, sternförmig verzweigter pigmentierter Zellen, eine Verdichtung des Gewebes, die nur über den Krypten fehlt; sie ist bei brauner Iris besonders entwickelt.

b) Die Gefäßschicht besteht aus sehr zahlreichen radiär verlaufenden Blutgefäßen mit dicker Adventitia, aus Nerven und dazwischen einem faserreichen schwammähnlichen Bindegewebe, dem Irisstroma, mit zahlreichen Chromatophoren, häufig auch beweglichen geballten Pigmentkugeln, den sogenannten Klumpenzellen.

c) Hinter der Gefäßschicht liegt der Dilatator pupillae, bestehend aus einer feinstreifigen pigmentlosen Schicht (hintere Grenzmembran oder Bruchsche Membran) und aus einer Schicht pigmentierter Spindelzellen (vordere Pigmentschicht). Vor dem Dilatator liegt im Pupillarteil der ebenfalls epitheliale Sphinkter pupillae, ein ringförmiges, etwa 1 mm breites Band.

d) Hinter dem Dilatator befindet sich die hintere Pigmentschicht oder das Pigmentepithel der Iris, eine Lage stark pigmentierter Zylinderzellen, die, am Pupillarrand etwas nach vorn sich umschlagend, den Pupillarsaum bilden.

Die Farbe der Iris hängt von dem Pigmentgehalt ihres Stromas ab. Farbstofffreie Regenbogenhäute erscheinen blau, weil das Pigmentepithel durch die darüberliegende Schicht hindurchschimmert. Bei starker Entwicklung und Pigmentierung des vorderen Stromablattes ist die Iris braun. Oft kommen herdförmige Pigmentanhäufungen, Naevi iridis, vor. Ist die eine Iris hell, die andere dunkel, so sprechen wir von Heterochromie der Iris. Bei Albinismus sind auch die retinalen Schichten pigmentlos, die Iris ist graurosa und durchleuchtbar.

B) Der Ciliarkörper (Corpus ciliare) umzieht ringförmig die Gegend vor dem Aequator bulbi bis zur Hornhautgrenze. Er zerfällt in zwei Teile, den hinteren, flachen, glatten Teil, Pars plana, und den vorderen Teil, die Corona ciliaris oder Pars plicata corp. cil., dem die reich gefältelten Ciliarfortsätze, Processus ciliares, etwa 70 an Zahl, aufsitzen. Zwischen den einzelnen Fortsätzen liegen seichte Furchen, die Ciliartäler.

Mikroskopisch besteht der Ciliarkörper 1. aus glatten Muskelfasern, und zwar

a) aus solchen, die parallel der Innenfläche der Sklera in meridionaler, z. T. auch radiärer Richtung verlaufen und hinten in die Aderhaut übergehen (Brückescher Muskel);

b) aus nach vorn und innen von diesen gelegenen zirkulär verlaufenden Muskelfasern, dem Müllerschen Ringmuskel;

2. aus der nach innen von der Muskelschicht folgenden Gefäßschicht, die auch die Ciliarfortsätze bildet, bestehend aus sehr zahlreichen, dünnwandigen Blutgefäßen mit zartem, Chromatophoren enthaltendem Stroma.

Weiter nach innen folgt dann 3. eine homogene Membran, die Glashaut des Ciliarkörpers und

4. die Pars ciliaris retinae, aus einer Lage dicht pigmentierter Zellen (Pigmentepithel) und nach innen davon einer Lage nicht pigmentierter kubischer Zellen (Palisadenepithel) bestehend, die an der Ora serrata in die Netzhaut übergehen.

Der peripherste Anteil der Vorderkammer heißt Kammerwinkel oder Kammerbucht. Die Kammerbucht wird nach vorn und außen von einem weitmaschigen, zellhaltigen Gewebe abgeschlossen, dem Gerüstwerk der Kammerbucht (Ligamentum pectinatum), dessen endothelbekleidete Lücken auch Fontanasche Räume genannt werden. Ein Teil der Außenfläche des Gerüstwerks bildet die Wand einer endothelbekleideten Rinne, die an der Innenwand der Sklera an der Grenze zur Cornea hin den Kammerwinkel ringförmig umkreist — Schlemmscher Kanal. Der Schlemmsche Kanal kommuniziert mit den vorderen Ciliarvenen.

C) Die **Aderhaut** bildet die hintere Fortsetzung des Ciliarkörpers, beginnt entsprechend der Ora serrata und reicht bis zum Sehnervenloch. Zwischen Aderhaut bzw. Ciliarkörper liegt vom Sehnerveneintritt an bis zum vorderen Ende der Sklera ein Lymphraum (perichorioidealer Lymphraum), der von zarten pigmenthaltigen Bälkchen (Suprachorioidea) durchzogen wird, und in dem der lakunenartige Beginn der Vortexvenen sowie die hinteren Ciliarnerven und Ciliararterien liegen.

Die Aderhaut besteht aus vier Schichten, und zwar von außen nach innen:

1. Die Schicht der großen, vielfach miteinander anastomosierenden Gefäße, meist Venen, deren Zwischenräume (Intervascularräume) zahlreiche Chromatophoren enthalten.

2. Die Schicht der mittleren Gefäße.

3. Die Schicht der Kapillaren (Choriocapillaris), weite Kapillaren mit schmalem pigmentlosen Zwischengewebe. Es folgt

4. ein dichtes Netz elastischer Fasern sowie eine die Innenfläche der Aderhaut auskleidende Basalmembran oder Glashaut der Chorioidea. Dieser haftet das zur Netzhaut gehörige Pigmentepithel an, aus regelmäßigen, sechseckigen, in der Regel reichliche Pigmentkörnchen führenden Zellen bestehend. (Abb. 28.)

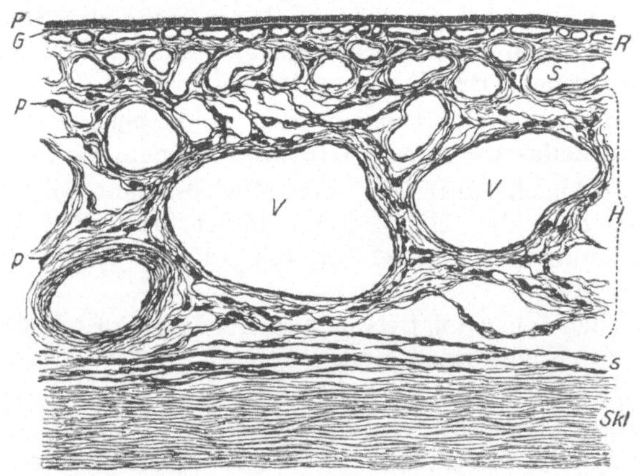

Abb. 28. Querschnitt durch die Chorioidea (Nach Fuchs)

Skl Sklera. *s* Suprachorioidea. *H* Schicht der großen Gefäße. *A* Arterien. *V* Venen. *p* Pigmentzellen. *S* Schicht der mittleren Gefäße. *R* Choriocapillaris. *G* Glashaut. *P* Pigmentepithel

Die **Blutgefäße der Uvea.** (Abb. 29.) Arterielle: Die Ciliararterien, Äste der Arteria ophthalmica, treten als kurze hintere (4 bis 6 an der Zahl) und 2 lange hintere Ciliararterien in der Umgebung des Sehnerven durch die Sklera; die ersteren gehen vorwiegend zur Aderhaut, die letzteren ziehen unverzweigt zum Ciliarkörper, geben dann auch Äste an die Regenbogenhaut und andere rückläufige für die vordere Aderhaut ab.

Ciliarkörper und Iris werden auch noch durch die 4 vorderen Ciliararterien
versorgt, die, von den 4 geraden Augenmuskeln kommend, nahe dem Limbus
in den Augapfel eintreten. Die vorderen und langen hinteren Ciliararterien

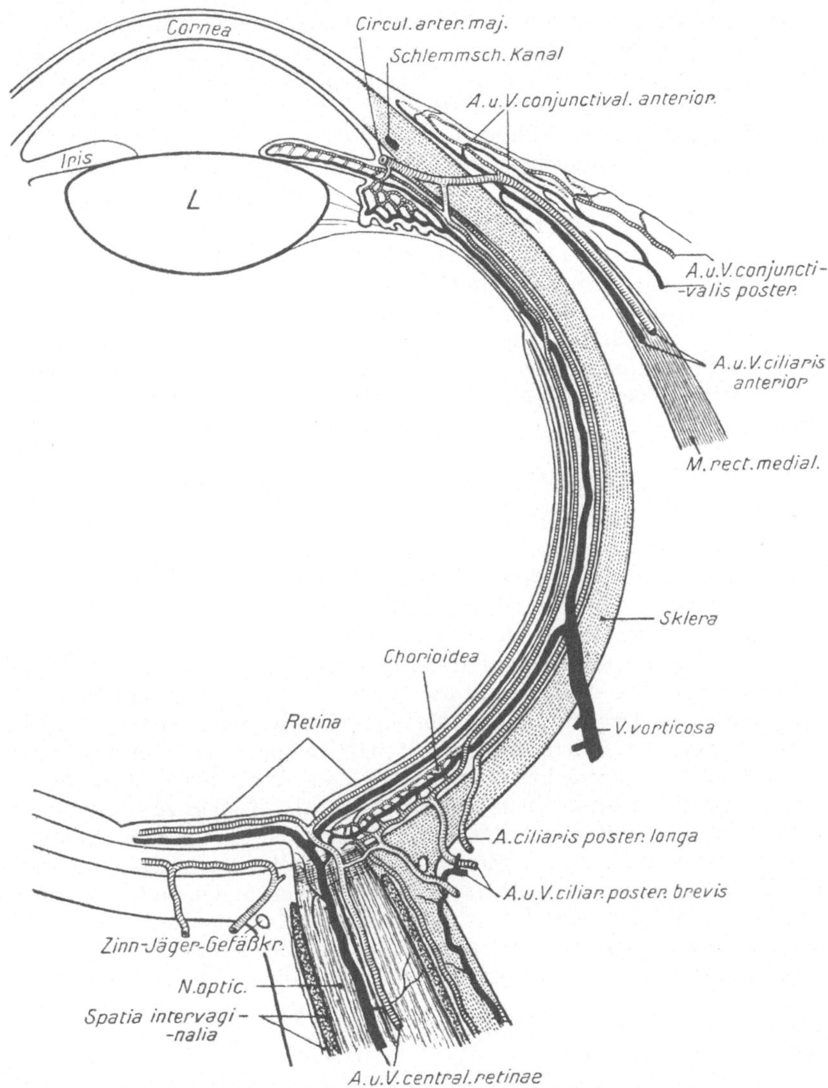

Abb. 29. Die wichtigsten Blutgefäße des Augapfels (Nach Leber)

bilden im Ciliarkörper einen Gefäßring — Circulus arteriosus iridis major
—, aus dem die radiären Irisgefäße sowie ein großer Teil der Ciliarkörper-
gefäße hervorgehen. Ein zweiter Ring wird von den hinteren Ciliararterien

innerhalb der Sklera um den Sehnerven herum gebildet, Circulus arteriosus nervi opt. oder Zinn-Jägerscher Skleralgefäßkranz (s. S. 134).

Die Hauptmasse des venösen Blutes der Regenbogenhaut und des Ciliarkörpers sowie das Venenblut des Ciliarkörpers sammelt sich zu 4 großen Stämmen, den Wirbelvenen (Vortices), die, schräg nach hinten verlaufend, etwas hinter dem Äquator durch die Sklera nach außen treten. Nur ein kleiner Teil des Venenblutes des Ciliarkörpers wird durch die vorderen Ciliarvenen abgeführt, die nahe dem Hornhautrand unter der Bindehaut aus der Sklera hervorkommen und in den 4 geraden Augenmuskeln weiter verlaufen. Die vorderen Ciliarvenen stehen mit den Bindehautvenen sowie dem Schlemmschen Kanal in Verbindung.

Nerven. Die Ciliarnerven, aus dem Ganglion ciliare (s. S. 161) stammend, durchsetzen die Sklera in der Gegend des hinteren Pols und bilden in der Aderhaut, besonders im Ciliarmuskel einen dichten, eingeschaltete Ganglionzellen enthaltenden Plexus. Auch die Iris ist nervenreich. Die Ciliarnerven enthalten motorische Fasern für den Ciliarmuskel und für den Sphinkter der Pupille, sympathische Fasern für den Dilatator und sensible Fasern, die aber wohl nur dem Ciliarkörper und der Iris zukommen, da Entzündungen der Aderhaut ohne Schmerzen verlaufen.

Der Flüssigkeitswechsel im Auge

Die intraoculare Flüssigkeit besteht aus dem Kammerwasser, das die vordere und hintere Augenkammer füllt, und aus der Glaskörperflüssigkeit; beide wasserklare Flüssigkeiten mit ganz geringem Eiweiß- und Salzgehalt. Quelle des Kammerwassers und der Glaskörperflüssigkeit sind die Ciliarfortsätze, vielleicht auch die Iris. Die Absonderung ist unter normalen Verhältnissen außerordentlich langsam, wird aber eine sehr rasche, wenn das Kammerwasser nach Eröffnung der Vorderkammer abgeflossen ist. Das neu abgesonderte (zweite) Kammerwasser ist abnorm zusammengesetzt, indem der Eiweißgehalt und der Gehalt an Antikörpern des Blutserums beträchtlich vermehrt ist. Auch jeder stärkere Entzündungsreiz, ebenso auch subconjunctivale Kochsalzinjektionen beeinflussen durch Reizung des Ciliarkörpers die Zusammensetzung des Kammerwassers in diesem Sinne. Die gleichfalls sehr langsame Abfuhr des Kammerwassers, ein Filtrationsvorgang verbunden mit osmotischen Prozessen, erfolgt durch das Gerüstwerk (Ligamentum pectinatum) in den Schlemmschen Kanal sowie durch die Venen der Iris. Auch der Flüssigkeitswechsel im Glaskörper ist ein außerordentlich träger; der Abfluß der Glaskörperflüssigkeit erfolgt wahrscheinlich auf dem Wege der Lymphscheiden der Zentralgefäße durch die Papille.

Die Entzündungen der Uvea

Die Entzündungen der Uvea können entweder alle drei Teile betreffen oder es kann jeder Teil gesondert erkranken: Iritis, Cyclitis, Chorioiditis; meist ist aber bei jeder Iritis auch der Ciliarkörper mitbeteiligt — Iridocyclitis — während Cyclitis nicht selten auch isoliert

vorkommt. Sie ist charakterisiert durch Praecipitate und Glaskörpertrübungen bei blassem oder leicht pericorneal injiziertem Auge, die Iris
ist nicht verändert, die Pupille normal oder etwas erweitert; häufig ist
Komplikation mit Drucksteigerung (Cyclitis glaukomatosa).

Die Erkrankung bleibt entweder auf den Ciliarkörper beschränkt
oder dehnt sich auch auf den vorderen und hinteren Teil der Uvea aus;
es treten hintere Synechien, Chorioiditis auf. Auffallend oft sind ältere
Frauen, meist an beiden Augen von dem außerordentlich langwierigen,
durch Jahre sich hinziehenden Leiden befallen. Die Ursache ist häufig
Tuberkulose (s. S. 105), in anderen Fällen ist sie nicht festzustellen; manchmal können wohl Störungen der Genitalsphäre eine Rolle spielen.

Therapie: Behandlung des vorhandenen Allgemeinleidens (Tuberkulin, Jod-Arsen). Lokal: Dionin, subconjunctivale Kochsalzinjektionen
2%; Atropin ist nur bei Irisreizung anzuwenden. Stets ist die Tension zu
beachten. Bei Drucksteigerung Paracentese der Vorderkammer, die
auch sonst günstig wirkt und öfter wiederholt werden kann. Besteht
Glaukom trotzdem weiter, Cyclodialyse oder Iridektomie.

Hieher gehört auch die Heterochromiecyclitis, die sich bei
jugendlichen Personen, vielleicht schon seit früher Kindheit, ohne nachweisbare Ursache stets an dem einen, hellgraubläuliche Irisentfärbung
aufweisendem Auge vorfindet. Die Erkrankung geht bei meist dauernd
reizlosem Auge mit Praecipitaten und Glaskörpertrübungen einher, nicht
selten auch mit Drucksteigerung und führt nach langem Bestande zu
Katarakt, deren Entfernung ein gutes, allerdings von der Menge der Glaskörpertrübungen abhängendes Sehresultat ergibt (s. S. 124).

Iritis, Iridocyclitis. Symptome: 1. Pericorneale Injektion;
mitunter ganz gering, bei akuter Entzündung stark und dann stets auch
mit conjunctivaler Injektion, häufig mit Schwellung der Augapfelbindehaut und des Oberlides, Tränenfluß, Ciliarschmerzen verbunden.

2. Nicht selten ist die Hornhaut zarttrüb, mitunter auch ihre Oberfläche matt. Die Trübung erscheint in Form der sekundären Keratitis
profunda oder ist bedingt durch feinste Exsudatbeschläge an der Hornhauthinterfläche.

3. Solche Beschläge an der Hornhauthinterfläche —Praecipitate—
finden sich regelmäßig besonders in den chronisch verlaufenden Fällen
(s. S. 65) (s. Abb. 10, 11). Häufig geht im Bereich der Anlagerung das
Endothel zugrunde; über großen und lange bestehenden Praecipitaten
kann sich dann sekundär tiefe Keratitis, eine scheibenförmige Trübung
mit matter Oberfläche (s. S. 85) entwickeln. Meist erst nach langer Zeit
verkleinern sich die Praecipitate und verschwinden langsam oder hinterlassen bräunliche Pigmentpünktchen. Wird die Vorderkammer operativ
entleert, so entleert sich mit dem Kammerwasser der größte Teil der
Praecipitate. Anatomisch handelt es sich um Klümpchen von durch
Fibrin verklebten Lymphocyten, die, von der Iris und dem Ciliarkörper
abgesetzt, aus dem Kammerwasser infolge der Bewegung des Auges
und des Einflusses der Wärmeströmung in der Vorderkammer, an der
Hornhauthinterfläche, gelegentlich auch auf der Iris und in der Pupille

sich niederschlagen; oder bei chronischen Formen, besonders Tuberkulose, um Zellhaufen aus epitheloiden und Riesenzellen, besonders bei den aus der Kammerbucht sich erhebenden Praecipitaten.

Anlagerungen an der Hornhauthinterfläche können auch nach Eröffnung der Linsenkapsel durch Bröckel zerfallener Linsenfasern bedingt sein — **Linsenpraecipitate**. Sie sind stets hellgrauweiß, pigmentlos, von unregelmäßiger, eckiger Form.

4. **Veränderungen an der Iris. Hyperaemie.** Die klinischen Erscheinungen der **Hyperaemie** hängen regelmäßig von der **Farbe** der betreffenden Regenbogenhaut ab. Bei **brauner** Iris ist lediglich die Pupille verengt und reagiert träger; dagegen besteht bei **blauer** Iris außerdem noch eine grauliche bis graugrünliche Verfärbung des Gewebes, besonders auffällig beim Vergleich mit dem normalen Auge; durch Erweiterung der Irisgefäße wird mitunter die Blutsäule sichtbar, und man erkennt besonders mit Lupenuntersuchung feine rote, radiär verlaufende oder der Krause folgende Stränge, die manchmal so zahlreich sind, daß sie dem Pupillarteil eine rötliche Färbung verleihen. Bei länger bestehender Iritis kommt auch Neubildung von Blutgefäßen vor. Solche Gefäße unterscheiden sich durch den der Irisstruktur nicht entsprechenden Verlauf von erweiterten Gefäßen der Iris selbst. Gelegentlich treten auch Blutungen auf.

Irishyperaemie kann als Folge leichter Reize, als Begleiterscheinung verschiedener Hornhautaffektionen, aber auch für sich allein als Vorläufer von Entzündungen vorhanden sein.

Klinisch unterscheidet sie sich von der Iritis:

	Irishyperaemie	Iritis
Äußerlich	pericorneale Injektion	pericorneale und conjunctivale Injektion.
Cornea	ohne Veränderung	zarte Trübung und Stichelung.
Hornhauthinterfläche	ohne Veränderung	Praecipitate.
Vorderkammer	ohne abnormen Inhalt	trüb, Hypopyon, fibrinöses, haemorrhagisches Exsudat.
Pupille	eng, lichtträg, Erweiterung auf Atropin geringer	eng, lichtträg; Erweiterung auf Atropin schlecht oder fehlend.
Pupillarrand	normal	zackig durch hintere Synechien.
Irisfarbe	verfärbt	verfärbt.
Iriszeichnung	normal	verwischt.
Irisgefäße	selten, nur an der Krause	häufig, bei älterer Iritis neugebildete Gefäße.

5. Die aus den Gefäßen der Iris und des Ciliarkörpers stammende Exsudation kann seröser, fibrinöser und eitriger Natur sein oder auch in Mischform auftreten, serofibrinöse, fibrinös-eitrige Beschaffenheit zeigen. Die Exsudation ist, so lange sie nur aus rein seröser, eiweißreicher Flüssigkeit besteht — (Iritis serosa) — klinisch nicht wahrnehmbar. Je stärkere Beimengung von Fibrin und Lymphocyten das Exsudat zeigt, desto deutlicher ist eine Trübung des Kammerwassers. Bei stärkerer fibrinös-zelliger, sogenannter plastischer Exsudation ist die Iris geschwollen, ihre Zeichnung verwischt.

6. Die Pupille ist stets verengt durch Hyperaemie und entzündliche Schwellung der Iris sowohl, als auch durch reflektorischen Krampf des Sphinkter. Ihre Reaktion, ebenso auch die Erweiterung auf Atropin, ist mehr minder gestört. Durch Verklebung der Irishinterfläche mit der vorderen Linsenkapsel entstehen hintere Synechien. (Abb. 30.) Ist die Verklebung frisch, so zerreißt sie, wenn es durch Atropin gelingt, die Pupille zu erweitern, unter Zurücklassung von bräunlichen Pünktchen, Teilen des Pigmentblattes; alte Synechien dagegen lassen sich auf diese Weise nicht mehr lösen.

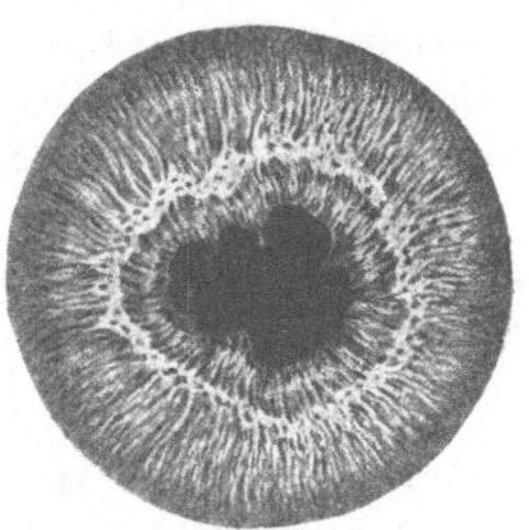

Abb. 30

Hintere Synechien

Verklebt der Pupillarrand in ganzer Ausdehnung — ringförmige hintere Synechie —, so kann das Kammerwasser aus der hinteren Kammer nicht in die vordere gelangen: Seclusio pupillae, Pupillenabschluß. Die Iris wird vorgetrieben, wobei ihre Wurzel sich der Hornhauthinterfläche anlegt, während der zentrale Teil infolge Verlötung des Pupillarrandes sich kraterförmig vertieft — Butterglocken- oder Napfkucheniris. Notwendige Folge ist Sekundärglaukom; nur bei schwerer Erkrankung des Ciliarkörpers kann das Auge weich sein. Auch die Pupille kann durch Exsudat verlegt werden, das sich vollkommen resorbieren kann oder infolge bindegewebiger Organisierung eine Membran bildet, die ganz oder zum Teil die Pupille überzieht, mit der Linsenkapsel und mehr weniger ausgedehnt auch mit der Iris verwachsen ist; sie kann ein optisches Hindernis sein — Occlusio pupillae, Pupillenverschluß. Häufig ist Seclusio mit Occlusio verbunden. (Abb. 31.)

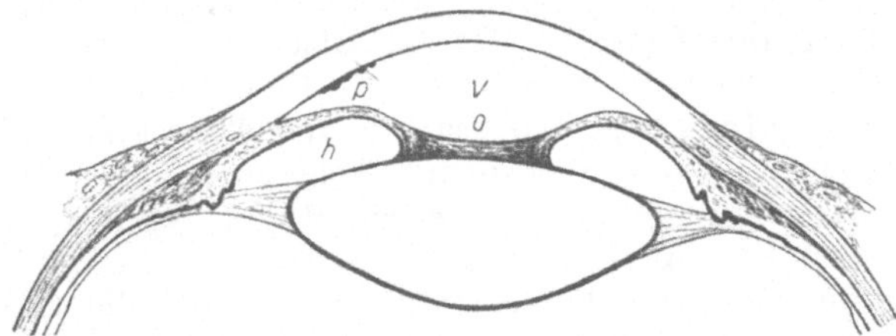

Abb. 31. Occlusio und Seclusio pupillae. Butterglockeniris.
Verlagerung der Kammerbucht

P Praecipitate. *O* Schwarte in der Pupille. *v* vordere, *h* hintere Kammer

Weitere Folgen der Iridocyclitis s. Ausgänge.

Mitunter ist das Exsudat mehr weniger rein eitrig — Iritis suppurativa. Meist beschränkt sich die Entzündung dann nicht auf die Iris allein, sondern es wird die ganze Uvea, oft auch andere Teile des Auges ergriffen, manchmal entsteht Panophthalmie. Die Iritis suppurativa entsteht durch Bakterien, die von außen durch perforierende Verletzungen oder metastatisch in das Augeninnere eindringen. Die Eiterzellen, die sich in der Vorderkammer ansammeln, senken sich der Schwere nach und bilden eine stets die tiefsten Stellen der Vorderkammer einnehmende, nach oben horizontal abgegrenzte Ansammlung, das Hypopyon. Stets ist mit der eitrigen Exsudation auch eine fibrinöse verbunden, so daß es zur Entstehung hinterer Synechien und anderer Veränderungen kommt.

Verlauf der Iridocyclitis. Die chronisch verlaufende Form der Erkrankung kann sich manchmal, schubweise fortschreitend, viele Jahre hinziehen. Die akute Form dauert meist einige Wochen; viele dieser Formen zeigen ausgesprochene Neigung zu Rückfällen, die sich durch lange Zeit wiederholen können.

Sehr häufig besteht bei schweren und chronischen Formen Zentralskotom durch toxisch bedingte Makulaaffektion und Retinitis diffusa (s. S. 141).

Ausgänge der Iridocyclitis:

1. Folgenlose Heilung (nur bei leichten Fällen).

2. Zurückbleiben einer Irisatrophie, und zwar im ganzen oder herdförmig (Iris heller, substanzarm, löschpapierartig).

3. Zurückbleiben einzelner hinterer Synechien.

4. Seclusio pupillae. Die beiden letzteren können zu Sekundarglaukom führen.

5. Occlusio pupillae.

6. Hintere Flächensynechie — der Iriswinkel ist eingezogen durch schrumpfendes organisiertes Exsudat am Ciliarkörper.

7. Glaskörpertrübungen oder Glaskörperschwielen (organisiertes Exsudat, durch dessen Schrumpfung Netzhautablösung oder Schrumpfung [Phthisis] des Augapfels).

Therapie der Iridocyclitis. Hauptaufgabe bei der Iridocyclitis ist Feststellung der Ursache. Durch Allgemeinuntersuchung, die sich nach allen Richtungen hin erstrecken muß: Innere und Harnuntersuchung (Eiweiß, Zucker, Indican), Wassermann und Tuberkulinreaktion, Nase, die Nebenhöhlen, Zähne, Tonsillen. Abgesehen von der Behandlung der Grundursache muß der oft angehaltene Stuhl geregelt werden; Alkohol, Tabak, starker Tee, Kaffee, körperliche Anstrengung, Naharbeit sind zu meiden, in schweren Fällen Bettruhe. Gegen die Ciliarschmerzen Aspirin, Pyramidon, Veramon; energische Schwitzkuren wirken resorbierend; häufig erzielt man besonders in akuten Fällen, durch Proteinkörpertherapie (Milch) sehr gute Resultate.

Lokal: Mydriatica, Atropin sulf. 1% oder Scopolamin hydrobrom. 0·2%. Im normalen Auge entsteht nach Instillation dieser Mittel durch Lähmung des Sphinkter iridis maximale Pupillenerweiterung (Mydriasis), die fast eine Woche andauert; gleichzeitig wird auch der Ciliarmuskel (die Akkommodation) gelähmt. Bei ausgesprochener Iridocyclitis ist stärkere Mydriasis meist nur schwierig oder gar nicht zu erzielen; man muß zu Beginn sehr häufig eintropfen lassen, eventuell zur Steigerung der Wirkung mit 2%igem Kokain (Dilatatorreizung) kombinieren. Dabei ist die Möglichkeit einer Atropinintoxikation zu berücksichtigen (Symptome: Trockenheit im Halse, Halskratzen, Gesichtsrötung, Pulsbeschleunigung, Tremor, Aufregung, Bewußtlosigkeit; Gegenmittel: Morphin subcutan). Wenn die Pupille genügend weit und frei geworden ist, so ist nur mehr so viel Atropin zu geben, daß sie weit bleibt. Man hat dabei auch auf die Tension zu achten; bei Drucksteigerung ist zunächst statt Atropin Scopolamin zu versuchen.

Dionin, 2 bis 5%, beschleunigt die Resorption und wirkt schmerzlindernd. Feuchtwarme Umschläge, Kataplasmen (Achtung auf Hautekzem!) wirken ebenfalls günstig, schmerzlindernd, desgleichen auch trockene Wärme in Form von Thermophoren. Dunkle Schutzbrillen sind zu tragen.

Bei intensiver Exsudation und besonders bei gesteigerter Tension soll, eventuell wiederholt, Paracentese der Vorderkammer ausgeführt werden. Bei Butterglockeniris mit Sekundärglaukom wird die Transfixion der Iris ausgeführt.

Ausführung der Transfixion: Ein Graefemesser wird am horizontalen Meridian am temporalen Hornhautrand eingestochen und bis zum nasalen durchgeführt; dabei werden die am stärksten vorgebuckelten Teile der Iris an vier Stellen durchstochen. Durch die Lücken gelangt die Hinterkammer wieder in Verbindung mit der vorderen.

Nach der Transfixion, ebenso bei Occlusio pupillae ist Iridektomie — in der Regel nach oben — am Platze.

Eine Lanze wird im Limbus eingestochen und in die Vorderkammer vorgeschoben. Durch die Wunde wird eine Irispinzette eingeführt, die Iris gefaßt, vor die Wunde gezogen und dicht an ihr mit einer Weckerschen Scherenpinzette abgekappt. Die Seitenteile des Irisausschnittes („Kolobomschenkel") werden mit einer Spatel in die richtige Lage gebracht („reponiert").

Bei schmerzhaft erblindeten oder phthisischen Augen ist Enukleation zu empfehlen.

Ausführung der Enukleation: In der Regel unter Lokalanaesthesie durch Novocaininjektion in die Gegend des Ganglion ciliare (Ganglionanaesthesie). Die Bindehaut wird rings um die Hornhaut umschnitten, die Sehne des dem Operateur zur rechten Hand liegenden Seitenwenders (rechts rect. intern., links rect. ext.) durchtrennt, so daß ein Sehnenstück am Bulbus bleibt. Dicht am Augapfel werden dann die beiden geraden Höhenwender abgelöst, an dem stehengebliebenen Sehnenstück der Bulbus gefaßt, vorgezogen und mit einer hinter ihn geführten Schere der Sehnerv durchschnitten, dann die übrigen Muskeln dicht an der Lederhaut durchtrennt. Naht der Bindehautwunde.

Ersatzoperation: Exenteratio bulbi, Ausweidung des Augapfels. Entfernung seines Inhalts und der Hornhaut bei Erhaltung der Sklera, wodurch der resultierende Stumpf größer und besser beweglich ist. Unbedingt statt der Enukleation auszuführen bei Panophthalmitis (s. S. 114), unsicher bei sympathischer Iridocyclitis (s. S. 115).

Ausführung der Exenteratio bulbi: Ganglionanaesthesie. Die Lederhaut wird dicht hinter dem Limbus und ihm parallel umschnitten, der ganze Augapfelinhalt mit scharfem Löffel ausgelöst, dann die Lederhaut und Bindehaut vernaht.

Aus kosmetischen Gründen, zur Erzielung eines größeren Stumpfes für die Prothese kann man in den meisten Fällen in den Tenonschen Raum (nach Enukleation) bzw. in die Skleralhöhle (nach Exenteration) Fett implantieren.

Formen der Iridocyclitis

I. Iridocyclitis traumatica, durch eitererregende Keime, meist Pneumokokken, selten Staphylokokken, Streptokokken und andere Keime. Die Entzündung entwickelt sich am 3. bis 4. Tag nach der Verletzung akut mit heftigen Reizerscheinungen, Schmerzen, entzündlicher Infiltration der Bindehaut; das Kammerwasser wird trüb, Hypopyon tritt auf. In milder verlaufenden Fällen kann die Entzündung mit Zurücklassung einer Pupillenschwarte und zahlreicher hinterer Synechien sowie Glaskörpertrübungen ablaufen und ein brauchbares Sehvermögen erlangt werden. In schweren Fällen führt der Prozeß zu Phthisis bulbi, öfter noch zur Vereiterung des ganzen Augapfels, Panophthalmitis (s. S. 113).

Therapie: Außer der symptomatischen Behandlung Milchinjektionen, intravenöse Silberinjektionen (Kollargol, Elektrargol), wiederholte Punktionen der Vorderkammer. Im Kammerinhalt sind die Erreger meist nur anfangs nachweisbar.

II. Lues. Die Iritis luetica ist in der Regel eine Erkrankung des sekundären Stadiums der akquirierten Lues, daher oft gleichzeitig mit anderen Manifestationen des sekundären Stadiums, Papeln usw. verbunden. Häufig einseitig auftretend, verläuft sie meist unter starken Reizerscheinungen mit beträchtlicher Exsudation; Rezidiven sind selten. Die Entzündung greift sehr oft auf die Aderhaut, häufig auch auf die Netzhaut und den Sehnerven über, regelmäßig sind staubförmige Glaskörpertrübungen vorhanden. Die Iritis luetica kommt in 2 Formen vor:

1. Die plastische Form, häufig mit besonders starker Schwellung und Hyperaemie der Sphinktergegend.

2. Besonders charakteristisch für Lues: die papulöse Form. Die Irispapeln finden sich in der Regel im pupillaren, seltener im ciliaren Teil der Iris, sind in ihren Frühformen klein, oft multipel, durch Hyperaemie ausgesprochen rot, in den Spätformen größer, gelblich infolge des größeren Zellreichtums. Die Papeln verschwinden durch Resorption ohne Zerfall; in der Regel bleibt an ihrer Stelle eine die bindegewebigen Iristeile betreffende Verwachsung zurück, oft auch umschriebene Atrophie

der Iris. Selten treten größere Knoten der Spätform in gruppenförmiger Anordnung auf, dann oft auf einen Irissektor beschränkt (gruppenförmiges Syphilid).

Im Ciliarkörper kann es relativ bald, einige Monate nach der Infektion, zum Auftreten größerer syphilitischer Geschwülste — Gummen — kommen, die mit schwerer Entzündung des ganzen Uvealtraktes einhergehen, oft die Sklera durchbrechen oder in den Glaskörper, die Aderhaut eindringen. Durch ihr schnelles aggressives Wachstum kann das Auge in kurzer Zeit zugrunde gehen.

Auch die kongenitale Syphilis kann zu Iritis führen, meist nur als Begleiterscheinung einer Keratitis parenchymatosa, sehr selten bei geringer Beteiligung der Hornhaut.

Die Behandlung besteht neben der symptomatischen Lokaltherapie in energischer antiluetischer Behandlung mit Hg, Wismut, Neosalvarsan und Jod.

III. Tuberkulose. Die Iritis tuberculosa tritt entweder 1. in Form der schleichenden oder exazerbierenden Cyclitis auf bei geringen Reizerscheinungen, normaler Iris mit zahlreichen, durch ihre Größe und graugelbliche Farbe, ihr speckiges Aussehen auffallenden Praecipitaten und mit grobfaserigen und flockigen (nicht staubförmigen wie bei der Lues) Glaskörpertrübungen. Bei diesem Typus ist Hauptsitz der Erkrankung der Ciliarkörper.

2. Als plastische Iridocyclitis, wahrscheinlich tuberkulotoxisch bedingt.

3. Zu den charakteristischen Praecipitaten und Glaskörpertrübungen gesellen sich kleine multiple Knötchen — Tuberkel —, meist unregelmäßig über die ganze Iris verstreut, oft aus der Kammerbucht vorragend; sie sind wie graue, glasige Knötchen in das Irisgewebe eingelagert, sind gefäßlos; die Umgebung zeigt keine entzündliche Reaktion. In schweren Fällen, besonders bei Kindern, ist die Iris ihrer ganzen Ausdehnung und Dicke nach von Knötchen durchsetzt, ist stark und unregelmäßig hügelkettenartig verdickt. Regelmäßig ist dann auch der Ciliarkörper und die Aderhaut ergriffen; es entwickeln sich skleritische Herde, sklerosierende Keratitis. In anderen Fällen tritt die Tuberkulose in Form einer geschwulstartigen Bildung, des Solitärtuberkels, auf, die ähnlich wie das Gumma unter starker Exsudation vom Kammerwinkel aus in die Vorderkammer vorwächst. In der Regel setzt sich der Prozeß auf den Ciliarkörper, Glaskörper und die Aderhaut fort, die Sklera wird häufig durchbrochen, das Auge phthisisch.

Der Verlauf der tuberkulösen Iridocyclitis ist langwierig und setzt sich unter Remissionen und Exazerbationen oft durch viele Jahre fort. In leichten Fällen Heilung, Resorption der Tuberkel unter Zurücklassung hinterer Synechien und charakteristischer rundlicher, atrophischer Stellen; in schweren Fällen ist Phthisis bulbi der Endausgang. Die Erkrankung befällt meist beide Augen und kommt in allen Lebensaltern vor; im Kindesalter verläuft sie besonders schwer. Sie entsteht tuberkulotoxisch (plastische Form) oder als Metastase von einem Herd im Körper, meist in den Lymphdrüsen. Schwere Gelenks- und Lungentuberkulose wird nur ausnahmsweise gefunden.

Pathologisch-anatomisch ist stets der Ciliarkörper, meist auch die Aderhaut mitbeteiligt; dagegen werden Netzhaut und Sehnerv viel seltener als bei der Lues befallen. Die gefäßarmen Tuberkelknötchen mit zentraler Verkäsung, epitheloiden und Riesenzellen entsprechen denen anderer Körperstellen; sie entwickeln sich hauptsächlich in den Gefäßwandungen der kleineren Arterien. Sehr ähnliche Veränderungen finden sich bei der sympathischen Ophthalmie. Für die Diagnose ist Allgemeinuntersuchung und ganz besonders Röntgenuntersuchung nötig, eventuell diagnostische Tuberkulininjektion.

Therapie: Besteht in Behandlung mit einem der verschiedenen Tuberkuline, die konsequent und vorsichtig durch lange Zeit fortgesetzt werden muß; Luft- und Lichtbehandlung (Heilstätte oder Gebirge), sonst wie bei Iridocyclitis.

IV. Iritis metastatica, entweder durch direkte Bakterienembolie oder auch — bei denselben Erkrankungen — bakteriotoxisch (s. auch Uveitis septica).

Hieher gehört die Iritis durch a) Rheumatismus, bei chronischem Muskel-, seltener Gelenksrheumatismus. Sie tritt in schmerzhafter, akuter Form auf, oft mit recht starker Exsudation, läßt stets die Aderhaut, in der Regel auch den Glaskörper, frei und läuft nach einigen Wochen meist ohne Schädigung wieder ab, so daß trotz der unter Umständen mehrmals jährlich auftretenden Rezidiven auch nach Jahren noch das Auge normal sein oder höchstens einige hintere Synechien aufweisen kann. Jedoch können sich nach und nach auch ernstere Folgezustände ergeben.

Therapie: Salicylpräparate, Schwitz- und Badekuren, Milchinjektionen; lokal wie oben.

b) Gleichfalls metastatisch, aber nicht rezidivierend sind die Iridocyclitiden nach akuten Infektionskrankheiten, so z. B. nach Pneumonie, Typhus, Ruhr, Influenza, Mumps, Febris recurrens u. a., besonders auch der Weillschen Krankheit (Icterus infectiosus).

c) Gonorrhoe (wohl gonotoxisch bedingt). Sie betrifft meist Männer und tritt in der Regel nach einer, manchmal vor längerer Zeit überstandenen gonorrhoischen Arthritis auf. Sicherlich sind auch manche als rheumatisch angesehenen Fälle gonorrhoischer Natur. Der Genitalbefund kann dabei geringfügig sein oder auch ganz fehlen. Klinisch entspricht die Iritis gonorrhoica der rheumatischen. Die Allgemeinbehandlung besteht bei hartnäckigen Fällen in Vaccinetherapie (Arthigon), Proteinkörpertherapie, lokal wie oben.

d) Meningitis; hier kann die Iritis auch, fortgeleitet auf dem Wege der Sehnervenscheiden — Sehnerveneintritt — Chorioidea, entstehen.

e) Angina.

V. Iritis bei Nasennebenhöhlenerkrankungen, Tonsillen-, Zahnerkrankungen, besonders Zahnwurzelentzündungen, z. T. wohl bakteriell, z. T. der nächsten Gruppe zugehörig.

VI. Autotoxisch: Vom Darm aus (Indicanaemie), von entfernten Eiterherden (nichtgonorrhoische Prostatitis, Cystitis).

VII. Stoffwechselerkrankungen im weitesten Sinne des Wortes: Nephritis, Diabetes, Gicht.

VIII. Iritis herpetica bei Herpes corneae (meist Herpes zoster) oder auch ohne solchen.

IX. Iridocyclitis infolge Keratitis, Skleritis, durch Übergreifen entzündlicher Orbitalprozesse.

Degenerative Veränderungen der Iris

Hochgradige Atrophie der Iris entwickelt sich häufig bei Glaukom, besonders bei absolutem, ferner nach Iridocyclitis, wobei es manchmal zur Herüberziehung des Pigmentblattes auf die Vorderfläche der Regenbogenhaut kommt, Ektropium des Pigmentblattes. Sehr oft ist die Iris auf einen ganz schmalen Saum zusammengeschrumpft. Beträchtliche Atrophie der Iris, die nicht selten bis zur Lückenbildung geht, findet sich bei Dehnung der Iris, z. B. im Bereich eines Leukoma adhaerens. In hohem Alter kommt es in der Regel zu einer leichten Atrophie des Irisgewebes, die meist mit Rigidität des Sphinkters, mit enger und weniger erweiterungsfähiger Pupille einhergeht; häufig ist der Pigmentsaum durch hyaline Umwandlung des Gewebes grau entfärbt. Bei Diabetikern ist oft die Pigmentepithelschicht gequollen und gelockert, sehr leicht abstreifbar, was sich mitunter bei Operationen durch Schwarzfärbung des abfließenden Kammerwassers zu erkennen gibt. Auch nach Entzündungen, in hohem Alter zeigen sich häufig Defekte im Pigmentepithel, die sich bei diaskleraler Durchleuchtung durch ihre Durchleuchtbarkeit nachweisen lassen.

Geschwülste der Iris und des Ciliarkörpers

1. Die aus Chromatophoren zusammengesetzten, kleinen, gutartigen Melanome.

2. Langsam wachsende, meist wohl aus Naevi der Iris hervorgegangene braune Sarkome. Diese können, so lange sie sehr klein sind, durch Iridektomie entfernt werden; bei größeren ist Enukleation angezeigt.

3. Sarkome des Ciliarkörpers werden meist erst ziemlich spät entdeckt; sie ragen als braune Buckel hinter der Iris hervor oder drängen die Iris an ihrem ciliaren Teil ab, können aber auch ringförmig den Ciliarkörper seinem ganzen Umfang nach durchwachsen (Ringsarkom). Die Sklera wird meist an den Durchtrittstellen der vorderen Ciliargefäße durchwuchert.

Therapie: Bei feststehender Diagnose sofortige Enukleation.

Cysten sind blasenförmige Gebilde im Irisgewebe, meist nach perforierenden Verletzungen oder Operationen, bei denen eine Einlagerung von Epithel der Hornhaut oder der Bindehaut in das Irisgewebe stattgefunden hat. Sehr selten entstehen sie spontan oder sind angeboren. Größere Cysten führen zu Glaukom und sind daher frühzeitig zu entfernen, und zwar durch Iridektomie, da sonst Rezidive auftreten. Epithelauskleidung der Vorderkammer s. S. 192.

Cysten des Pigmentblattes der Iris bilden in die Pupille — bei dort seichter Vorderkammer — vortretende schwarze Buckel, die schwer, oft nur durch Punktion von melanotischen Tumoren zu unterscheiden sind.

Die Aderhaut-Chorioidea

Das ophthalmoskopische Aussehen der normalen Aderhaut hängt in erster Reihe von dem Pigmentgehalt des Pigmentepithels ab. Ist dessen Pigmentierung dicht, so ist von dem Gefüge der Aderhaut nichts zu sehen, der Augenhintergrund erscheint tiefrot, fein- bis grobkörnig — glattroter oder gekörnter Fundus. Ist das Pigmentepithel weniger pigmentiert, so werden die Aderhautgefäße als hellrote Bänder sichtbar; dabei sind zwei Möglichkeiten gegeben: Entweder sind die Felder zwischen den Gefäßen, die Intervascularräume, reich an Stromapigment und erscheinen dunkel — getäfelter Fundus (s. Abb. 52) — oder sie sind mehr weniger pigmentarm, dann schimmert die Sklera hell bis weißgelblich durch — pigmentarmer, in höheren Graden: albinotischer Fundus.

Angeborene Anomalien, Kolobome der Aderhaut s. S. 177.

Die Entzündungen der Aderhaut sind suppurative oder exsudative.

Die suppurative Entzündung der Aderhaut ist meist ektogen, seltener metastatisch bedingt, betrifft niemals die Aderhaut allein. Sie wird S. 112 besprochen.

Die exsudative Chorioiditis ist eine herdförmig auftretende, stets endogen bedingte Entzündung von chronischem, oft rezidivierendem Verlauf; sie betrifft in der Regel beide Augen. Der ophthalmoskopische Befund der Chorioiditis in ihren verschiedenen Stadien wird durch das pathologisch-anatomische Verhalten verständlich. Der frische chorioiditische Herd ist eine Lymphocyteninfiltration, die sich vor allem gegen die Netzhaut hin ausbreitet. Da das Pigmentepithel den Herd mehr weniger verdeckt, so erscheint er ophthalmoskopisch als grauer, unscharf begrenzter, leicht prominierender Fleck, grau auch deswegen, weil die Netzhaut über dem Entzündungsherd getrübt ist. Später dringt Exsudat zwischen Aderhaut und Netzhaut, das Pigmentepithel wird zerstört; der Herd erscheint dann als heller Fleck ohne weitere Details. Im weiteren Verlauf geht das Gewebe der Aderhaut zugrunde und wird durch Bindegewebe ersetzt; es entsteht eine Narbe in der Aderhaut, eine herdförmige Aderhautatrophie. Eine solche erscheint hellweißlich, weil die weiße Sklera sichtbar ist, zeigt in ihrem Bereich oft noch erhaltene Aderhautgefäße sowie Pigment. Das Pigmentepithel wuchert sekundär an den Rändern des Herdes, der dann dickschwarz eingesäumt, unter Umständen auch ganz von dem gewucherten Pigmentepithel überdeckt sein kann. Auch in die Netzhaut kann das Epithel einwuchern. Über dem Herd ist die Netzhaut mehr weniger atrophisch; manchmal liegt in seinem Bereich massiges Narbengewebe zwischen Netzhaut und Aderhaut, dann erscheint der Herd ophthalmoskopisch etwas prominent, grauweiß, seine Ränder faserig gezackt. Die im Bereich der Herde sichtbaren Aderhautgefäße zeigen nicht selten Wandveränderungen. Die Wand ist verdickt, die Blutsäule erscheint verschmälert, eingefaßt von gelblichen Streifen, oder man sieht die Gefäße als hellweiße Bänder ohne sichtbare Blutsäule (Sklerose der Aderhautgefäße). Meist findet man frische und ältere Herde über den ganzen Augapfel verstreut, oft stellenweise zu größeren Herden zusammengeflossen. (Chorioiditis disseminata), aber auch bloß zentral (Chorioiditis centralis), — in der Äquatorgegend und nach vorn davon können die Herde sitzen (Chorioiditis anterior).

Subjektiv äußert sich die Erkrankung in Sehstörungen, die z. T. durch die Glaskörpertrübungen, z. T. durch Schädigung der Netzhaut bedingt sind. Durch letztere entstehen Ausfälle im Gesichtsfeld (Skotome), die bei peripherem Sitz fast gar nicht stören, bei zentralem Sitz das zentrale Sehen vernichten können. Oft tritt dabei zunächst Verzerrtsehen (Metamorphopsie), auch Kleinersehen (Mikropsie) auf.

Aetiologie: Die meisten Chorioiditiden sind durch Lues oder Tuberkulose bedingt, sonst ist die Aetiologie die gleiche wie bei der Iritis

I. Chorioiditis luetica ist am häufigsten bei kongenitaler Lues und kommt in verschiedenen Formen vor:

Der „Pfeffer- und Salzfundus": Massenhaft kleinste gelbliche Fleckchen, abwechselnd mit kleinsten schwarzen Pigmentpünktchen, verleihen dem Fundus ein gesprenkeltes Aussehen; in anderen Fällen finden sich kleine schwarze und gelbliche oder große gelbe und weiße, scheibenförmige, teilweise pigmentierte Herde, die mitunter auch die Macula einnehmen.

Im übrigen liegen die kongenital-luetischen Aderhautherde vorwiegend peripher. Meist ist auch die Netzhaut sowie ihre Gefäße stark beteiligt, so daß man besser von Chorioretinitis spricht. Oft wird auch der Sehnerv mitergriffen; staubförmige Glaskörpertrübungen, Iritis, Keratitis parenchymatosa oder Residuen dieser Erkrankungen sind nicht selten vorhanden.

Die Chorioiditis bei akquirierter Lues tritt meist im Sekundärstadium auf, und zwar kann man eine diffuse und eine herdförmige Form unterscheiden. Beide gehen im Gegensatz zur tuberkulösen Form der Chorioiditis mit starker Beteiligung der Netzhaut einher. Bei der diffusen Form, bei der die kleinsten gelblichen Herdchen erst im Verlauf sichtbar werden, ist die Papille stets mitbetroffen, hyperaemisch, die Netzhautvenen erweitert und geschlängelt, die Netzhaut besonders in der Umgebung der Papille getrübt. Es besteht Zentralskotom. Später kommt es zu kleinfleckiger Pigmentierung der Netzhaut — Retinitis diffusa. Charakteristisch ist für beide Formen der luetischen Retino-Chorioiditis das Vorhandensein feiner, staubförmiger Glaskörpertrübungen.

II. Die tuberkulöse Chorioiditis erscheint meist als beiderseitige Chorioiditis disseminata, häufig mit chronischer Cyclitis (Praecipitaten), Glaskörpertrübungen einhergehend. Nicht selten ist Mitbeteiligung der Papille (Oedem).

Sehr selten sind Solitärtuberkel der Aderhaut, weißgelbe Geschwülste, oft von weißen miliaren Knötchen umgeben. Sie wachsen sehr langsam, führen im Verlauf meist zum Durchbruch durch die Sklera.

Die Miliartuberkel der Aderhaut erscheinen in Form bis einhalb papillengroßer, gelber, unscharf begrenzter Herde, die, rasch an Zahl zunehmend, vorwiegend im hinteren Abschnitt der Aderhaut lokalisiert sind; Pigmentierung der Herde fehlt vollkommen. Miliartuberkel der Aderhaut sind ein Frühsymptom der allgemeinen Miliartuberkulose, daher von diagnostischer Bedeutung. Sie sind am häufigsten im Kindesalter.

Anatomisch handelt es sich um kleine Tuberkel mit Riesenzellen, oft mit verkästem Zentrum und Tuberkelbacillen.

Die Therapie der Chorioiditis disseminata besteht in Allgemeinbehandlung je nach der Ursache, in Schwitzkuren, Dunkelkuren. Lokal subconjunctivale Kochsalzinjektionen 2%, Dionin, dunkle Schutzbrillen.

Degeneration der Aderhaut

Hieher gehören als senile Veränderungen:

1. Drusen der Glaslamelle, kleinste, rundliche, gelbe, oft glänzende Fleckchen ohne Pigmentierung, mitunter sehr zahlreich. Anatomisch sind es warzenartige Verdickungen der Glaslamelle, über denen das Pigmentepithel atrophisch geworden ist.

2. Senile Maculadegeneration (s. S. 146).

3. Senile zirkumpapilläre Atrophie der Aderhaut. Zirkumpapilläre Atrophie der Aderhaut und des Pigmentepithels entsteht auch bei Glaukom — Halo glaukomatosus (s. S. 182).

Die sogenannte myopische Chorioiditis, verursacht durch die Dehnung des hinteren Augenabschnittes, ist meist und vorwiegend in der Macula gelegen und erscheint in Form herdförmiger Aderhautatrophie, die oft mit dicken schwarzen oder grünlichen Pigmentanhäufungen in der Netzhaut, gelegentlich auch mit Blutungen in der Chorioidea verbunden ist (s. S. 146).

Tumoren der Aderhaut

Angeboren sind Naevi bzw. Melanome, weiße oder schwarzpigmentierte, manchmal ein wenig prominierende, unter den Netzhautgefäßen gelegene Herde, die keinerlei Wachstum erkennen lassen.

Das Angiom der Aderhaut, ein sehr seltener, ungemein langsam wachsender Tumor, der in der Regel zu Glaukom führt. Häufig gleichzeitig Angiome an anderen Körperstellen.

Das Sarkom der Chorioidea entwickelt sich in der Regel nach dem 40. Lebensjahr, nur ausnahmsweise früher. Im Verlauf kann man drei Stadien unterscheiden:

1. Das Stadium des reizlosen Verlaufes: Eine langsam gegen den Glaskörper vorwachsende (sehr selten der Fläche nach sich verbreitende) und die Netzhaut emporhebende, meist hellgraue, buckelförmige Geschwulst, deren Umgebung häufig Pigmentveränderungen zeigt. Oft schon frühzeitig löst sich die Netzhaut auch in der weiteren Umgebung der Geschwulst ab, wodurch der Tumor selbst verdeckt und manchmal ophthalmoskopisch unsichtbar wird. Eine Netzhautablösung, die bei älteren Leuten in einem nicht myopischen Auge und ohne vorhergegangenes Trauma auftritt, ist stets verdächtig auf zugrunde liegendes Aderhautsarkom, besonders dann, wenn die Kammer nicht tief ist, keine Hypotonie oder sogar Druckerhöhung besteht. Für Sarkom spricht auch auffällige Erweiterung oder Schlängelung eines der vorderen Ciliargefäße. In vielen Fällen gibt diasklerale Durchleuchtung Gewißheit. Bei Aufsetzen einer Lange-Zeißschen Lampe auf die Sklera leuchtet die Pupille normalerweise rot auf; sie bleibt dunkel, wenn die Lampe an der Stelle des Tumors aufgesetzt wird. Allerdings sind auch massige intraoculare Blutungen bei dieser Untersuchung undurchleuchtbar, ebenso Gummen und Solitärtuberkel. Noch eindeutigere Resultate gibt die Ophthalmodiaphanoskopie (Hertzell), die Durchleuchtung von der Mundhöhle aus, bei der der Tumor als Schatten erscheint. Mitunter kann auch der Befund von Melanin (Melanogen) im Harn die Sachlage klären.

2. Das Stadium der Drucksteigerung mit rauchiger Hornhauttrübung, Abflachung der Vorderkammer, Schmerzen. Glaukomanfall bei ophthalmoskopisch sichtbarer oder früher festgestellter Netzhautabhebung spricht sehr für intraocularen Tumor, ganz besonders dann, wenn das andere Auge keine Glaukomsymptome und auch keine Disposition zu Glaukom zeigt. Seltener kommt es zu Iridocyclitis. Frühzeitig kann auch Phthisis bulbi eintreten, wenn die zuführenden Ciliararterien verschlossen werden.

Das 3. Stadium: Durchbruch der Geschwulst durch die Sklera und Metastasierung, besonders häufig in der Leber.

Pathologische Anatomie. Das Sarkom der Aderhaut geht von den äußeren und mittleren Schichten, und zwar von den Chromatophoren aus, ist in der Regel melanotisch, nur selten unpigmentiert (Leukosarkom). Meist handelt es sich um Spindelzellen-, seltener Rundzellensarkom; gelegentlich findet man auch alveolären Bau. Die Tumoren enthalten zahlreiche Blutgefäße; in ihrem Innern finden sich mitunter Blutungen, Nekrosen.

Die Therapie besteht in möglichst frühzeitiger Enukleation, und zwar auch bei gutsehendem Auge, wenn die Diagnose feststeht. Bei

Durchbruch in die Augenhöhle Ausräumung derselben (Exenteratio orbitae).

Selten ist das metastatische Karzinom der Chorioidea, in der Regel von einem Mamma- oder auch Uteruskarzinom ausgehend.

Uveitis septica (Endophthalmitis septica)

Die Uveitis septica ist eine Entzündung sämtlicher Teile der Uvea; sie entsteht durch Infektion mit Bakterien, die entweder von außen oder auf dem Wege der Blutbahn, metastatisch in das Auge gelangen. Je nach der Virulenz der Erreger und den Abwehrkräften des Organismus verläuft die Infektion in zwei Formen, der plastischen und der suppurativen.

1. Plastische Form. Mitunter bleibt nach perforierenden Verletzungen das Auge lange Zeit ciliar injiziert, stark reizbar, so daß schon kurze Untersuchung bei seitlicher Beleuchtung die Rötung erheblich vermehrt, Tränenfluß, Lichtscheu erzeugt. Die Hornhaut zeigt mehr weniger starken Hinterflächenbeschlag, die Iris ist verfärbt, hyperaemisch; häufig bestehen einzelne hintere Synechien, im Glaskörper finden sich diffuse, meist auch gröbere distinkte Trübungen, der Augapfel ist weich und druckschmerzhaft. Im Verlaufe wandelt sich das Exsudat in schrumpfende bindegewebige Schwarten um, was sich durch Einziehung der Verletzungsnarbe, durch Vertiefung der peripheren Teile der Vorderkammer kundgibt. Das Sehvermögen verfällt in schweren Fällen, die Lichtempfindung wird mangelhaft, die Projektion falsch, die Spannung des Auges nimmt mehr und mehr ab, schließlich tritt Phthisis ein.

2. Suppurative Form der Uveitis septica. Dringen höher virulente Mikroorganismen in das Augeninnere, so vermehren sie sich zunächst, werden aber nach einiger Zeit von den baktericiden Schutzstoffen des Serums und der Leukocyten sämtlich oder zum Teil abgetötet. Dieser Kampf spielt sich unter dem Bilde der eitrigen Entzündung ab, und zwar entsteht bei Infektion der Vorderkammer die Iritis suppurativa, bei Infektion des Glaskörpers der Glaskörperabszeß.

Die Iritis suppurativa wurde bereits S. 102 besprochen; sie ist noch die relativ gutartigste dieser Entzündungen, bei der die Erhaltung eines einigermaßen brauchbaren Sehvermögens nicht schon von vornherein ausgeschlossen ist. Meist kommt es auch hier zu Phthisis bulbi oder zur Ausbreitung der eitrigen Entzündung auf die übrigen Teile des Augapfels (Panophthalmitis).

Der Glaskörperabszeß ist eine Ansammlung polynukleärer Leukocyten, welche die in den Glaskörper eingedrungenen Keime einkapseln, um sie an weiterer Ausbreitung zu verhindern. Er gibt sich durch einen gelblichen, hinter der Linse herkommenden Reflex aus der Pupille zu erkennen. Dabei ist das Auge ciliar injiziert, die Iris verfärbt, weist meist einzelne hintere Synechien auf; später wird das Auge weich, erblindet und schrumpft.

Sind die Schutzkräfte des Körpers nicht imstande alle Keime zu töten und ihre Vermehrung zu verhindern, so verbreiten sich diese im ganzen Augapfel, es entsteht manchmal schon nach ein bis zwei Tagen die Panophthalmitis mit mächtiger Lidschwellung und hochgradiger entzündlicher Infiltration der Bindehaut, mit Vortreibung (Exophthalmus) und Beweglichkeitsbeschränkung des Augapfels infolge entzündlichen Oedems des Orbitalgewebes. Schließlich durchbricht der Eiter die Verletzungsstelle oder die Sklera; es folgt Phthisis bulbi.

Die suppurative Uveitis ist:

a) Ektogen, u. zw. traumatisch durch perforierende Verletzungen (bzw. Operationen) oder durch Sekundärinfektion ohne Trauma, im letzteren Falle in Augen mit Hornhautfisteln, Leucoma adhaerens (Wagenmannsche Infektion).

b) Endogen auf dem Blutwege durch septische, in der Netzhaut oder Uvea lokalisierte Embolien. Besonders das Puerperalfieber, Influenza, Meningitis cerebrospinalis, Morbillen, Pneumonie, seltener andere Infektionskrankheiten, geben zum Ausbruch der metastatischen Ophthalmie Veranlassung. Dabei kommt es entweder zur Panophthalmitis oder zu eitriger Iridocyclitis; in anderen Fällen entsteht ein Glaskörperabszeß, der sich durch intensiven gelblichen Reflex hinter der Pupille zu erkennen gibt (daher die alte Bezeichnung „amaurotisches Katzenauge"). Bei Kindern, bei denen die metastatische Ophthalmie besonders in der letztangeführten Form häufig auftritt, kann sie zur Verwechslung mit Gliom Veranlassung geben. „Pseudogliom" unterscheidet sich von Gliom vor allem durch das Vorhandensein reichlicher hinterer Synechien; das Auge ist weich und schrumpft im Verlaufe, während beim echten Gliom in der Regel Drucksteigerung besteht, später Durchbruch eintritt.

Der Endausgang der metastatischen Ophthalmie ist meist Phthisis bulbi. Bei doppelseitigem Auftreten führt die zugrundeliegende Erkrankung erfahrungsgemäß fast stets zum Exitus.

Therapie der metastatischen Ophthalmie symptomatisch, bei Phthisis Enukleation.

Pathologisch-anatomisch handelt es sich bei der septischen Uveitis um eine aus Fibrin und polynukleären Leukocyten bestehende Exsudation, die die Irisoberfläche und die Innenfläche des Ciliarkörpers und der Netzhaut, den Glaskörper, infiltriert, entweder durchbricht oder nach und nach durch derbes Narbengewebe ersetzt wird (Schwartenbildung), dessen Schrumpfung Netzhautabhebung und Phthisis bulbi zur Folge hat. Für die Prognose ist bei der plastischen Form das Verhalten der Lichtempfindung, der Projektion sowie der Tension von ausschlaggebender Bedeutung. Wird Lichtempfindung und Projektion mangelhaft, das Auge weich, so ist wegen der Gefahr der sympathischen Ophthalmie zu enukleieren. In den seltenen günstiger verlaufenden Fällen kann durch spätere Operation manchmal ein Rest von Sehvermögen gerettet werden. Noch ungünstiger ist die Prognose bei stürmischer Eiterung. Hier gelingt es höchst selten. durch sofortige

energische Kauterisation der Einbruchspforte, wiederholte Vorderkammer-
punktionen die Eiterung zum Stillstand zu bringen. Meist geht aber
auch dann der Prozeß in die chronisch plastische Form über und macht
schließlich Enukleation nötig.

Bei ausgesprochener Panophthalmitis ist wegen der Gefahr der
Infektion des orbitalen Gewebes und anschließender Meningitis die
Enukleation gegenangezeigt, vielmehr die Ausweidung des Augapfels,
Exenteratio bulbi, auszuführen.

Die sympathische Uveitis — sympathische Ophthalmie

Die sympathische Uveitis ist eine schleichende Entzündung des
Uvealtraktes, die sich nach perforierenden Verletzungen (auch Operationen) und subconjunctivalen Skleralrupturen, selten auch bei intraocularen Tumoren entwickelt und nach mehr weniger langer Zeit in
etwa der gleichen Form am anderen Auge auftritt. Wir nennen das ersterkrankte, verletzte Auge das sympathisierende, das andere das sympathisierte. Das klinische Bild der sympathischen Uveitis ist mitunter
durch längere Zeit oder dauernd das der chronischen Cyclitis; in anderen
Fällen tritt sie von vornherein als schwere plastische Iridocyclitis, manchmal auch mit Knötchenbildung auf. Wenn ophthalmoskopische Untersuchung möglich ist, sieht man häufig periphere Chorioiditis in Form
scharf begrenzter, gelber, unpigmentierter Herde, seltener Papillo-Reti-
nitis. Im weiteren Verlaufe entwickelt sich in schweren Fällen Occlusio,
Seclusio pupillae, gefolgt von Sekundärglaukom; noch häufiger kommt
es zu Hypotonie, die Linse trübt sich, es tritt Schrumpfung des Augapfels
ein. Die Erkrankung kann unter Remissionen jahrelang dauern. Manchmal geht der sympathischen Entzündung ein reflektorisch bedingter
Reizzustand am zweiten Auge voraus, der sich in Lichtscheu, Tränen,
Ermüdung bei der Arbeit äußert — sympathische Reizung.

Das sympathisierte Auge erkrankt frühestens am 14. Tage, am
häufigsten 4 bis 8 Wochen nach dem Trauma; aber noch viele Jahre
nach der Verletzung kann ein Auge, auch wenn es lange Zeit vollkommen
ruhig war, schmerzhaft werden, sich entzünden und zum Ausbruch der
sympathischen Entzündung am anderen Auge Anlaß geben.

Die Diagnose der sympathischen Uveitis ist gegeben, wenn einer
nach perforierenden Verletzungen und Operationen auftretenden Iridocyclitis nach einiger Zeit am anderen Auge eine Iridocyclitis nachfolgt,
deren Grund nicht in einer Allgemeinerkrankung gelegen ist. Die Prognose
der sympathischen Ophthalmie ist in den als schleichende Cyclitis verlaufenden Fällen relativ am günstigsten; man erzielt hier nicht selten
Heilung mit gutem Sehvermögen. Allerdings können auch solche Fälle
im Verlaufe den Typus der schweren plastischen Entzündung annehmen,
die in der Regel zu Erblindung, meist zu Phthisis bulbi führt.

Die Therapie der ausgebrochenen sympathischen Entzündung
besteht in der sofortigen Enukleation des sympathisierenden Auges,
wenn es unheilbar blind ist, wodurch allerdings der Verlauf der Ent-

zündung am zweiten Auge nicht mehr wesentlich beeinflußt wird. Hat aber das ersterkrankte Auge noch etwas Sehvermögen oder besteht Aussicht, durch spätere Operation etwas zu retten (Lichtempfindung, Projektion intakt), so muß die Enukleation unbedingt unterbleiben, um im Falle der Erblindung des sympathisierten Auges dem Kranken nicht jede Chance zu nehmen. Die übrige Behandlung besteht in Verordnung von Schmierkuren, Aspirin, Benzosalin in hohen Dosen, Schwitzkuren, Milchinjektionen, dazu die symptomatische Behandlung der Iridocyclitis. In manchen Fällen, bei erhaltener Projektion und Lichtempfindung, besteht nach Ablauf des Entzündungsprozesses Aussicht, durch Iridektomie, Kataraktextraktion oder andere Operationen das Sehvermögen zu verbessern; sehr oft flackert aber die sympathische Entzündung nachher wieder auf und vernichtet das Resultat des Eingriffs. Nicht selten folgt dann rasch Phthisis bulbi. Daher dürfen Operationen unbedingt erst dann vorgenommen werden, wenn das Auge lange Zeit, mindestens ein Jahr, dauernd reiz- und entzündungsfrei geblieben ist.

Bei der Gefährlichkeit der Erkrankung und der geringen Aussicht auf Heilung ist Prophylaxe die Hauptaufgabe. Es genügt der Verdacht, daß ein blindes Auge oder ein Auge mit mangelhafter Projektion und Lichtempfindung sympathiefähig sein könnte, um es so rasch als möglich zu enukleieren. Exenteratio bulbi ist nicht so sicher! Hieher gehören alle Augen mit posttraumatischer schleichender Uveitis, besonders mit Einziehung der Narbe, Hypotonie; phthisische Augen; auch solche nach Panophthalmie, wenn auch gerade die letztere nur ganz ausnahmsweise zur sympathischen Ophthalmie Veranlassung gibt. Hat das Auge noch einen Rest von Sehvermögen oder besteht Aussicht, es durch Operation zu bessern (bei guter Projektion und Lichtempfindung), so kann die Entscheidung schwer sein. Eine allgemein gültige Regel läßt sich hier nicht aufstellen; es ist aber immer besser, nicht allzu konservativ vorzugehen, da die Sicherheit, das andere Auge zu bewahren, mehr wert ist, als die Möglichkeit, ein geringes Sehvermögen auf dem verletzten zu erhalten und dafür dauernd das andere Auge zu gefährden. Ganz besonders gilt dies von Augen mit Fremdkörpern und mit Narben in der Ciliarkörpergegend. Die präventive Enukleation ist ein verläßlicher Schutz gegen die sympathische Entzündung, wenn sie rechtzeitig ausgeführt wird. Nur in der ersten Zeit nach der Enukleation, etwa 4 bis 5 Wochen, wurde noch Ausbruch der Erkrankung beobachtet; später ist er nicht mehr zu befürchten.

Pathologisch-anatomisch ist das Bild der sympathischen Ophthalmie wohl charakterisiert und identisch an beiden Augen. Die Infiltration betrifft die Uvea; die Iris, der Ciliarkörper und besonders die Aderhaut, mit Ausnahme der Kapillarschicht, sind durchsetzt und können mächtig verdickt erscheinen; die anderen Augenhäute bleiben frei. Die Infiltration hat große Ähnlichkeit mit der tuberkulösen. Wie diese, besteht sie aus Lymphocyten, epitheloiden und Riesenzellen und tritt manchmal in Form von Knötchen auf. Es fehlt aber Neigung zur Verkäsung, es fehlen Tuberkelbazillen. Am verletzten Auge kann sich dieser typische Befund mit dem charakteristischen Befunde der septischen Uveitis kombinieren, der, wie oben ausgeführt, aus einer Infiltration mit polynukleären Leukocyten an der Irisoberfläche sowie der Innenfläche des Ciliarkörpers und der Netzhaut besteht, wobei die Aderhaut zunächst ganz frei bleibt. Die Aetiologie der sympathischen Ophthalmie ist noch unbekannt. Von den zahlreichen aufgestellten Theorien kommen vor allem zwei in Betracht. Die eine Anschauung nimmt eine bei der Perforation erfolgende spezifische Infektion mit unbekannten Erregern an, die entweder auf dem Lymphwege, entlang den Opticusscheiden, oder auf dem Blutwege zum zweiten Auge gelangen. Die andere Anschauung (Elschnig-Bail) faßt die sympathische Ophthalmie auf als lokale anaphylaktische Erscheinung nach antigener Resorption zerfallenen Uvealgewebes, die infolge der Organspezifität der Uvea am anderen Auge als Uveitis auftritt.

Verletzungen der Uvea

Durch Einwirken stumpfer Gewalt entsteht die Iridodialyse, die Abreißung der Iris von ihrem ciliaren Ansatz. (Abb. 32.) An der entsprechenden Stelle der Iriswurzel erscheint eine schwarze Lücke, die, mit dem Augenspiegel durchleuchtet, roten Fundusreflex gibt. Häufig sind an dieser Stelle Linsenrand, Zonulafasern, Ciliarfortsätze sichtbar. Die entspannte Regenbogenhaut rückt im Bereich der Rißstelle zentralwärts vor; der Pupillarrand erscheint daher, entsprechend der Dialyse, zur Sehne abgeschrägt. Die Entstehung einer Iridodialyse ist immer mit starker Vorderkammerblutung (Hyphaema) verbunden. In frischen Fällen ist daher die schwarze Lücke durch ein Koagulum verdeckt, so daß ihr Vorhandensein nur aus der charakteristischen Abschrägung der Pupille geschlossen werden

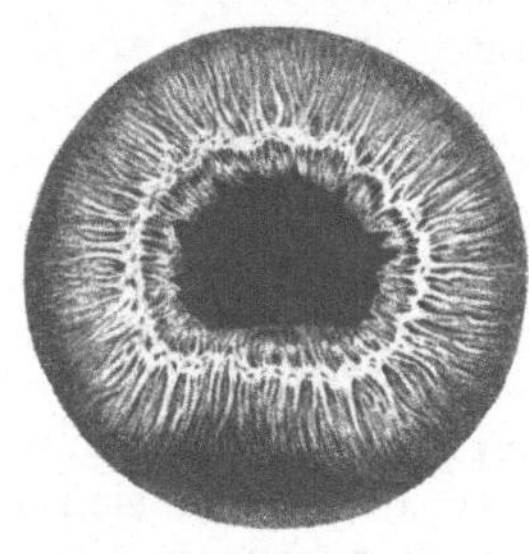

Abb. 32. Iridodialyse
Sphinktereinrisse

kann. Bei Rupturen der Sklera, auch bei Operationen kann manchmal die ganze Iris abgerissen werden; sie schrumpft dann zusammen und wird schließlich resorbiert; — Aniridia oder Irideremia traumatica.

Kontusionen des Augapfels folgt häufig eine vorübergehende krampfartige Kontraktion des Sphinkters (Miosis traumatica), nicht selten auch traumatische Mydriasis mit fehlender oder träger Reaktion der Pupille in allen Qualitäten, gelegentlich auch Akkommodationsparese (Iridoplegia, Cycloplegia traumatica). Manchmal kann die traumatische Mydriase zum Teil wieder zurückgehen; bleibend ist sie stets dann, wenn ihre Entstehung auf radiäre Einrisse des Pupillarrandes bzw. stärker klaffende Einrisse im Sphinkter zurückzuführen ist. Häufig beschränken sich diese nur auf einen bestimmten Bezirk der Pupille, dann ist dieser Teil der stärkst erweiterte und am schlechtesten reagierende. Selten ist die traumatische Iriseinsenkung, bei der ein Teil der Iris nach hinten geschlagen und hinter die Linse auf die Innenfläche des Ciliarkörpers zu liegen kommt. Klinisch sieht man an der betreffenden Stelle ein Kolobom.

Kontusionen des Ciliarkörpers führen meist zu Blutungen in die Vorderkammer bzw. in den Glaskörper, gelegentlich zu Akkommodationslähmung oder -krampf. Auch kann Drucksteigerung auftreten, die meist wieder rasch abläuft (traumatisches Glaukom, s. S. 192).

Kontusionen der Aderhaut. Rupturen können direkt an der Stelle der Gewalt oder indirekt, entfernt davon, zumeist in der Nähe der Papille entstehen. Sie erscheinen anfangs als von Blut und getrübter Netzhaut überdeckte, später gelblichweiße, oft mit Pigment eingesäumte, bogenförmig und zur Papille konzentrisch verlaufende Streifen, über die die Netzhautgefäße glatt hinüberziehen. Die Sehstörung richtet sich nach dem Sitz der Ruptur; bei macularer Lage ist das zentrale Sehen vernichtet.

Kontusionen durch Sprengwirkung infolge von Schußverletzungen führen zu großen, unregelmäßig zackig begrenzten Zerreißungen der Aderhaut und der Netzhaut, zu narbigen Verwachsungen zwischen diesen beiden Membranen und zur Bildung von mächtigen, manchmal in den Glaskörper prominierenden Schwarten (**Retinitis proliferans**). **Traumatische Abhebungen** der Aderhaut können durch Blutungen zwischen Aderhaut und Sklera zustande kommen. In anderen Fällen kann das Blut in das Aderhautstroma oder zwischen Aderhaut und Netzhaut bzw. in den Glaskörper sich ergießen.

Die **Therapie** besteht in allen diesen Fällen in Ruhigstellung und Schonung des Auges, Schutzverband; Atropin ist nur bei traumatischer Irisreizung anzuwenden.

Die **scharfen Verletzungen** betreffen niemals die Uvea allein; sie sind unter den Verletzungen des Augapfels besprochen (s. S. 193).

Der Glaskörper

Der Glaskörper besteht anatomisch aus einem feinen, gallertigen Fasergerüst mit klarer, mit dem Kammerwasser identischer Flüssigkeit dazwischen. Die Fasern sind besonders dicht an der Innenfläche der Retina, ferner im Bereich des Ciliarkörpers und der Fossa patellaris und bilden so an diesen Stellen eine Art Grenzmembran (Membrana hyaloidea). Blutgefäße, Nerven fehlen; Lymphgefäße sind nicht mit Sicherheit nachgewiesen.

Trübungen des Glaskörpers können vom Kranken entoptisch durch den Schatten, den sie auf die Netzhaut werfen, wahrgenommen werden. Am häufigsten sind die sogenannten Mouches volantes, Reste embryonaler Zellen oder Fasern, die entoptisch als Fäden, Perlenschnüre u. ä. erscheinen. Sie geben nervösen Personen, die ängstlich darauf achten, Grund zu Klagen, sind mit dem Augenspiegel in der Regel nicht nachweisbar.

Im durchfallenden Licht nachweisbare Trübungen entstehen durch Exsudation, meist bei Erkrankungen der Uvea und sind staubförmig (häufig bei Lues) oder gröber flockig, können mitunter als dichte Membranen und massige Trübungen den Augenhintergrund unsichtbar machen. Auch Blutungen in den Glaskörper bei Gefäßerkrankungen führen zu dichten Trübungen; besonders bei Periphlebitis retinalis tuberculosa (juvenile Glaskörperblutung, s. S. 140) fehlt manchmal infolge massiger Blutungen jeder rote Reflex vom Augenhintergrund, die Pupille bleibt beim Versuch zu durchleuchten schwarz. Oft finden sich dann nach Resorption der Blutmassen strangartige, weißliche, neugebildete Gefäße tragende Massen (Retinitis proliferans). Reichliche neugebildete Gefäße findet man auch in Granulationsmassen, die nach Glaskörperabszessen, besonders dem Pseudogliom der Kinder, aus den umgebenden Teilen, Netzhaut, Ciliarkörper, in den Glaskörper vorwachsen. Frischere und nicht zu dichte Glaskörpertrübungen können sich vollkommen resorbieren. Alte und massige vermindern sich wohl nach und nach, verschwinden aber nicht ganz.

Therapie: Schwitzkuren, intern Jod, lokal Dionin, subconjunctivale Kochsalzinjektionen 2%. Bei ganz schweren und auf keine Weise aufzuhellenden Trübungen kann man durch Absaugen einer kleinen Menge Glaskörper (zur Nedden), eventuell verbunden mit nachheriger Einspritzung physiologischer NaCl (Elschnig), mitunter Aufhellung erreichen. In manchen Fällen, so besonders im Senium, bei hoher Myopie, Retinitis, Chorioiditis, verflüssigt sich der Glaskörper (Synchisis); man erkennt dies an den besonders großen Exkursionen der im flüssigen Glaskörper suspendierten Trübungen. Gelegentlich scheiden sich in solchen Fällen, meist im Alter, häufig auch bei Glaukom, Fettkristalle, besonders Cholesterin, aus (Synchisis scintillans, s. S. 5). Glaskörperablösung entsteht meist bei hoher Myopie als Folge der abnormen Dehnung des hinteren Pols, in anderen Fällen, so z. B. nach Iridocyclitis, entwickelt sie sich auf Grund einer Glaskörperschrumpfung (s. S. 5).

Linse

Die Linse (s. Abb. 6) liegt zwischen Iris bzw. Vorderkammer und der Fossa patellaris des Glaskörpers. Sie ist ein durchsichtiges Gebilde von bikonvexer Gestalt mit stärker gewölbter Hinterfläche. Man unterscheidet den Linsenrand (Äquator), den vorderen und hinteren Linsenpol und die Verbindungslinie der beiden Pole, die etwa 4 mm lange Linsenachse; der äquatoriale Durchmesser mißt etwa 9 mm. Die Linse wird in ihrer Lage durch die Zonula Zinnii festgehalten; diese besteht aus den Zonulafasern, die aus dem unpigmentierten (Palisaden-) Epithel des Ciliarkörpers entspringen und sich an die Linsenkapsel vor und hinter dem Äquator ansetzen. Sie durchflechten einander, indem die meisten der von den vorderen Partien der Ciliarfortsätze kommenden an die Hinterfläche der Linse gehen und umgekehrt. Der im Querschnitt dreieckige

Raum zwischen Zonulafasern und Linsenäquator, der Canalis Petiti, kommuniziert mit der Hinterkammer. Die Linse besteht aus der Kapsel, dem Epithel und den Linsenfasern. Die elastische, widerstandsfähige Linsenkapsel umschließt die Linse; sie stellt ein Produkt des Linsenepithels dar. Das kubische, einschichtige Epithel überzieht nur die Vorderfläche der Linse und endet am normalen Auge in der Gegend des Äquators; die Hinterkapsel trägt kein Epithel. An der Grenze des Epithels wachsen die Zellen zu Linsenfasern aus, wobei mit der Verlängerung der Epithelzellen ihre Kerne immer mehr und mehr in das Innere der Linse hineinrücken. Auf diese Weise entsteht die sogenannte Kernzone der Linse. Die Linse wächst bis in das höchste Alter, indem immer neue Epithelzellen zu Linsenfasern auswachsen und sich den früher gebildeten anlegen. Die ältesten Fasern (Zentralfasern) werden mit zunehmendem Alter immer härter, sind kernlos (auch schon beim Neugeborenen) und bilden den zentral gelegenen, härteren Linsenkern, der schon in der Mitte der Zwanzigerjahre deutlich wird, mit zunehmendem Alter an Dichte und Größe zunimmt und jenseits des 60. Lebensjahres fast die ganze Linse einnimmt. Diese zunehmende Sklerosierung der Linse trägt Schuld an der Abnahme der Akkommodation im Alter, die sich als Presbyopie äußert. Der Kern ist umgeben von der weicheren Rinde, die aus den jüngeren Linsenfasern besteht. Die Kern und Rinde zusammensetzenden Linsenfasern bilden radiär laufende, wie die Teile einer Apfelsine ineinandergefügte Lamellen; diese stoßen vorn und hinten in Nahtlinien zusammen, die um die beiden Pole als Zentrum je einen mehrstrahligen Stern, den Linsenstern bilden. Die Ernährung der gefäßlosen Linse erfolgt auf dem Wege der Osmose durch die Linsenkapsel hindurch; das Ernährungsmaterial stammt wahrscheinlich aus den Gefäßen des Ciliarkörpers. Der Stoffwechsel der Linse ist ein äußerst träger.

Von den Krankheiten der Linse ist die wichtigste die Trübung derselben — grauer Star (Cataracta). Bei seitlicher Beleuchtung erhält man von der normalen Linse einen zartgrauen Reflex, der umso stärker wird, je mehr die Linse sklerosiert, je älter also das Individuum ist. Vor Verwechslung dieses bei weiter Pupille besonders starken physiologischen Altersreflexes mit Cataract schützt die Untersuchung im durchfallenden Licht, die ausnahmslos neben der seitlichen Beleuchtung anzuwenden ist. Wir sehen bei Altersreflex die Linse vollkommen durchleuchtbar, wogegen sich Cataract dadurch verrät, daß entweder das Rot der Pupille durch mehr weniger starke graue bis schwarze Trübungen unterbrochen ist oder der rote Reflex vollkommen fehlt. In letzterem Falle erkennt man auch schon bei seitlicher Beleuchtung die intensiv graue Totaltrübung der Linse.

Die Sehstörung durch die Linsentrübung hängt von deren Lage, Dichte und Ausdehnung ab. Trübungen außerhalb des Pupillargebietes machen meist keine Sehstörung, mitunter entsteht aber durch Vermehrung des Brechungsindex der Linse Myopie. Nicht punktförmige, im Pupillarbereich gelegene Trübungen verursachen häufig Nebelsehen und Herabsetzung der zentralen Sehschärfe. Durch die Differenzen im Brechungs-

index zwischen getrübten und klaren Linsenpartien und den dadurch
bedingten irregulären Linsenastigmatismus erscheinen die Gegenstände
verzerrt, mitunter mehrfach (Polyopie). Ist die ganze Corticalis getrübt,
so werden nur Finger in nächster Nähe gezählt oder Handbewegungen
erkannt oder es besteht überhaupt kein Formensehen mehr, sondern
nur noch quantitatives Sehen, Unterscheidung von Hell und Dunkel.
Stets muß aber, wenn nicht Komplikationen mit anderen Erkrankungen

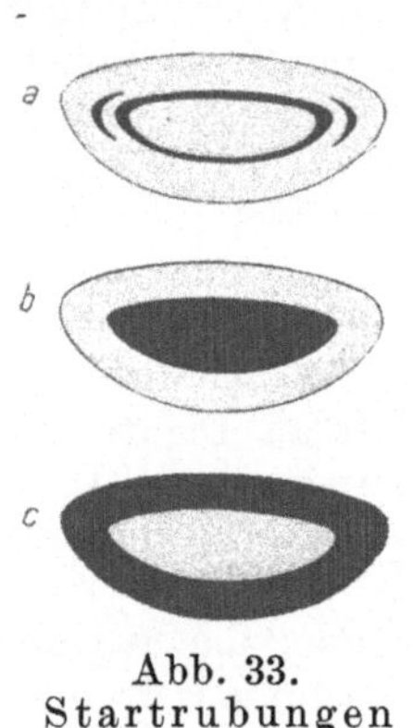

vorliegen, mit dem Netzhautzentrum der abwechselnd verdeckte und wieder freigelassene
Schein einer gewöhnlichen Kerzenflamme im
Dunkelzimmer auf 6 m wahrgenommen werden
(„zentrale Lichtempfindung Kerze in 6 m")
und das Gesichtsfeld, geprüft mit einem Planspiegel, mit dem man im Dunkelzimmer schwaches
Licht von verschiedenen Richtungen auf das geradeaus blickende Auge wirft, normal sein; der Patient
muß sicher angeben können, aus welchen Richtungen
der Lichtschein kommt. Ist dies der Fall, so ist
die Projektion richtig. Natürlich muß bei
Prüfung der Lichtempfindung und Projektion
das zweite Auge lichtdicht verdeckt sein.

**Abb. 33.
Startrubungen
(schematisch)**

a Schichtstar. *b* Kernstar. *c* vorderer und
hinterer Rindenstar

Wir unterscheiden angeborene und erworbene Starformen. Die ersteren sind in der
Regel stationär, die letzteren oft, aber nicht
immer progressiv.

Die Startrübung kann sein:

I. partiell	im Kern	Kernstar	} Peripherie durch-
	in den perinukleären Schichten	Schichtstar	leuchtbar, normal
	in der Rinde (vordere, hintere)	Rindenstar	} vorderer hinterer
	im Kapselepithel	Kapselstar	
II. total	{ einfach kompliziert konsekutiv	} a) wasserreich b) wasserarm c) reduziert	

Wir unterscheiden ferner juvenile Totalstare (weiche Totalstare,
Cataracta tetanica, Cataracta diabetica),

Stare bei alten Individuen { bei Tetanie
Diabetes
senil

ferner Stare mit Komplikationen { kompliziert
konsekutiv

I. Partielle Starformen

Der Schichtstar — Cataracta perinuclearis (zonularis). Zwischen den klaren peripheren und den mehr weniger veränderten zentralen Linsenpartien liegt eine die letzteren umschließende Trübungszone. Dem Äquator dieser Zone sitzen häufig („reiten" auf ihm) kleine, entsprechend dem Verlauf der Linsenfasern hakenförmig gebogene Trübungen auf, Reiterchen genannt. Je nach der Entwicklung des Schichtstares weist die Trübung ihrer Dichte und Größe nach beträchtliche Verschiedenheiten auf. Bei seitlicher Beleuchtung und erweiterter Pupille erscheint die Schichtstartrübung wie eine in der durchsichtigen Linse schwebende graue Scheibe, im Durchmesser zwischen 3 und 8 mm messend, deren Zentrum je nach dem Grad der Beteiligung der zentralen Linsenpartien (s. Zentralstar) bald dichter grau, bald weniger dicht ist als die umgebende Trübung. Im durchfallenden Licht sieht man bei kleinem Schichtstar eine schwarze Scheibe auf rotem Grund, in der Mitte mehr weniger durchleuchtbar, am Rande oft kleine, schwarze Häkchen tragend, die Reiterchen, die Peripherie ganz frei, klar. (Abb. 34.) Der Schichtstar ist angeboren oder in den ersten Lebensjahren erworben, meist beiderseitig und stationär. Für die Entstehung des Schichtstares ist anzunehmen, daß während einer bestimmten Periode des Wachstums der Linse eine vorübergehend einwirkende Schädlichkeit zur Trübung des um diese Zeit sich bildenden Linsenfaserbezirkes führt, während die vorher und nachher auswachsenden Linsenfasern wieder klar sind. Diese Schädigung kann in einer Entwicklungsstörung gelegen sein oder in einer Erkrankung der Epithelkörperchen — Tetanie —, deren Symptome in vielen Fällen von Schichtstar nachweisbar sind. Sehr häufig finden sich auch rhachitische Veränderungen an Knochen und Zähnen (bei den letzteren horizontale Rillen im Schmelz oder Fehlen des Schmelzüberzuges im ganzen, daher oft Zahncaries, kleine verkümmerte Zähne). Die Behandlung des Schichtstares richtet sich nach dem vorhandenen Sehvermögen. Bei S unter 6/12 bis 6/18 korrigiert (je nach dem voraussichtlichen Beruf) ist zu operieren. Steigt bei kleinem Schichtstar die S durch Pupillenerweiterung (Atropin oder Homatropin) zu genügender Höhe — was selten der Fall ist —, so kann optische Iridektomie gemacht werden und so die Akkommodation erhalten bleiben. Verbessert Pupillenerweiterung die Sehschärfe nicht genügend, so ist die Entfernung der Linse angezeigt.

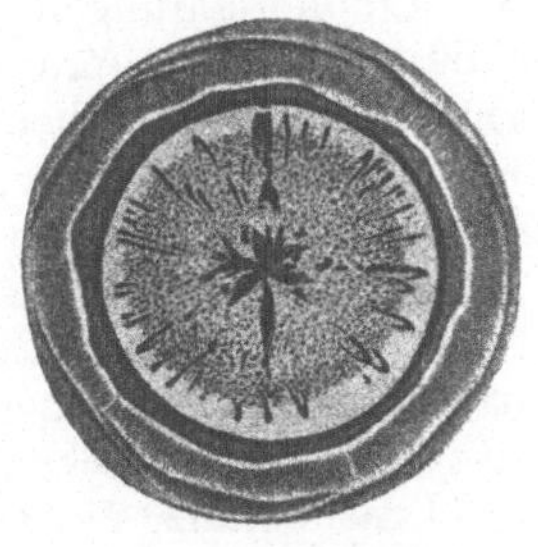

Abb. 34.
Schichtstar
mit Reiterchen (durchfallendes Licht)
(Nach Wintersteiner)

Zum Schichtstar gehörige Formen sind:

Die Cataracta punctata, punktförmige, in den tieferen Schichten der Rinde gelegene Trübungen, gelegentlich durch Interferenz bläulich oder grünlich erscheinend (Cataracta coerulea oder viridis).

Der angeborene Kern- (Nuklear-) Star und der Zentralstar, eine Trübung der zentralen Partie der Linse, häufig mit Schichtstar verbunden.

Der erworbene Kernstar, Cataracta nuclearis, oft mit Rindenstar zusammen vorkommend, erscheint bei seitlicher Beleuchtung als in der Tiefe liegende, graue, diffuse Trübung der Linse; bei Durchleuchtung sieht man zum Unterschied von der durchleuchtbaren Kernsklerose eine unscharf begrenzte dunkle Scheibe im Zentrum. Der Kernstar findet sich vorwiegend als seltenere Form des Altersstars, ganz besonders bei hoher Myopie, führt aber infolge Brechungszunahme der Linse häufig seinerseits zur Myopie (Linsenmyopie). Oft ist diese Erhöhung der Brechkraft bei noch relativ guter Durchsichtigkeit nur in der Mitte des Kerns ausgesprochen, während sie in den Randteilen der Linse fehlt oder viel geringer ist (Linse mit doppeltem Brennpunkt). Beim Durchleuchten ist diese Veränderung durch ring- oder bogenförmige, bei Bewegung des Auges ihre Stellung wechselnde Schattenbildungen nachweisbar, ebenso skiaskopisch durch die Refraktionsdifferenz.

In manchen Fällen, besonders oft bei hoher Myopie, ist die Linse nahezu vollständig verhärtet, durchscheinend und durch die Bildung eines besonderen Farbstoffes tiefbraun bis schwarz gefärbt, Cataracta brunescens bzw. nigra. Beides ist wahrscheinlich durch Veränderungen der Eiweißkörper der Linse bedingt.

Rindenstar. Die Trübungen sitzen entweder in den vorderen oder hinteren Schichten der Rinde (vorderer, hinterer Rindenstar, Cataracta corticalis anterior, posterior) oder in beiden Schichten zugleich.

Im durchfallenden Licht erhält man roten Reflex vom Augenhintergrund, dazwischen erscheinen meist radiär gestellte Sektoren oder Speichen, am frühesten in der Peripherie der Linse, besonders der unteren; häufig auch Tropfenbildungen, in anderen Fällen wieder mehr fleckige, wolkige Trübungen in den supranukleären Schichten oder unregelmäßige, scheibenförmige, aus Pünktchen zusammengesetzte Trübungen in der hinteren Rinde; ferner periphere, bogenförmig dem Äquator der Linse folgende Trübungen (Gerontoxon lentis).

Kapselstar. Der vordere Polarstar, Cataracta polaris anterior, ist ein rundliches, weißes Fleckchen in der Mitte des Pupillargebietes. Anatomisch findet man am Ort der Trübung das Kapselepithel gewuchert und verdickt, dazwischen eine trübe, von den Epithelzellen ausgeschiedene Zwischensubstanz, die Linsenkapsel darüber stets klar. Mitunter ist die Wucherung so massig, daß die Trübung etwas in die Vorderkammer vorragt (vorderer Pyramidenstar). Manchmal ist der vordere Polarstar noch durch ein strang- oder kegelförmiges Gebilde mit der Hornhauthinterfläche verbunden (adhaerenter Pyramidenstar); diese vordere Linsensynechie führt zu Drucksteigerung (Hydrophthalmus).

Am häufigsten entsteht vorderer Polarstar nach Perforation eines (meist gonorrhoischen) Hornhautgeschwürs bei Neugeborenen, findet sich dann zusammen mit mehr weniger dichten Hornhautmakeln und Leukomen. Andere vordere Polarstare sind angeborene Mißbildungen, meist durch Störungen in der Abschnürung des Linsenbläschens bedingt.

Die als **hinterer Polarstar** bezeichnete punktförmige Trübung gehört in der Regel nicht der Linse selbst an, sondern liegt ihrer Hinterfläche auf, sie ist ein Rest der Ansatzstelle der Arteria hyaloidea (hinterer Linsenpunkt).

Zusammen mit Pupillarmembranresten finden sich kleine, weißgraue, rundliche, unter der Kapsel liegende Trübungen, die oft in Mehrzahl vorhanden, in mehr weniger breitem Umkreis um den vorderen Linsenpol angeordnet sind.

II. Totalstar

Bei Totalstar erhält man im durchfallenden Licht keinen roten Reflex mehr. Die Linse ist zunächst grau oder bläulichgrau, seidenglänzend, gequollen durch ihren **Wasserreichtum** (Cataracta intumescens), wodurch die Vorderkammer sich abflacht. Die Zusammensetzung der Trübung aus einzelnen Sektoren ist dabei meist sehr deutlich sichtbar.

Cataracta matura. Nach und nach wird die Linse wieder wasserarm, die Kammer wird tiefer, die Rinde ist nun vollkommen getrübt, zeigt mattgraue Farbe, keinen Glanz, die radiäre Zeichnung wird undeutlich. Der Linsenkern schimmert je nach seiner Größe und Färbung bzw. Dicke der Rinde mehr weniger deutlich bräunlich durch.

Cataracta hypermatura (reduzierte Katarakt). Die Rinde wird allmählich heller grau, zerfällt, verflüssigt sich. Es besteht keine Andeutung von Struktur mehr. Die Vorderkammer ist tief, häufig sieht man kleinere und größere, durch Wucherung des Kapselepithels bedingte Kapselverdickungen als hellweißliche Pünktchen und Flecken. Durch Schrumpfung der Linse kommt es zur Dehnungsatrophie der Zonula, zu Linsenschlottern, oft schlottert auch die Iris. Schließlich kann dann der gleichfalls sich verkleinernde Kern in der stark verflüssigten Rinde beweglich werden, der Schwere nach herabsinken, bei Kopfbewegungen seine Lage verändern — Cataracta Morgagniana.

Cataracta complicata ist Starbildung in einem Auge, das außerdem Zeichen einer anderen Erkrankung zeigt, dabei können die beiden Erkrankungen voneinander unabhängig sein (einfach komplizierte Katarakt), oder es ist die Starbildung Folge der anderen Erkrankung (konsekutive Katarakt), letzteres am häufigsten auf Grund chronischer Uveitis, Netzhautablösung, absoluten Glaukoms, einer Retinochorioiditis, Retinitis pigmentosa. Die konsekutive Katarakt beginnt in der Regel in Form einer stern- oder schalenförmigen Trübung der hinteren Rinde, wobei man anfangs noch die zugrundeliegende Erkrankung ophthalmoskopisch diagnostizieren kann. Nicht selten finden sich auch Veränderungen im vorderen Abschnitt, z. B. hintere Synechien, Pupillenerweiterung, Pupillenstarre, Irisatrophie, ferner Vermehrung oder Herabsetzung der Tension, die auf die Natur des Stares schließen lassen. Bei totaler Trübung ist oft aus dem Aussehen des Stares zu erkennen, daß es sich um einen konsekutiven handelt; die Linse zeigt vielfach eigenartig gelbliche Verfärbung, Kalkablagerungen, Cholesterin-

kristalle, frühzeitige Schrumpfung und Schlottern. Besonders wichtig
für die Diagnose ist die Prüfung der Lichtempfindung und Projektion, die häufig vollkommen fehlt, sehr oft mangelhaft ist. Von dem
Resultat dieser Prüfung hängt auch die Indikation zur Operation ab.
Ist die Erlangung eines einigermaßen brauchbaren Sehvermögens durch
die Operation ausgeschlossen, so können bei jüngeren Leuten nur kosmetische Rücksichten in Frage kommen. Diesen wird man meist in ein-
facher Weise durch Tätowage der Hornhautmitte Genüge tun können.
Eine konsekutive Katarakt ist auch die Starbildung an dem Auge mit
hellerer Iris bei Heterochromiecyclitis. Hier ist zentrale Lichtempfindung
und Projektion erhalten, die Prognose des operativen Eingriffs eine
günstige (s. S. 99).

Der juvenile Totalstar ist ein kernloser, weicher Star. Hieher
gehört der angeborene Totalstar, meist einseitig, am häufigsten Folge
einer Entwicklungsstörung, in manchen Fällen vielleicht auch intra-
uteriner Uveitis.

Cataracta tetanica. Außer für den schon erwähnten Schichtstar
wird die Tetanie auch für eine Starform verantwortlich gemacht, die
zwischen dem 30. und 40. Lebensjahr als Kernstar, häufiger als Totalstar
auftritt, gelegentlich mit Ausfall der Haare und Nägel verbunden. Die
Ursachen dieser Starform liegen in endokrinen Störungen, in der der
Tetanie zugrundeliegenden Insuffizienz der Epithelkörperchen. Auf
die gleiche Ursache ist auch die Starbildung zurückzuführen, die bei
myotonischer Dystrophie auftritt.

Cataracta diabetica ist ein rasch sich entwickelnder, meist
beiderseitiger Star bei schwerem Diabetes. Nur bei Star jugendlicher
Individuen ist die ursächliche Rolle des Diabetes sicher, bei älteren Leuten
ist Unterscheidung zwischen wirklichem Zuckerstar und Altersstar bei
Diabetes in der Regel nicht möglich; auffallend rasche Entwicklung spricht
mehr für Zuckerstar. Die Prognose der Staroperation bei Diabetikern
ist bei Einhaltung der nötigen Aseptik ebenso gut wie die der Altersstar-
operation. Insulin ist vor der Staroperation der Diabetiker stets dann
anzuwenden, wenn die Gefahr eines Koma besteht (Vorhandensein von
Aceton, Acetessigsäure). Die Höhe der Zuckerausscheidung dagegen
kontraindiziert weder die Staroperation, noch macht sie Insulinbehand-
lung nötig. Die Gründe der transitorischen Refraktionsänderung,
meist Myopie, seltener Hypermetropie, wie man sie nicht selten bei Diabetikern beobachtet, sind in der Linse gelegen. In manchen Fällen
findet man dabei gleichzeitig beginnende Katarakt, in anderen Fällen
ist die Linse vollkommen klar.

Bei älteren Individuen kann gleichfalls Tetanie und Diabetes
als Ursache in Betracht kommen. Bei den meisten in höherem Alter auftretenden Staren sind weder am Auge noch im übrigen Körper Ursachen
für das Auftreten einer Linsentrübung nachweisbar. Meist handelt es
sich um Leute etwa um das 60. Jahr, aber auch schon in den 40er Jahren
kann man gelegentlich, besonders im durchfallenden Licht, die Anfänge
solcher Trübungen sehen, mit besonderen Hilfsmitteln (Spaltlampe) in

Form äquatorial gelegener Punkte (Cataracta coronaria) sogar noch viel früher.

Der Altersstar ist als Alterserscheinung aufzufassen, bei der direkte Vererbung eine Rolle spielt. Jenseits des 60. Jahres ist fast keine Linse vollkommen klar; den Zeitpunkt, in dem die Trübung zu starker Sehstörung führt oder Operation nötig macht, erleben allerdings nicht viele. Auch bei angeborenen Staren kommt Vererbung vor, so besonders beim Schichtstar.

Traumatische Katarakt. Stumpfe Traumen können zur Trübung der Linse führen, und zwar meist infolge Ruptur der Linsenkapsel, seltener ohne eine solche. In der Regel entsteht der Wundstar — Cataracta traumatica — nach perforierenden Verletzungen. Wird die Linsenkapsel eröffnet, so dringt Kammerwasser ein, die Linsensubstanz quillt auf, trübt sich bläulichgrau. Schon nach einigen Stunden entwickelt sich eine unregelmäßig sternförmige Trübung der hinteren Rinde, die sich später mehr weniger vollkommen zurückbilden kann. Dagegen geht meist die Trübung und Aufquellung der Linsensubstanz von der Kapselwunde aus weiter, die in die Vorderkammer tretenden Starbröckel werden resorbiert, und nach und nach können kernlose Linsen, also die Linsen sehr junger Individuen, sich vollkommen aufsaugen. Häufiger kommt die Resorption zum Stillstand, die Kapselwunde schließt sich als Kapselstar und es bleibt eine mehr weniger verkleinerte, dicht grau getrübte Linse übrig. Bei stürmischer Quellung der Linsenmassen kommt es nicht selten zur Reizung der Iris, häufig zu Glaukom, bei jeder quellenden Katarakt ist demnach die Spannung des Augapfels zu beobachten. Ist sie erhöht, so sind die Linsenmassen schleunigst operativ zu entfernen. Die sonstige Behandlung der traumatischen Katarakt besteht in der Weithaltung der Pupille durch Atropin (1%) oder besser durch das weniger leicht zu Drucksteigerung führende Scopolamin (0,2%). Eine allzu stürmische Quellung der Linsenmassen bekämpft man durch frühzeitige und häufige Anwendung von Kälte (Eisbeutel). Wenn sich schließlich der größte Teil der Linsensubstanz getrübt hat, so wird die Linse durch Operation entfernt.

Fremdkörper, die in der Linse stecken bleiben oder sie durchdringen, führen in der Regel mehr weniger rasch zu einer Trübung derselben. Selten, bei kleinster und von Iris gedeckter Kapselwunde bleibt die Trübung partiell und stationär, kann sich sogar zum Teil wieder etwas aufhellen. Fremdkörper in der Linse, die keine chemische Wirkung ausüben, können einheilen. Eisensplitter, und zwar nicht nur die in der Linse selbst gelegenen (s. S. 194), führen stets nach und nach zur Trübung der Linse, sehr oft zum Auftreten ringförmig angeordneter braungelblicher Pünktchen unter der vorderen Linsenkapsel (Siderosis lentis). Längere Zeit im Auge weilende Kupfersplitter erzeugen eine sonnenblumenähnliche grünliche Trübung der Linse, dicht unter der Vorderkapsel (Chalcosis lentis).

Zu den traumatischen Katarakten im weitesten Sinne gehören ferner: der Glasbläserstar. Er entwickelt sich bei 30 bis 40jährigen Glasbläsern, wahrscheinlich als Folge der lange einwirkenden strahlenden

Hitze, in der Regel zuerst an dem bei der Arbeit dem Ofen zugekehrten
linken Auge.

Blitzstar nennen wir nach Blitzverletzungen auftretende Linsentrübungen; solche lassen sich auch tierexperimentell durch starke elektrische Funkenschläge erzeugen.

Nach intensiven Bestrahlungen mit Röntgen-, Radium- und
ultraviolettem Licht ist Starbildung beobachtet und auch experimentell erzeugt worden.

Stumpfe Traumen können zu einer feinen Ringtrübung an der
Vorderfläche der Iris führen, die im durchfallenden Licht deutlich
sichtbar ist: Vossiussche Ringtrübung. Sie stellt einen vom
Pigmentepithel der Iris herrührenden, durch das Trauma bedingten
Pigmentabklatsch des Pupillarrandes auf die vordere Linsenkapsel dar,
der nach einiger Zeit von selbst verschwindet.

Die traumatischen Lageveränderungen der Linse (s. S. 129).

Pathologische Anatomie der Katarakt. Die Linsenkapsel
bleibt bei allen Linsentrübungen klar. Dagegen zeigt das Kapselepithel
sehr häufig ausgedehnte Veränderungen; durch zentrale umschriebene
Wucherungen des Epithels und Ausscheidung einer trüben Zwischensubstanz entsteht der vordere Polarstar. Ausgedehnte Wucherungen
dieser Art — Kapselstar — bilden sich auch bei manchen Entzündungen
in der Umgebung, nach Verletzungen der Linsenkapsel, bei reduziertem
Totalstar. In manchen Fällen, besonders bei Uveitis, schiebt sich das
Epithel auch auf die Hinterkapsel über und kann sie schließlich ganz
überziehen. Neben der Tendenz zur Proliferation zeigen sich auch degenerative Vorgänge im Epithel; als ihre Folge ist die Bildung der sogenannten Bläschenzellen anzusehen, große rundliche Zellen, die unter
pathologischen Verhältnissen statt der jungen normalen Linsenfasern
in der Gegend der Epithelgrenze auftreten. In der Linsensubstanz selbst
weichen die Fasern auseinander, es entstehen Spalten zwischen ihnen,
die sich mit Flüssigkeit ausfüllen. Die Linsenfasern quellen und trüben
sich unter Auftreten feinster Tröpfchen, zerfallen schließlich in einen
aus Linsenbröckeln, größeren, aus stärker lichtbrechender Substanz
bestehenden Kugeln (Myelinkugeln, Morgagnische Kugeln) und aus
Flüssigkeit zusammengesetzten Brei. Schließlich können kalkige Massen,
Cholesterinkristalle auftreten. Der Linsenalterskern nimmt mehr
weniger tiefe bräunliche Färbung an, trübt sich, um sich später nach
und nach zu verkleinern.

Die Behandlung der Katarakt ist eine operative; medikamentöse
Behandlung ist wirkungslos. Die Indikation zur Staroperation ist
gegeben, wenn die durch die Linsentrübung hervorgerufene Sehstörung
so beträchtlich ist, daß der Kranke seiner Beschäftigung (auch Lesen,
Schulbesuch) nicht mehr nachgehen kann. Die Linse kann in jedem
Trübungsstadium entfernt werden; das Stadium der Reife, von dessen
Eintritt man früher den Zeitpunkt der Operation abhängig gemacht
hatte, braucht nicht abgewartet zu werden. Bei vorhandenen Komplikationen muß man sorgfältig abwägen, ob die Sehstörung bzw. wieviel

von ihr auf Rechnung der Linsentrübung zu setzen ist, und danach das Vorgehen einrichten.

Die Wahl der Operationsmethode hängt davon ab, ob es sich um a) juvenilen Weichstar (Cataracta mollis) bis etwa zum 35. Lebensjahr oder b) Star bei älteren Personen (über dem 35. Lebensjahr) handelt. Im ersteren Fall genügt ein kleiner Schnitt, der Linearschnitt, der mit der Lanze angelegt wird (Linearextraktion). Im zweiten Fall ist ein Lappenschnitt mit dem Graefemesser auszuführen (Lappenextraktion).

Ist der weiche Star nur partiell (ganz besonders bei Schichtstar), so schickt man als Voroperation eine Diszission der Linsenkapsel voraus, um die klaren Linsenteile durch das eindringende Kammerwasser zur Trübung und zur Erweichung zu bringen. Ebenso, wenn eine durchsichtige jugendliche Linse zur Korrektion hoher Myopie entfernt werden soll.

Ausführung der Diszission. Ein Knappsches Diszissionsmesser wird am lateralen Hornhautrand eingestochen, seine Spitze in die Mitte der atropinweiten Pupille geführt und nun die Linsenkapsel zertrennt. Nach der Diszission ist wie bei der traumatischen Katarakt die Pupille durch Scopolamin (0,2%) weit zu halten, allzu stürmische Quellung durch Eisbeutel zu bekämpfen. Durch den Eingriff wird eine traumatische Katarakt erzeugt, die Starmassen trüben sich, quellen auf und können dann nach einigen Tagen durch Linearextraktion entfernt werden. Der Zeitpunkt für diese ist gegeben, sobald die Quellung der Linse stärker wird, weiteres Zuwarten ist nicht angezeigt, weil sonst Irisreizung und besonders auch Drucksteigerung eintritt.

Bei kindlichem Totalstar unterbleibt die Diszission, hier ist von vornherein die Linearextraktion auszuführen; das gleiche gilt von der traumatischen Katarakt jüngerer Leute.

Ausführung der Linearextraktion. Eine krumme Lanze wird im oberen Skleralband eingestochen, und eine Wunde von 5 bis 8 mm Länge angelegt. Dann wird mit der Lanzenspitze oder einem spitzen Häkchen die Linsenkapsel eröffnet bzw. die Öffnung mit der Lanze erweitert (wenn die Kapsel durch Diszission oder bei traumatischer Katarakt vorher schon gespalten war) und nun durch Druck auf die dem Schnitt gegenüberliegende Hornhautpartie die weichen Starmassen möglichst vollständig entleert. Die Iris wird dann durch Spatel sorgfältig in ihre normale Lage gebracht (reponiert).

Zur Entfernung der Linse mit großem harten Kern ist die Anlegung einer größeren Wunde nötig, wie man sie durch den Lappenschnitt erzielt. Dieser ist also bei allen Staroperationen jenseits des 35. Lebensjahres am Platze, eine Diszission als Voroperation ist in diesen Fällen kontraindiziert.

Vorbereitung der Staroperation. Der Operation hat in jedem Fall eine genaue Allgemeinuntersuchung voranzugehen; auch der Umgebung des Auges und der Funktion der tränenableitenden Wege ist besondere Aufmerksamkeit zuzuwenden. Erkrankung der letzteren, besonders Dakryo-

cystitis, muß vor der Operation durch Tränensackexstirpation oder
Toti-Operation beseitigt werden. Erkrankungen der Bindehaut sind sorgfältig vorzubehandeln. Aber auch der klinisch normale Bindehautsack
enthält sehr oft Keime, auch pathogener Art, besonders Pneumokokken,
Streptokokken und Staphylokokken, die zu einer operativen Infektion
führen können. Der Bindehautsack ist daher vor der Operation auf solche
Keime kulturell zu untersuchen und die Operation erst vorzunehmen,
wenn die Keime durch desinfizierende Maßnahmen verschwunden sind.

Durch wiederholte Instillation 2 bis 5% Kokains wird hinreichende
Anaesthesie, durch Adrenalininstillation genügende Blutleere erzielt.
Da Zukneifen der Lider die Operation stören und der Druck auf das
eröffnete Auge besonders seitens des Unterlides sehr leicht zu Glas-
körperaustritt führen kann, so empfiehlt es sich, die Orbiculariswirkung
vorübergehend auszuschalten; man erzielt dies durch die sogenannte
Akinesie, Novokain-Adrenalininjektion in die Gegend des äußeren
und unteren Orbitalrandes (s. S. 18).

Ausführung der Lappenextraktion. Ein Graefesches Starmesser wird im temporalen Skleralband eingestochen, durch die Vorderkammer durchgeführt, korrespondierend ausgestochen und nun mit
einigen Zügen ein Lappen angelegt, der je nach der voraussichtlichen
Größe des Kerns ein Drittel bis zwei Fünftel der oberen Zirkumferenz
der Hornhaut umfaßt und dem nach oben ein Stück der Bindehaut
(Bindehautlappen) adhäriert. Nun wird entweder die Iris exzidiert —
kombinierte Lappenextraktion — oder es bleibt die runde Pupille erhalten — einfache Lappenextraktion. Von der Linsenkapsel wird mit
einer Kapselpinzette ein möglichst großes Stück geholt und nun durch
leichten Druck mit einem Daviellöffel auf den untersten Hornhautteil
der Linsenkern mit der Rinde entbunden. Zurückgebliebene Rindenreste
werden durch Massage mit dem Daviellöffel oder durch Eingehen mit
dem Jägerschen Löffel entfernt. Dann wird, wenn keine Iridektomie
ausgeführt wurde, die Iriswurzel oben mit einer Scherenpinzette eingeschnitten (zur Verhütung eines Irisprolapses, der sonst bei Wundsprengung
im Heilungsverlauf erfolgen könnte), die Iris reponiert und der Bindehautlappen zurechtgestrichen („Toilette" des Auges).

Nachstar. Cataracta secundaria. Rindenreste, die nicht durch
die darüberliegende Kapsel vor dem Einfluß des Kammerwassers geschützt
sind (freier Rindennachstar), resorbieren sich nach und nach vollkommen.
Ist die angelegte Kapsellücke nur klein, so kann sie sich durch Wucherung
des Kapselepithels wieder schließen, die zurückgebliebenen Starreste
gelangen dann innerhalb der Kapsel nicht mehr zur vollkommenen
Aufsaugung, es entsteht eine mehr weniger dichte, oft faserige Membran
(eingeschlossener Rindennachstar). In manchen Fällen kann der Nachstar
auch längere Zeit nach der Operation entstehen, sei es, daß sich durch
Faltung der hinteren Kapsel ein Sehhindernis ergibt (Kapselnachstar),
oder dadurch, daß das Kapselepithel von den Rändern der Kapselöffnung
her zu wuchern beginnt und Linsenfasern in Tropfenform neugebildet
werden (Tropfennachstar). Wenn der Nachstar eine Sehstörung mit sich

bringt, so wird er durch Diszission gespalten. Nur selten, bei dicken, zähen Nachstaren, muß er durch einen Lanzenschnitt extrahiert oder in anderer Weise zertrennt werden. Mit Sicherheit läßt sich die Entstehung eines Nachstars vermeiden, wenn die Linse in der geschlossenen Kapsel extrahiert wird. Es sind dafür eine Reihe von Verfahren angegeben worden, die aber wegen der beträchtlich erhöhten Gefahr des Glaskörperverlustes vorläufig nur als Ausnahmsverfahren in Betracht kommen.

Aphakie. Ein Auge, in dessen Pupillargebiet die Linse fehlt, ist aphakisch. Aphakie erkennt man mit Sicherheit aus dem Fehlen des hinteren Kapselbildchens. Nicht so sicher sind andere Symptome, wie die abnorme Tiefe der Vorderkammer, Irisschlottern, die tiefschwarze Farbe der Pupille, die Verminderung der Brechkraft und die Akkommodationslosigkeit (vgl. Elschnig: Funktionsprüfung, S. 49 ff.). Ein staroperiertes Auge kann, wenn nicht vorher hohe Myopie bestand, nur mit einem Konvexglas in die Ferne scharf sehen. Die Brechungsverminderung, die das Auge durch die Entfernung der Linse erfährt, beträgt 14,3 dptr; diese Brechungsverminderung wird bei einem vorher emmetropischen Auge durch ein vor das Auge gesetztes Brillenglas von ca. 11 dptr ausgeglichen. War das Auge vorher hypermetropisch, so erhöht sich entsprechend dieser Wert, war es früher myopisch, so vermindert er sich. Ein Auge mit einer Myopie von etwa 20 dptr (corr. Glas) wird durch Entfernung der Linse ungefähr emmetropisch; darauf beruht die Myopieoperation. Infolge der Akkommodationslosigkeit des aphakischen Auges muß für die Nähe ein Konvexglas zugelegt werden; will man also z. B. auf 25 cm einstellen, so muß das Naheglas um 4 dptr stärker sein als die Fernbrille.

Bei einseitiger Aphakie wird die Korrektion des aphakischen Auges wegen der verschieden großen Netzhautbilder der beiden Augen nicht vertragen, ein Umstand, auf den der Kranke vor der Operation eines einseitigen Stars aufmerksam gemacht werden muß. In solchen Fällen gibt das operierte Auge vor allem den Vorteil der Erweiterung des Gesichtsfeldes nach der früher blinden Seite, im übrigen stellt es nur ein Reserveauge dar. Daher wird durch Unfall entstandene einseitige Aphakie dem Verlust eines Auges gleichgestellt und mit 25% Erwerbsverminderung beurteilt.

Lageveränderungen der Linse. Lageveränderungen der Linse entstehen durch Verlängerung oder Zerreißung eines mehr weniger großen Teiles der Zonulafasern. Bleibt dabei die Linse noch im Bereich der Fossa patellaris, so sprechen wir von Subluxation; verläßt sie diese ganz, so liegt Luxation vor. Bei Subluxation ist die Kammer ungleich tief, nach der Seite der Verlagerung hin abgeflacht, nach der entgegengesetzten Seite tiefer, meist besteht Iris- und Linsenschlottern. Im durchfallenden Licht zeigt sich peripher an der der Verschiebungsrichtung entgegengesetzten Seite der Linsenrand als schwarzer Bogen. Bei höhergradiger Verschiebung und weiter Pupille ist er manchmal auch schon bei seitlicher Beleuchtung zu sehen; dann ist der linsenlose Teil der

Pupille schwarz, der linsenhältige reflektiert zart grau; in den beiden Abschnitten der Pupille besteht verschiedene Refraktion, indem der aphakische hypermetropische (wenn nicht vorher hohe Myopie bestand), der andere myopische Refraktion zeigt, letzteres infolge Zunahme der Brechkraft der Linse, da sie sich nach Aufhören der Zonulaspannung stärker wölbt. Durch die prismatische Wirkung des Linsenrandes entsteht monokulares Doppelsehen, bei der ophthalmoskopischen Untersuchung kann das Fundusbild verdoppelt erscheinen.

Die Folgen der Subluxation bestehen in Sehstörungen, die zum Teil durch Gläserkorrektion zu vermindern sind. Nicht selten tritt Drucksteigerung auf.

Die Luxation der Linse erfolgt entweder in den Glaskörper oder in die Vorderkammer. Im ersteren Falle zeigt das Auge die Zeichen der Aphakie. Beim Blick nach unten sieht man beim Durchleuchten die Linse im Glaskörper liegen; von dort kann sie manchmal durch Vornüberneigen des Kopfes hinter die Pupille gebracht werden. Nur selten wird die in den Glaskörper luxierte, meist nach und nach sich trübende Linse vom Auge dauernd gut vertragen; meist kommt es zu Iridocyclitis und Drucksteigerung. Bei Luxation der Linse in die Vorderkammer erscheint die letztere auffallend tief, die Linse gleicht darin einem goldgelb glänzenden Öltropfen. Häufig ist die Linse in die Pupille eingeklemmt, die eine Hälfte vorn in der Vorderkammer, die andere hinter der Pupille gelegen. Luxation der Linse in die Vorderkammer hat stets rasch eintretende heftige Drucksteigerung zur Folge, an der das Auge unter starken Schmerzen erblindet, wenn die Linse nicht schleunigst entfernt wird. Bei traumatischen Rupturen der Sklera kann die Linse ganz aus dem Auge herausgeschleudert werden oder unter die Bindehaut zu liegen kommen. Sie zerfällt dort bald und wird resorbiert.

Die Lageveränderungen der Linse sind angeboren oder erworben.

a) Bei den angeborenen Lageverschiebungen handelt es sich meist um Subluxation, in der Regel beiderseitig und symmetrisch gelegen: häufig vererbbar bzw. familiär auftretend — Ectopia lentis. Mitunter kann im Verlauf die Subluxation in eine Luxation sich umwandeln.

b) Erworbene Lageverschiebungen, entweder durch Traumen, in der Regel stumpfer Art, oder spontan infolge von Glaskörperveränderungen, z. B. bei hoher Myopie, oder Dehnung der Zonula durch Vergrößerung der Skleralkapsel, z. B. Hydrophthalmus oder Verkleinerung der Linse (reduzierte Katarakt).

Die Behandlung der Lageverschiebungen richtet sich nach den eintretenden Komplikationen. Fehlen solche, so kann man durch Gläserkorrektion das Sehen zu bessern versuchen und sich im übrigen zuwartend verhalten. Nur bei Luxation der Linse in die Vorderkammer ist die Linse so rasch als möglich zu entfernen, da in solchen Fällen die Drucksteigerung niemals ausbleibt. Bei auftretender Drucksteigerung bei Subluxation ist die Linse zu extrahieren, wobei meist mehr minder beträchtlicher

Glaskörperverlust unvermeidlich ist. Die Extraktion einer in den Glaskörper luxierten Linse ist gefahrvoll, man beschränkt sich deswegen besser darauf, vorhandene Drucksteigerung durch Glaukomoperation, und zwar am besten durch die Cyclodialyse zu bekämpfen.

Von angeborenen Mißbildungen ist zu erwähnen der Lenticonus, eine kegelförmige Vorwölbung der Vorder- oder Hinterfläche der Linse. Beides ist äußerst selten und gibt sich beim Durchleuchten durch ringförmige Reflexerscheinungen zu erkennen, die den bei Keratoconus auftretenden sehr ähnlich sind, aber aus der parallaktischen Verschiebung unschwer lokalisiert werden können. Das Linsenkolobom ist eine Einbuchtung des Linsenrandes, mit angeborenem Iris- bzw. Aderhautkolobom verbunden und wie dieses in der Regel nach unten gelegen. Die angeborene Ektopie der Linse wurde S. 130 erwähnt.

Netzhaut, Sehnerv und die Sehbahn

Anatomie. Die Netzhaut ist ein dünnes, im Leben durchsichtiges und durch den in den Stäbchen befindlichen, aber im Licht sofort schwindenden Sehpurpur purpurrot gefärbtes Häutchen. Mit ihrer Unterlage, der Uvea, ist sie nur an der Eintrittsstelle des Sehnerven und an der Ora serrata fest verbunden. An der letzteren endigt die Netzhaut mit gezackter Linie und geht etwas vor dem Äquator, nasal etwas weiter nach vorn reichend als temporal, in die innere Epithellage der Pars plana des Ciliarkörpers über — Pars ciliaris ret. (s. S. 95). Diese Lage mit der die Hinterfläche der Iris überkleidenden Pars iridica retinae (Dilatator + Pigmentepithel) stellt die Pars coeca dar, den lichtunempfindlichen, rudimentären Teil der Netzhaut. Das Epithel gehört entwicklungsgeschichtlich wohl zur Netzhaut, steht aber mit ihr nur in lockerer Verbindung; bei Netzhautablösung hebt es sich nicht mit ihr ab, sondern bleibt auf der Chorioidea liegen. Die lichtempfindliche, bis zur Ora serrata reichende Pars optica der Netzhaut besteht aus drei Schichten nervöser Zellen und aus drei aus Nervenfasern zusammengesetzten Schichten, die die Zellschichten miteinander verbinden. Vom Pigmentepithel nach innen gehend sind die Schichten der Netzhaut folgende (Abb. 35):

1. Stäbchenzapfenschicht	
2. Membrana limitans externa	Neuroepithelschicht
3. Äußere Körnerschicht	
4. Äußere plexiforme Schicht	
5. Innere Körnerschicht	
6. Innere plexiforme Schicht	
7. Ganglienzellenschicht	Gehirnschicht
8. Nervenfaserschicht	
9. Membrana limitans interna	

Die innersten sechs Schichten, als Gehirnschicht zusammengefaßt,
werden von den Gefäßen der Netzhaut versorgt, die äußeren drei, die Neuro-
epithelschicht, sind gefäßlos und werden von der Choriocapillaris bzw. dem
Pigmentepithel ernährt. Stäbchen und Zapfen stellen die äußeren Teile
von Zellen dar, die bis zur äußeren plexiformen Schicht reichen, und zwar
bestehen die Stäbchensehzellen
aus dem Außenglied, Innenglied,
der Stäbchenfaser, dem Stäbchen-
korn, die Schicht der äußeren
Körner bildend und den in der
äußeren plexiformen Schicht frei
endenden Endkügelchen; etwa
entsprechend ist der Bau der
Zapfensehzellen.

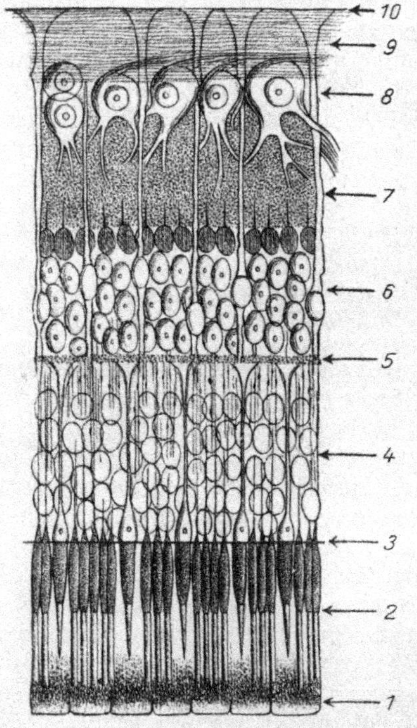

Die übrigen Schichten der
Netzhaut stehen miteinander in
nervöser Verbindung. Die Achsen-
zylinder der Ganglienzellenschicht
bilden die Nervenfaserschicht,
ziehen zur Papille und dann in
den Sehnerven zentralwärts. Das
Stützgewebe, die Neuroglia, besteht in der Hauptsache aus die
ganze Dicke der Netzhaut durch-
setzenden Fasern, den Müllerschen Stützfasern, deren
Kerne in der inneren Körnerschicht liegen. An der Innenfläche der Netzhaut verbreitern
sich die Fasern kegelförmig und
bilden miteinander konfluierend
die Membrana limitans interna.

Die Lage des hinteren
Augenpoles bezeichnet die Stelle
des deutlichsten Sehens, die
Fovea centralis. Hier fehlen
die inneren Netzhautschichten,
wodurch eine grubenförmige
Einsenkung zustande kommt.
Im Bereich der äußeren Schichten finden sich in der Fovea nur

Abb. 35. Durchschnitt durch die
Netzhaut (schematisch, nach
Rauber-Kopsch)

1 Pigmentepithel. 2 Stäbchen und Zapfen.
3 Limitans externa. 4 Äußere Körnerschicht.
5 Äußere retikulare Schicht. 6 Innere Körnerschicht. 7 Innere retikulare Schicht. 8 Ganglienzellenschicht. 9 Nervenfaserschicht.
10 Limitans interna

Zapfen, erst an ihrem Rand beginnen auch Stäbchen, die unter entsprechender Verminderung der Zapfen gegen die Ora serrata immer mehr an Zahl
zunehmen. Gefäße fehlen im Bereich der Fovea. Sie ist umgeben von
einem meist querovalen, etwa 2 mm großen, durch eine wallartige Verdickung der Netzhaut abgegrenzten Bezirk, der einen — beim Lebenden
nur beim Spiegeln im rotfreien Licht sichtbaren — gelben Farbstoff

enthält, die **Macula lutea** — gelber Fleck. Etwa 4 mm nasal und etwas
nach oben von der Macula lutea vereinigen sich die etwa radiär ziehenden,
die Gegend der Fovea im Bogen umkreisenden Nervenfasern zu der
etwa $1^1/_2$ mm großen **Sehnervenscheibe, Papilla nervi optici**,
dem Anfangsstück des Sehnerven. Dieser tritt medial vom hinteren Pol
aus dem Auge heraus, Aderhaut und Sklera durchsetzend (Sklero-
ticochorioidealkanal des Sehnerven). (Abb. 36.) Hier ziehen sowohl die
Aderhaut wie die inneren Lagen der Sklera mit einem Teil ihrer Fasern
durch den Sehnerven hindurch und bilden die **Lamina cribrosa** —
Siebplatte —, welche somit die hintere Begrenzung der Sehnerven-

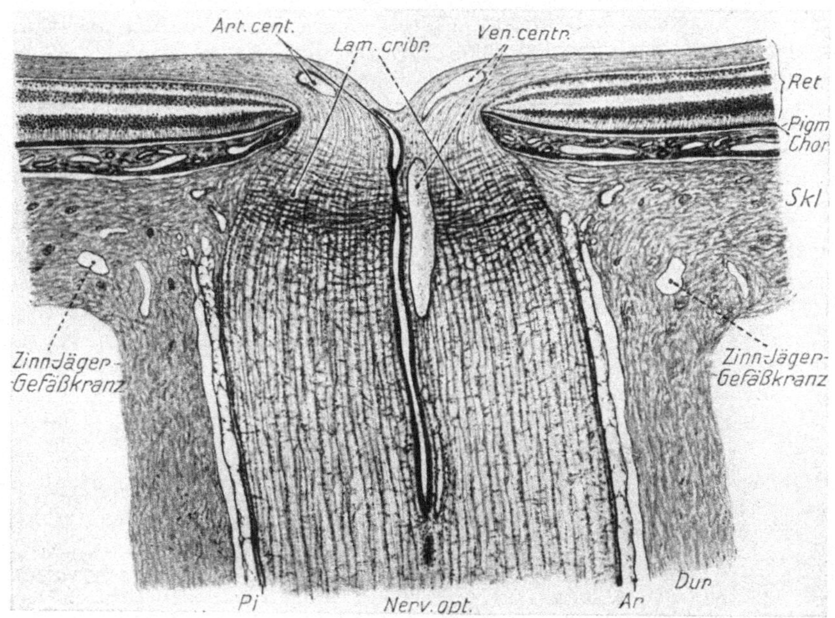

Abb. 36. **Eintritt des Sehnerven.** Längsschnitt

scheibe darstellt. Bis zur Lamina cribrosa sind die Sehnervenfasern
marklos, daher grau durchscheinend, jenseits der Lamina cribrosa
bekommen sie Markscheiden, der Sehnerv wird dadurch dicker und
undurchsichtig weiß. In der Papille treten die **Zentralgefäße**, Arteria
und Vena centralis retinae, aus bzw ein und reichen dichotomisch
verästelt bis zur Ora serrata. Sie sind Endarterien wie die Arterien
des Gehirns und bilden daher in der Netzhaut keine Anastomosen.

Die ophthalmoskopisch sichtbaren Gefäße der Netzhaut verlaufen
in der Nervenfaserschicht, dicht unter der Limitans interna; in die Tiefe
der überhaupt noch Gefäße führenden Gehirnschichten der Netzhaut
gelangen nur kapillare Netze.

Orbitaler Teil des Sehnerven. Nach dem Austritt aus dem Augapfel verläuft der Sehnerv S-förmig gebogen (wodurch Zerrungen bei Augenbewegungen ausgeschlossen sind) zum orbitalen Ende des Canalis opticus. Seine Fasern bestehen aus Achsenzylindern mit Markscheiden und Neuroglia, haben aber keine Schwannsche Scheide; sie sind zu Bündeln gruppiert, die durch ein den ganzen Sehnerven durchsetzendes bindegewebiges Septenwerk voneinander getrennt sind. Der Sehnerv besitzt drei Scheiden, die den drei Hirnhäuten entsprechen und ihre Fortsetzung bilden. Die Pialscheide liegt dem Sehnerven fest an und sendet die gefäßführenden Septen in seinen Stamm. Die starke Duralscheide umgibt ihn lose, zwischen ihr und der Pia liegt ein geräumiger Lymphraum, der intravaginale Raum, der, mit Cerebrospinalflüssigkeit gefüllt, mit dem Subduralraum des Gehirns in Verbindung steht und blind in der Sklera endigt. (Abb. 37.) Die mittlere, die Arachnoidealscheide, besteht aus zarten Bälkchen, die den intravaginalen Raum in einen subduralen und subarachnoidealen Raum trennen. Die Zentralgefäße des Sehnerven treten 1 bis 2 cm vom Bulbus entfernt von unten her in den Sehnerven ein und verlaufen dann in seiner Achse zur Oberfläche der Sehnervenscheibe. Die Arteria centralis ist ein Ast der Arteria ophthalmica (aus der Carotis int.), die Vena centralis mündet direkt oder auf dem Wege der Vena ophthalmica superior in den Sinus cavernosus. Entsprechend dem blinden Ende des Intravaginalraumes bilden die kurzen hinteren Ciliararterien einen Gefäßkranz um den Sehnerven, den Zinn-Jaegerschen Skleralgefäßkranz, der mit aus den Zentralgefäßen stammenden Ästchen dieser Gegend anastomosiert.

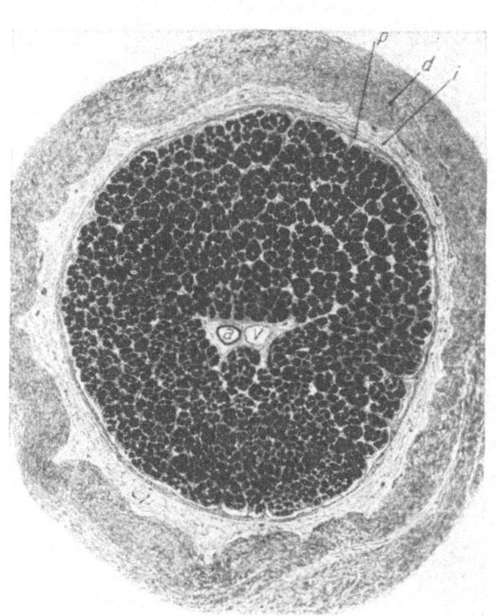

Abb. 37
Querschnitt durch den Sehnerv
(Markscheidenfarbung)
d Dura. *p* Pia. *i* intervaginaler Raum.
a v Zentralgefäße

Der Sehnerv durchsetzt im weiteren Verlauf den engen Canalis opticus und gelangt nach etwa 1 cm zu der über der Hypophyse liegenden Sehnervenkreuzung (Chiasma nervorum opticorum). (Abb. 38.) Hier durchflechten die Sehnerven beider Seiten einander partiell, indem die Fasern der nasalen Netzhauthälfte sich mit den entsprechenden des anderen Auges kreuzen und in den Tractus opticus der anderen Seite eintreten, während die Fasern der temporalen Netzhauthälften ungekreuzt im gleichseitigen Tractus opticus weiter verlaufen. Die beiden rechten Netzhauthälften verlaufen demnach im rechten, die beiden linken im linken Tractus. Die beiden Tractus optici ziehen dann nach hinten und lateral und enden in den primären Opticus-ganglien: dem Corpus geniculatum externum und Pulvinar thalami optici. Von hier geht die nervöse Verbindung durch die Gratioletsche Sehstrahlung im hinteren Schenkel der inneren Kapsel zum Sehzentrum im Hinterhauptslappen (Cuneus), das in der Rinde der Fissura calcarina gelegen ist (sekundäres Opticusganglion).

Funktion der Netzhaut und des Sehnerven. Die Gegenstände der Außenwelt entwerfen auf der Netzhaut ein umgekehrtes Bild; die Lichtstrahlen gelangen zu den Stäbchen und Zapfen und werden, durch komplizierte Vorgänge teils photochemischer (z. B. Ausbleichung des vom Pigmentepithel gelieferten Sehpurpurs), teils physikalischer Natur, sowie Bewegungsvorgänge (z. B. Pigmentwanderung, Kontraktion der Zapfen bei Belichtung) zu Nervenerregung umgewandelt, durch die Nervenfasern dem Sehnerven und dem Gehirn zugeführt.

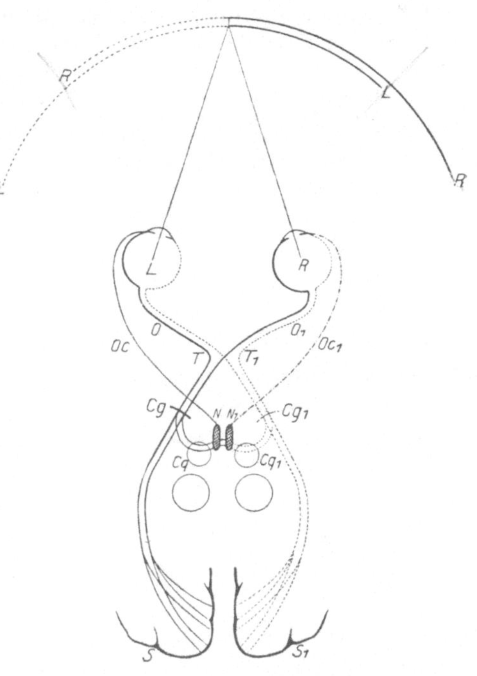

SS_1 Linkes und rechtes Sehzentrum im Hinterhauptlappen. $Cq\,Cq_1$ Corpus quadrigeminum. $Cg\,Cg_1$ Corpus geniculatum. $T\,T_1$ Tractus opticus. $O\,O_1$ Nervus opticus. NN_1 Sphinkterkern (Oculomotorius). $OcOc_1$ Nervus oculomotorius. $RRLL$ rechtes und linkes Gesichtsfeld im horizontalen Meridian

Ophthalmoskopisches Aussehen der Netzhaut und des Sehnerveneintrittes unter normalen Verhältnissen. Die Netzhaut ist vollkommen durchsichtig, im ophthalmoskopischen Bild sind nur ihre Gefäße sichtbar. Der rote Reflex aus dem Augenhintergrund rührt weder von ihr noch von der Aderhaut her, sondern in erster Reihe von dem im durchfallenden Licht rot erscheinenden Pigmentepithel der Netzhaut (s. S. 108). Die Sehnervenpapille präsentiert sich als rötlichweiße Scheibe, in deren Mitte die Zentralgefäße auftauchen, die Arterien hellrot, die Venen violett, die letzteren durchschnittlich etwa um ein Drittel dicker als die Arterien gleicher Ordnung. (Abb. 39.) An der Oberfläche der Papille teilt sich die Zentralarterie in die obere und untere Papillenarterie, deren jede sich in einen nasalen und temporalen Ast (Arteria nasal. sup. et inf. und Arteria tempor.

sup. et inf.) spaltet. Dies ist der Grundtypus der Gefäßverteilung, der aber sehr häufig Variationen aufweist. Die Venen treten in analoger Weise in die Papille ein, ihre Teilung ist meist noch unregelmäßiger als die der Arterien. Mehrere kleine Äste der Zentralgefäße verlaufen temporalwärts zur Macula (Maculargefäße). Die größeren Arterien- und Venenstämme tragen einen hellen, durch Reflexion des Lichtes an der Blutsäule entstehenden Streifen in ihrer Mitte, den Reflexstreif, der so lange sichtbar bleibt, als die Gefäße in der Kugelfläche des Augenhintergrundes liegen; biegt ein Gefäß aus dieser Fläche ab (z. B. bei Netzhautablösung), so fehlt an dieser Stelle der Reflex, das Gefäß erscheint dunkel. Der Reflexstreif sowie der dichotomische, anastomosenlose Verlauf, die klare Sichtbarkeit unterscheidet die Netzhautgefäße von den Aderhautgefäßen. Aus dem Zinnschen arteriellen Gefäßkranz gelangen feine Gefäßchen durch die Sehnervenpapille in die Netzhaut. Mitunter erreichen sie beträchtliche Größe und werden dann (etwa in jedem 7. Fall) ophthalmoskopisch als am Rand der Sehnervenscheibe

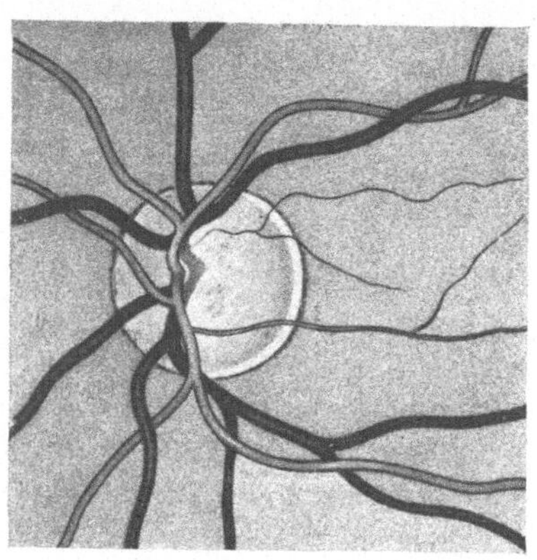

Abb. 39
Papille mit physiologischer
Exkavation temporal
Skleralring. Pigmentring

auftauchende und mit hakenförmiger Krümmung in der Netzhaut weiterziehende Gefäße sichtbar — cilio-retinale Arterien. Sehr selten sind die entsprechenden retino-ciliaren Venen; ebenso die angeborenen optico-ciliaren Venen, Äste der Zentralvene, die direkt in die Sehnervenscheibe oder in die Aderhaut übergehen. Häufiger entwickeln sich die letzteren unter pathologischen Verhältnissen, so nach Kompression bzw. Obliteration der Zentralvene, nach Stauungspapille, bei Glaukom. Die Begrenzung der Papille erscheint normalerweise scharf, nur oben und unten durch die ausstrahlende Hauptmasse der Nervenfasern leicht verschleiert. Am schärfsten begrenzt ist stets der laterale Papillenrand, da er nur von dem zarten zur Macula hinziehenden Faserbündel, dem papillo-macularen Bündel, gedeckt wird. Der an die Papille anstoßende Rand des Pigmentepithels ist häufig besonders dicht pigmentiert, mitunter mehrschichtig; dann ist um die Papille ein schwarzer Ring oder ein Teil eines solchen zu sehen — Pigmentring. Endet das Pigmentepithel mit der Chorioidea etwas außerhalb des Sehnervenrandes, so sieht man mit dem Augenspiegel eine zwischen Papillenrand und Pigmentring gelegene ring- oder sichelförmige weiße Zone der Sklera durch — Skleralring. Ist der Skleralring, sei es angeborenerweise, sei es erworben, — meist infolge Dehnung im myopischen Auge — breit, so nennen wir ihn Konus. Ähnlich einem Konus erscheint die Aderhautatrophie am Papillenrand; sie zeigt aber zum Unterschied vom Konus, der stets regelmäßig, meist vom Pigmentring begrenzt ist, buchtige, unregelmäßige Grenzen. Gelegentlich reicht das Pigmentepithel mit der Glaslamelle der Aderhaut in mehr weniger weitem Umfang der Sehnervenscheibe in den Sehnerven hinein; man sieht in solchen Fällen eine rötlichgelbe, nach beiden Seiten vom Pigmentring abgegrenzte Sichel — Supraposition.

Physiologische Exkavation. Die Markscheiden der Sehnervenfasern hören an der äußeren Fläche der Lamina cribrosa im Skleralloch auf, dadurch wird der in das Auge eintretende Sehnerv dünner. Ist das Chorioidealloch nicht entsprechend dieser Verdünnung kleiner als das Skleralloch, so vermögen die marklosen Sehnervenfasern das erstere nicht auszufüllen, und es bleibt im Zentrum eine mehr weniger große Einsenkung frei—die physiologische Exkavation (Abb. 40). Sie erscheint ophthalmoskopisch umso lichter weiß, je tiefer sie ist, je dünner also die Lage der den Grund deckenden Fasern ist, da dann die aus weißem Skleralgewebe bestehende Lamina bzw. der markhaltige Querschnitt direkt sichtbar wird. Aus dem gleichen Grund ist in der Regel die temporale Hälfte der Papille blässer als die nasale, weil dort nur das dünne papillomaculare Bündel die Lamina deckt. Bei tiefer Exkavation erscheinen die durch die Lücken der Lamina tretenden Sehnervenfasern als dunkle Tüpfel auf weißem Grund. Die Größe und Tiefe der Exkavation zeigt beträchtliche Schwankungen. Von der kleinsten zentralen Einsenkung, dem sogenannten Gefäßtrichter, bis zur großen, schüssel- oder napfförmigen Exkavation, von ganz seichten bis zu steilwandigen oder überhängenden Exkavationen, an deren Rand die Gefäße umbiegen oder abzuknicken scheinen, gibt es zahlreiche Übergänge. Niemals aber erreicht die physiologische Exkavation den Papillenrand mit der einzigen gelegentlichen Ausnahme der lateralen Seite, an der sie aber dann stets allmählich abfällt. Ist hier die Exkavation steilwandig, sieht man also am lateralen Rand der Papille die Gefäße abknicken oder erreicht sie an irgend einer anderen Stelle den Papillenrand, so ist sie pathologisch (s. S. 182).

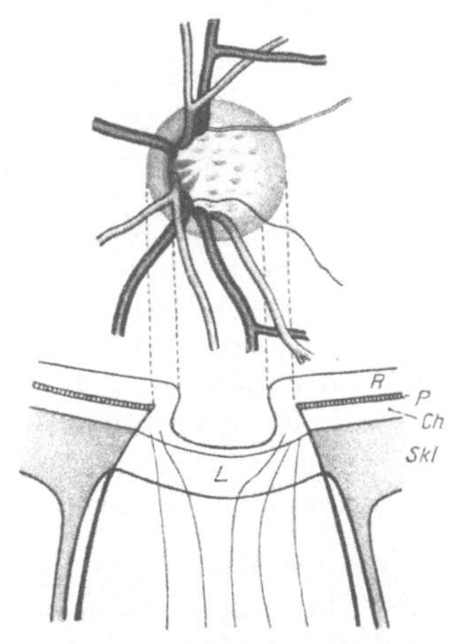

Abb. 40

Große zentrale überhängende physiologische Exkavation (Nach Elschnig)

R Retina. *P* Pigmentepithel. *Ch* Chorioidea. *Skl* Sklera. *L* Lamina cribrosa

Die Gegend der Macula lutea, etwa 2 PD. (Papillendurchmesser) lateral von der Papille gelegen, erscheint ophthalmoskopisch als bräunlicher, gefäßloser, im weiteren Umkreis von den temporalen Gefäßen der Netzhaut umkreister Bezirk, der von einem inkonstanten, besonders in jugendlichen Augen starken, liegend ovalen Lichtreflex eingefaßt ist

— Macularreflex. Im Zentrum sieht man meist noch einen ganz kleinen, hellen Reflexpunkt (oder Ringelchen), den Foveareflex. Lebhafte Reflexe, besonders entlang den größeren Netzhautgefäßen, sieht man häufig bei jungen Leuten. Von Trübungen der Netzhaut unterscheiden sie sich durch ihren moiréartigen Glanz und durch die Änderung der Form bei Spiegeldrehungen.

Spontane Pulsationserscheinungen an den Venen sind unter normalen Verhältnissen an der Papille häufig. Sie entstehen dadurch, daß während der Herzdiastole der intraoculare Druck die Venen an der Stelle des geringsten Gefäßinnendruckes, d. i. an der Papille (der dem Herzen nächstgelegenen Partie), zusammendrückt. Arterienpuls läßt sich hervorrufen, wenn man (bei der Untersuchung im aufrechten Bild) auf das Auge einen ziemlich kräftigen Fingerdruck ausübt. Spontaner oder bei ganzen leichtem Fingerdruck auftretender Arterienpuls ist stets pathologisch (s. u.).

Pathologische Veränderungen der Blutgefäße der Netzhaut und des Sehnerven

Pathologische Veränderungen der Blutgefäße der Netzhaut und des Sehnerven finden sich bei verschiedenartigen Erkrankungen der betreffenden Teile, können aber auch als Symptome von Allgemeinerkrankungen für sich allein vorkommen. Veränderungen der Gefäßwände sieht man bei Arteriosklerose; die Arterien sind geschlängelt und zeigen auffallend glänzend weiße Reflexstreifen. Bei besonders weit gediehener Veränderung erinnern die Gefäße an Silberdraht („Silberdrahtarterien"). Oft erscheinen die Arterien stark verdünnt.

Zu den häufigeren Veränderungen zählt weiters die Perivasculitis — die Blutsäule ist zu beiden Seiten von weißlichen Streifen eingescheidet (Begleitstreifen) — sowie die Endarteriitis bzw. Endophlebitis: Das Gefäß erscheint dünn, die zentrale Blutsäule ist stark verschmälert oder vollkommen verdeckt, so daß nur ein weißes Band sichtbar ist; nehmen die Veränderungen nur kurze Strecken des Gefäßes ein, so erscheint das Gefäßkaliber ungleichmäßig.

Von zirkulatorischen Erscheinungen sieht man gelegentlich spontanen Arterienpuls, und zwar einmal dann, wenn der intraoculare Druck höher ist als der Blutdruck während der Gefäßdiastole; vor allem also bei Glaukom, spontan oder auslosbar durch ganz leichten Fingerdruck auf den Augapfel. Ferner kann Arterienpuls bei normalem intraocularen Druck und abnorm niedrigem Blutdruck (akuter Blutverlust, Ohnmacht), weiters bei abnorm hoher Pulswelle (Herzhypertrophie, Aorteninsuffizienz, Basedow) auftreten.

Ist die Zirkulation in den Netzhautarterien aufgehoben, so tritt plötzliche Erblindung ein, die Papillengefäße kollabieren, die größeren Gefäße sind stark verengt, Arterienpuls ist auch bei kräftigem Fingerdruck nicht auszulösen. Binnen einigen Stunden entsteht dann das ophthalmoskopisch charakteristische Bild der Ischaemie der Netzhaut: Die Netzhaut trübt sich in der Gegend des hinteren Pols milchigweiß, wobei die Fovea freibleibt und als runder, kirschroter Fleck hervortritt. Der Netzhauttrübung liegt ein Oedem mit nachfolgender Coagulationsnekrose zugrunde, das nur die Gehirnschichten der Netzhaut betrifft, die Fovea wegen des Fehlens der letzteren also frei lassen muß. Auch die Papille wird blaß, unscharf begrenzt, nicht selten sieht man die Blutsäule in den Gefäßen durch Sonderung des Plasmas von den agglutinierten roten Blutkörperchen in Stücke zerfallen und ruckweise, mitunter auch rückläufig sich bewegen. Nach einigen Wochen verschwindet die Netzhauttrübung, die Zirkulation stellt sich wieder her, jedoch bleibt das Auge blind, die Netzhautgefäße werden ganz eng, zeigen Begleitstreifen oder sind zu weißen Fäden obliteriert, die Papille ist weiß, in der Macula treten Pigmentveränderungen auf. In der Mehrzahl der Fälle handelt es sich um Embolie der Zentralarterie, meist bei Erkrankungen des Herzens, wobei der Embolus in der Gegend der Lamina cribrosa, manchmal auch als weißer Pfropf ophthalmoskopisch sichtbar, an der Oberfläche der Papille stecken bleibt (Stammembolie). Wird nur ein Ast der Zentralarterie verlegt, so entstehen Blindheit, sowie die Erscheinungen der Ischaemie nur in dem betroffenen Netzhautbezirk (Astembolie). Bei Vorhandensein einer größeren cilio-retinalen Arterie bleibt das von dieser versorgte Gebiet ungetrubt und funktionsfähig. Gelegentlich wird auch Embolie bzw. Verschluß cilio-retinaler Arterien allein beobachtet.

Die Therapie versucht die Verlegung zu lockern. Am wirksamsten ist die plötzliche Herabsetzung des intraocularen Druckes durch Paracentese der Vorderkammer, verbunden mit starker Massage des Augapfels und Druckverband. Aussichten gibt diese Behandlung nur dann, wenn die Embolie nicht länger als höchstens 1 bis 2 Tage besteht.

Das gleiche Bild der Netzhautischaemie kommt auch bei Aufhebung der Zirkulation aus anderen Gründen zustande, so besonders nach Thrombose, Durchtrennung der Zentralarterie.

Die Aufhebung der Zirkulation in den Netzhautvenen erfolgt durch Thrombose der Zentralvene, meist auf Grund einer Arteriosklerose. Die Venen sind mächtig erweitert und geschlängelt, Fingerdruck bringt sie weder zum Kollabieren noch zur Pulsation. Die Netzhaut ist von massenhaften Blutungen übersät, die Papille gerötet und unscharf begrenzt, die Arterien sind verengt. Die Sehschärfe ist meist stark herabgesetzt. Auch bei der Venenthrombose unterscheiden wir eine Stammthrombose von der prognostisch günstigeren Astthrombose, bei der die Veränderungen nur im Ausbreitungsbezirk der betroffenen Vene auftreten. Schließlich werden die thrombosierten Gefäße auf mehr weniger weite Strecken bindegewebig obliteriert, und es kommt durch Erweiterung kapillarer Venenanastomosen und Neubildung solcher zur Wiederherstellung der Blutzirkulation, sowie nach Resorption der Netzhautblutungen zu einer gewissen — bei Astthrombose oft beträchtlichen — Besserung des Sehens. Häufig tritt Drucksteigerung in besonders bösartiger Form auf (Glaukoma haemorrhagicum) (s. S. 192).

Von Veränderungen des Inhaltes der Blutgefäße ist zu erwähnen die blasse Blutsäule bei Anaemie, Leukaemie; Venen und Arterien sind in der Farbe einander sehr ähnlich, dabei besonders bei Leukaemie enorm erweitert und geschlängelt. Die Papille erscheint blaß, sehr häufig — stets bei perniziöser Anaemie — treten Netzhautblutungen auf. Hellweiß ist die Blutsäule bei der seltenen Lipaemie bei Diabetes. Bei Morbus coeruleus, der in der Regel auf angeborenem Herzfehler beruht, ferner bei der Polycythaemia rubra besteht mächtige Erweiterung und Schlängelung der schwarzroten Netzhautgefäße (Cyanosis retinae). Meist sind dabei auch die oberflächlichen Bulbusgefäße dunkel und stark erweitert.

Haemorrhagien sind häufig bei Netzhaut- und Sehnervenaffektionen, sowie zahlreichen Allgemeinerkrankungen. Feine, streifige, radiär zur Papille gestellte oder den größeren Gefäßen parallele Blutungen liegen in der Nervenfaserschicht, lachenförmige, unter den Netzhautgefäßen gelegene Blutungen in den tiefen Netzhautschichten oder unter der Netzhaut. Blutungen in der Aderhaut sind ophthalmoskopisch ganz selten sichtbar, fast ausschließlich nur bei der myopischen Dehnungsatrophie in der Maculargegend. Mitunter findet man besonders große lachenförmige Blutungen, die, gewöhnlich in der Maculargegend lokalisiert, die größeren Netzhautgefäße decken und dicht unter der Membrana limitans interna gelegen sind — marginale Blutungen. Vielfach zeigen sie Scheibenform, die roten Blutkörperchen senken sich im Verlauf in die untere Hälfte des scheibenförmigen Raumes und grenzen sich nach oben mit horizontaler Linie ab.

Zahlreiche Netzhautblutungen, besonders aber rezidivierende Blutungen in den Glaskörper, bilden das Hauptsymptom der meist bei jungen Mannern auftretenden sogenannten „juvenilen rezidivierenden Glaskörperblutung" Periphlebitis retinae tuberculosa. Bei massiger Blutung erscheint beim Durchleuchten die Pupille ganz schwarz, nach Aufsaugung der Glaskörperblutung sieht man dann häufig ausgedehnte Netzhautblutungen und weiße, faserig-bindegewebige, oft neugebildete Blutgefäße tragende Massen, die auf der Netzhaut liegen und mehr weniger weit in den Glaskörper hineinragen — Retinitis proliferans. Der Affektion liegt eine tuberkulöse Wanderkrankung der Netzhautvenen zugrunde. Die Prognose ist in der Regel ungünstig, da die durch viele Jahre einander folgenden Rezidiven schließlich zu immer weiterer bindegewebiger Durchsetzung des Glaskörpers und später zur Netzhautablösung führen.

Therapie: Behandlung des Grundleidens, Schwitzkuren, subconjunctivale Kochsalzinjektionen 2%, Dionin.

Trübungen der Netzhaut kommen in diffuser und umschriebener Form vor. Die ischaemische Trübung der Netzhaut wurde bereits erwähnt, über die Trübung bei Netzhautablösung s. S. 147.

Eine der ischaemischen Trübung ähnliche, nicht selten auch mit Haemorrhagien einhergehende Netzhauttrübung tritt nach Kontusion des Augapfels am Orte der Gewalteinwirkung, meist auch mehr weniger ausgebreitet in der Maculargegend auf — Berlinsche Trübung oder Kontusionstrübung der Netzhaut, Commotio retinae. Die wahrscheinlich durch Oedem bedingte Trübung ist flüchtig und verschwindet in 1 bis 2 Tagen ohne Schädigung des Sehens. Bei schweren Kontusionen können allerdings auch dauernde Veränderungen besonders in der Maculargegend zurückbleiben.

Eine diffuse, grauliche Trübung der Netzhaut in der Umgebung der Papille zusammen mit Rötung und unscharfer Begrenzung der Sehnervenscheibe, erweiterten Venen und Arterien, staubförmigen Glaskörpertrübungen und Zentralskotom charakterisieren die Retinitis diffusa. Sie entsteht meist auf Grund einer Lues II und tritt isoliert oder mit Iridocyclitis zusammen auf.

Umschriebene Trübungsherde der Netzhaut entstehen:

1. durch zirkumskripte ganglioforme Degeneration von Nervenfasern in Form oberflächlicher, weißer, zur Papille radiär stehender, manchmal streifiger Herde;

2. durch Fettinfiltration; gelblichweiße bis weiße, rundliche, kleinste, stippchenartige, oft durch Zusammenfließen sich vergrößernde Herde in den tieferen Netzhautschichten, in der Macula durch radiäre Anordnung häufig zu einer mehr weniger vollständigen Sternfigur gruppiert.

3. Entzündliche Herde; unscharf begrenzte, rundliche, grauweiße, oft etwas prominierende Flecken.

4. Zum Teil gleichfalls auf entzündliche Infiltration, zum Teil wohl auf fettige Umwandlung sind die weißen, blutumsäumten Herde zurückzuführen, die nach Blutungen, z. B. oft nach Venenthrombose in der Netzhaut sich finden.

5. Endlich kommen durch Ablagerung fibrinöser oder hyalinähnlicher Massen rundliche, in den tiefen Netzhautschichten gelegene Herde zustande.

All den genannten Herden ist gemeinsames Merkmal das Fehlen jeglicher Pigmentierung, das sie von hellen chorioiditischen Flecken unterscheidet. Ihre Lage in der Netzhaut ist durch das Verhalten zu den Netzhautgefäßen zu bestimmen, indem durch die ganz oberflächlich gelegenen Herde die Gefäße zum Teil gedeckt werden, während die letzteren über die tiefer gelegenen Herde hinwegziehen. Außerdem sind die letzteren meist rundlich, die oberflächlichen, in der Nervenfaserschicht gelegenen streifig, zur Papille radiär oder den größeren Gefäßen parallel. Davon machen nur die radiär gestellten Herde in der Macula (Sternfigur) eine Ausnahme, sie liegen in den tiefen Netzhautschichten.

Von den angeführten Netzhautherden sind die markhaltigen Nervenfasern der Netzhaut (Striae medullares) leicht zu unterscheiden. Es sind weiße, flammig-faserig begrenzte Flecken, die fast stets von den Rändern der Papille, meist vom oberen und unteren Rand ausstrahlen und die Gefäße zum Teil verdecken oder verschleiern.

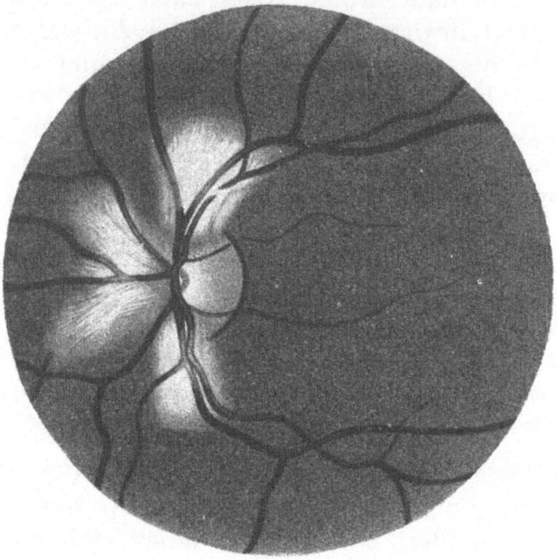

Die anatomische Untersuchung zeigt in solchen Fällen, daß die Sehnervenfasern, die nach dem Durchtritt durch die Lamina cribrosa normalerweise ihr Mark einbüßen, hier stellenweise Markscheiden tragen. Es handelt sich streng genommen nicht um kongenitale Anomalie, da der Sehnerv zur Zeit der Geburt noch keine Markscheiden besitzt, sondern solche erst nach der Geburt erhält. (Abb. 41 und 42.)

Abb. 41. Markhaltige Nervenfasern

Die auf der Netzhaut gelegenen faserigen Bindegewebsveränderungen (Retinitis proliferans) wurden S. 140 besprochen.

Retinitis

Umschriebene weiße Netzhautherde, wie die obenangeführten, machen zusammen mit Blutungen und Gefäßveränderungen in der Hauptsache den ophthalmoskopischen Befund der Retinitis aus. Oft besteht gleichzeitig auch Hyperaemie, besonders Erweiterung und Schlängelung der Venen, diffuse Trübung der Netzhaut, vorwiegend um die Papille, wodurch deren Begrenzung verwaschen, unscharf wird. Häufig ist die Papille selbst mitbeteiligt, gerötet, geschwollen, wir sprechen dann von Neuroretinitis. In den meisten Fällen handelt es sich dabei aber nicht um eigentliche Entzündung, sondern um Oedem auf Grund einer Gefäßerkrankung, wie überhaupt unter den als Retinitis bezeichneten Erkrankungen die wirkliche Entzündung meist zurücktritt, oft ganz fehlt, dagegen degenerative Prozesse und toxische Schadigungen als Folgen von Gefäßveränderungen im Vordergrund stehen.

Pathologisch-anatomisch ist die Retinitis charakterisiert durch ein Oedem aller Schichten, besonders der Nervenfaserschicht. Je nach der Stärke der entzündlichen Erscheinungen findet sich mehr weniger beträchtliche fibrinöse Exsudation, die, zu Fibrinnetzen gerinnend, im anatomischen Querschnitt an die Gestalt von Bienenkörben erinnert. Die weißen

Herde, vor allem die stippchenartigen und zur Sternfigur in der Macula gruppierten, beruhen auf Fettinfiltration, auf Einwanderung von Fettkörnchenzellen in die inneren Netzhautschichten, vor allem die Zwischenkörnerschicht, aber auch in die Schicht der Sehzellen, ferner auf fettiger Degeneration des Stützgewebes. Die Mehrzahl der anderen, bei Retinitis sich findenden weißen Herde ist auf herdförmige Aufquellung von Nervenfasern (ganglioforme Degeneration) zurückzuführen (s. S. 141).

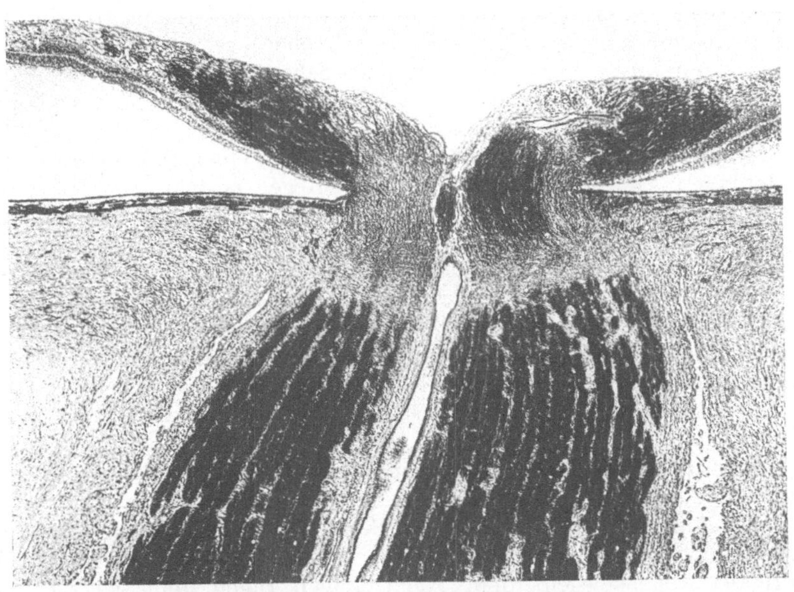

Abb. 42. Markhaltige Nervenfasern der Netzhaut anatomisch (Nach Elschnig) Weigert-Palsche Markscheidenfärbung

Die wichtigsten Formen der Retinitis sind:

1. Die Retinitis nephritica (albuminurica) ist eine beiderseitig auftretende Netzhauterkrankung, die in ihrer typischen Form in der Maculagegend eine aus weißen, radiär gestellten Stippchen zusammengesetzte, mehr weniger vollkommene Sternfigur zeigt. Dabei kann gleichzeitig ausgesprochene Neuroretinitis mit zahlreichen Blutungen und größeren weißen Herden um die Papille herum bestehen oder nur leichte Netzhauttrübung um die Papille. In anderen Fällen wieder fehlt die Sternfigur — die übrigens nicht nur bei R. albuminurica vorkommt, sondern auch bei anderen Erkrankungen, so z. B. Stauungspapille — und es finden sich nur vereinzelte verstreute Stippchen, weiße Herde und kleine Blutungen bei normaler oder geschwollener Papille. Die Arterien sind meist, aber nicht immer, verengt und zeigen häufig mehr weniger deutliche Wandveränderungen; die Venen können normal sein, bei Mitbeteiligung der Papille sind sie stets erweitert und geschlängelt. Die Retinitis albumin-

urica findet sich vor allem bei der malignen Nierensklerose mit Blutdrucksteigerung (Schrumpfniere, Nephritis chronica), ferner bei Schwangerschaftsnephritis. Bei akuter Nephritis kommt sie nicht vor, mit Ausnahme der Scharlachnephritis und der Kriegsnephritiden, bei denen sie gelegentlich beobachtet wurde. Sehr selten findet sich Netzhauterkrankung bei manchen Nephrosen. Bei der Schrumpfniere ist ihr Vorhandensein von übler prognostischer Bedeutung, die Mehrzahl solcher Kranken erliegt binnen 1 bis 2 Jahren ihrem Leiden. Dies gilt aber nicht von der Retinitis bei Schwangerschaftnephritis, die, wie das Grundleiden selbst, ohne weiteres ausheilen kann. Nicht selten aber, bei höhergradigen Veränderungen und Schädigung des Sehvermögens, gibt die Netzhauterkrankung die Indikation zur Einleitung des Abortus oder der künstlichen Frühgeburt.

Die Sehstörung ist bei stärkeren, in der Macula lokalisierten Veränderungen eine hochgradige; in der Regel besteht Zentralskotom, zuerst und hauptsächlich für blau-gelb. Bei Besserung oder Heilung des Allgemeinleidens kommt es zu einem mehr weniger weitgehenden Rückgang der Netzhautveränderungen. In schweren Fällen bleibt stets ausgedehnte, durch Pigmenteinwanderung aus dem Epithel in die Netzhaut charakterisierte Atrophie der Netzhaut mit hochgradiger Sehstörung zurück. Die Art des Zusammenhanges des Nierenleidens mit der Netzhauterkrankung ist noch nicht klargestellt; wahrscheinlich sind es im Blute zurückgehaltene toxische Stoffe, die auf die Netzhaut einwirken.

Eine andere Sehstörung bei Nephritis, die uraemische bzw. eklamptische Amaurose, ist cerebralen Ursprungs. Sie tritt in Form einer schnell einsetzenden Abnahme des Sehens auf, die sich meist bis zur Erblindung steigert. Dabei besteht in der Regel gute Pupillenreaktion, normaler Augenspiegelbefund. Nach einigen Tagen stellt sich das Sehvermögen wieder her. Therapeutisch besonders wirksam ist Lumbalpunktion.

2. Retinitis diabetica findet sich bei vorgeschrittenen Diabetesfällen in Form kleiner, weißer, glänzender Fleckchen, besonders in der Maculagegend (Retinitis „punctata diabetica“). Dabei zeigen sich in der Regel kleine Blutungen, Gefäßveränderungen. Die Papille bleibt normal.

3. Die Retinitis bei Bluterkrankungen. Hieher gehört die Netzhauterkrankung bei perniziöser Anaemie, bei Anaemie infolge von Darmparasiten, Karzinomkachexie, in Form von weißen Herden und zahlreichen großen Blutungen. Charakteristisch ist die Blässe der Papille, die weiten, geschlängelten Gefaße, deren Blutsäule auffällig hell ist. Die Leukaemie verursacht ebenfalls mächtige Erweiterung und Schlängelung der Netzhautgefäße bei auffällig heller Blutsäule. Häufig sind auch Blutungen und weiße Herde, die letzteren sind entweder varicös degenerierte Nervenfasern oder Extravasate aus weißen Blutkörperchen, oft von roten, aus den spärlichen roten Blutkörperchen bestehenden Säumen abgegrenzt. Gelegentlich finden sich auch echte Lymphombildungen in Form kleiner, etwas prominenter weißer Herde. Bei geringer Pigmen-

tierung des Epithels kann der Fundus orangegelb erscheinen (Fundus leucaemicus).

4. **Retinitis septica.** Gelangen auf dem Wege der Embolie virulente Keime in die Netzhautgefäße, so entsteht metastatische Ophthalmie (s. S. 113). Bei allgemeiner Sepsis kann aber auch durch toxische Gefäßschädigung, wohl auch durch Embolie von im Absterben begriffenen Keimen eine Retinitis entstehen, bei der sich größere weiße Flecken in der Gegend des hinteren Poles sowie Blutungen vorfinden.

5. Bei der als **Retinitis circinata** bezeichneten Form umkreisen dicht gedrängte, gelbliche Fleckchengruppen in einigem Abstand die Macula. Die Erkrankung findet sich bei Arteriosklerose, beim Diabetes.

6. Die **Retinitis exsudativa externa** ist eine aetiologisch unklare Erkrankung, die häufiger jugendliche Leute betrifft und durch das Auftreten massiger Exsudatherde in den tiefsten Netzhautschichten, durch Blutungen, sowie durch mitunter höchstgradige Gefäßveränderungen (Aneurysmen, Schlingenbildungen) charakterisiert ist. In älteren Herden, sowie manchmal auch im Glaskörper finden sich häufig gelblich glänzende Cholesterinkristalle. Nach lange währendem Verlauf kommt es durch Glaukom, Netzhautablösung, Iridocyclitis, Kataraktbildung zur Erblindung.

Ein Teil der als Pseudogliom bezeichneten Fälle (s. S. 113) ist auf Retinitis exsudativa externa zurückzuführen.

Pigmentherde entstehen in der Netzhaut, abgesehen von den angeborenen **Pigmentnaevi**, durch Pigmenteinwanderung aus dem Pigmentepithel. Ihr Sitz in der Netzhaut kann ophthalmoskopisch aus dem Verhalten zu den Netzhautgefäßen erkannt werden, die von den Pigmentflecken gedeckt werden. Die Wucherung des Pigmentepithels ist entweder zirkumskript, vor allem nach herdförmigen retinitischen oder retino-chorioiditischen Prozessen, nach Netzhautablösung, oder sie ist diffus, **Pigmentatrophie der Netzhaut, Retinitis pigmentosa.** Es handelt sich bei dieser rein degenerativen, auf angeborener Anlage beruhender Erkrankung um eine fortschreitende Atrophie der Netzhaut, die sich nach und nach in eine bindegewebige Membran umwandelt, in der alle nervösen Elemente geschwunden sind. Frühzeitig gehen die Stäbchen und Zapfen zugrunde, ebenso zum Teil die Pigmentepithelschicht, deren Pigment in die Netzhaut einwandert und sich dort vor allem in den Lymphscheiden der Gefäße ansammelt. Die Netzhautgefäße zeigen schwerste Wandveränderung bzw. Obliteration, aber auch die Aderhautgefäße sklerosieren nach und nach, und in vorgeschrittenen Fällen zeigt auch die Aderhaut mehr weniger vollständige Atrophie. Ophthalmoskopisch ist der Augenhintergrund gelbrot; die deutlich hervortretenden größeren Chorioidealgefäße erscheinen als gelbliche Bänder. In Frühfällen bloß in der Peripherie, später über den ganzen Augengrund verstreut, besteht Netzhautpigmentierung in Form schwarzer, aus feinen Strichen und Stippchen zusammengesetzten Flecken, die an die Form von Knochenkörperchen erinnern, im Verlaufe immer zahlreicher und dichter werden. Die Verteilung und das Aussehen dieser

Pigmentierung ist dadurch bedingt, daß das Pigment die obliterierten kleinsten Gefäße der Netzhaut einscheidet und daher deren Verzweigungen wiedergibt. Sehr oft findet man auch große Gefäße, deren Wandung von Pigment begleitet und bedeckt wird. Die Netzhautgefäße werden außerordentlich dünn, und zwar von der Peripherie beginnend, so daß sie manchmal schon ein kurzes Stück über die Papille hinaus unsichtbar werden, der Fundus in der Peripherie ganz gefäßlos scheint. Die Papille wird schmutzig gelblichweiß mit nicht ganz scharfen Rändern (sekundäre Atrophie). Häufig tritt hintere Polar- und Corticaltrübung der Linse auf. Die Sehstörung äußert sich zunächst in Form der Hemeralopie (Nachtblindheit). Infolge der Degeneration der äußeren Netzhautschichten verlieren die Kranken die Fähigkeit, ihr Auge geringerer Lichtstärke anzupassen (Adaptation), sehen daher bei herabgesetzter Beleuchtung sehr schlecht. Zunächst nur bei schwacher Beleuchtung, später auch bei gutem Licht tritt immer mehr zunehmende konzentrische Gesichtsfeldeinengung ein (sehr oft anfangs ein Ringskotom), bis schließlich nur ein kleinster zentraler Gesichtsfeldrest übrig bleibt. Nach jahrzehntelangem Verlauf, etwa um das 50. Lebensjahr herum, schwindet meist auch dieser; es tritt Erblindung ein. Die Aetiologie der Erkrankung ist unbekannt; jedenfalls entwickelt sie sich aus angeborener Anlage, oft besteht Blutsverwandtschaft der Eltern (etwa ein Viertel der Fälle) und ebenso oft kollaterale (Erkrankung mehrerer Geschwister) indirekte Vererbung. Behandlung ist aussichtslos.

Ein umschriebener Degenerationsprozeß des Pigmentepithels und der äußeren Netzhautschichten, bedingt durch arteriosklerotische Veränderungen der ernährenden Choriocapillaris, liegt der senilen Maculadegeneration zugrunde. Ophthalmoskopisch sieht man meist beiderseits feinste Pigmentverschiebung und Sprenkelung; später entstehen durch zunehmende Atrophie des Pigmentepithels hellere Fleckchen und auch größere gelbliche Herde. Die Erkrankung verursacht eine mehr minder starke, progressive, durch Behandlung nicht beeinflußbare Beeinträchtigung des zentralen Sehens (Zentralskotom), das periphere Sehen bleibt erhalten. Die Heredodegeneration der Macula ist eine meist scheibenförmige, gelbrötlich gesprenkelte, an beiden Augen genau symmetrisch entwickelte Veränderung der Macula. Sie beruht auf angeborener Veranlagung, tritt meist in jugendlichem Alter auf, sehr oft bei Geschwistern, und ist vererbbar. Auch die Dehnung des hinteren Abschnittes bei hoher Myopie führt zu degenerativen Veränderungen der Netzhautmitte. Durch reaktive Wucherung des Pigmentepithels entstehen mitunter dicke, schwarze oder schwarzgrüne Flecke in der Netzhaut, sonst findet man meist herdförmige Atrophie des Pigmentepithels und der Aderhaut in Form von hellrosa oder weißen Herden mit mehr minder starker Pigmentierung.

Netzhautablösung — Ablatio retinae

ist die Loslösung der Netzhaut vom Pigmentepithel. Eine solche kann zustande kommen durch Druck einer Flüssigkeit oder eines

Tumors von außen her oder durch Zug von innen her, infolge einer Schrumpfung der Retina selbst oder des Glaskörpers. Stets findet sich, sei es primär oder sekundär, Flüssigkeit im subretinalen Raum, die meist ein seröses Transsudat aus den Netzhautgefäßen darstellt, oft aber wohl auch vom Glaskörper herstammt und durch einen Riß hinter die Netzhaut gelangt.

Ophthalmoskopischer Befund: Beim Durchleuchten nach verschiedenen Richtungen verändert sich der rote Reflex ins Graue oder Graurötliche, oft sieht man weißschimmernde Falten, schwärzliche geschlängelte Gefäße. Ophthalmoskopisch zeigt die abgehobene Netzhaut zarte Trübung; in ihrem Bereich ist weder von der Körnung des Pigmentepithels, noch von den Aderhautgefäßen etwas zu sehen. Die Netzhautgefäße erscheinen in der abgehobenen Partie sehr dunkel, ihr Reflexstreif fehlt. Im Bereich der Ablösung besteht gegenüber der Papille stark hypermetropische Refraktion. In älteren Fällen wird die Netzhauttrübung dichter, die Netzhaut ist in mehr weniger großem Umfang grauweißlich, undurchsichtig, bildet flottierende Falten und Buckel, auf denen die dunklen Gefäße sehr stark gewunden verlaufen. Sehr häufig fällt in der grauen Trübung eine spaltförmige oder rundliche, mehr weniger große, hellrote gefärbt Stelle auf, ein Loch in der Netzhaut, durch das man den roten Augenhintergrund durchsieht. Die Ablösung, zunächst meist oben gelegen, rückt im Verlauf durch Senkung der subretinalen Flüssigkeit nach unten und wird schließlich total. Meist trübt sich in vorgeschrittenen Fällen die Linse (konsekutive Katarakt); nicht selten tritt Iritis auf. In vielen Fällen, aber nicht immer, ist das Auge mehr minder weich, manchmal tritt Hypotonie in besonders hohem Maße bei enormer Vertiefung der Vorderkammer akut ein (akute Hypotonie).

Die Sehstörung durch die Netzhautablösung äußert sich zunächst in einer Gesichtsfeldeinengung entsprechend der Ablösung. Dabei ist schon die frisch und noch ganz flach abgehobene Netzhaut in ihrer Adaptation hochgradig gestört; daher kommt es, daß das Gesichtsfeld, bei gutem Licht geprüft, stets wesentlich weiter ist als bei herabgesetzter Beleuchtung. Außerdem bestehen Farbensinnstörungen, besonders bezüglich der Blauempfindung. Subjektiv treten Lichterscheinungen (Photopsien) auf, sowie Verzerrtsehen (Metamorphopsie). Wird auch die Maculagegend in die Ablösung einbezogen, so geht das zentrale Sehen verloren.

Je nach der Art der subretinalen Flüssigkeit unterscheidet man eine seröse, eine haemorrhagische und exsudative Netzhautablösung; außerdem eine Ablösung durch Tumoren und subretinalen Cysticercus. Die bei weitem häufigste Form ist die seröse Netzhautablösung, deren ophthalmoskopisches Bild oben geschildert wurde.

Netzhautablösung kann entstehen:

1. durch Tumoren der Chlorioidea, die die Netzhaut abdrängen, oder durch nach außen wachsende Tumoren der Netzhaut selbst. Die Netzhautablösung besteht dabei entweder nur im Bereich des Tumors, ist glatt, faltenlos, nicht flottierend, buckelförmig, läßt in der Regel

10*

das Gewebe des dahinter liegenden Tumors, eventuell Pigmentierung, erkennen oder die Netzhautablösung kann auch bei kleinen Tumoren ausgedehnt sein, den Tumor vollständig verdecken. Zur Diagnose diasklerale Durchleuchtung!

2. durch subretinalen Cysticercus;

3. Abdrängung durch Exsudat (exsudative Netzhautablösung) bei Retinitis, Chorioiditis;

4. durch Blutungen der Netzhaut oder Aderhaut (haemorrhagische Netzhautablösung);

5. traumatisch, und zwar nach perforierenden Verletzungen durch starken Glaskörperverlust oder durch nachträglichen Zug der schrumpfenden Narben, ferner durch Kontusionen, die zu Netzhauteinrissen oder zur Transsudation aus der Aderhaut führen;

6. nach Iridocyclitis durch schrumpfendes Granulationsgewebe im Glaskörper;

7. spontan, und zwar:

a) durch Schrumpfung des Glaskörpers, der die Netzhaut in den Glaskörperraum hineinzieht,

b) durch periphere Chorioiditis,

c) durch Schrumpfung eines z. T. neugebildeten, dem Glaskörper entstammenden Gewebes an der Innenfläche der Netzhaut.

Spontane Netzhautabhebung ist häufig bei Kurzsichtigkeit, und zwar besonders bei den mit Glaskörpertrübungen, Glaskörperverflüssigung, mit Ektasie der Sklera im hinteren Abschnitt verbundenen höheren Graden derselben.

Die Prognose der Netzhautabhebung ist zweifelhaft. Nur ein kleiner Prozentsatz der Fälle heilt spontan oder durch Behandlung. In den meisten Fällen kommt es nach mehr weniger langer Dauer zur Erblindung. In etwa einem Drittel der Fälle werden beide Augen ergriffen.

Die Therapie bezweckt die subretinale Flüssigkeit zur Resorption zu bringen. Hiefür kommen Jod intern, Schwitzkuren, subconjunctivale Kochsalzinjektionen, Druckverband (wenn vertragen) und Liegekuren in Betracht. Bleibt diese Behandlung erfolglos, so kann hintere Skleralpunktion versucht werden. An der Stelle der steilsten Abhebung wird ein Graefesches Starmesser meridional eingestochen, und die subretinale Flüssigkeit abgelassen. Danach Bettruhe durch einige Tage. Die Punktion kann mehrfach wiederholt werden, ihr Ergebnis ist ganz unsicher, vielfach wird nur vorübergehende Besserung erreicht. Das gleiche gilt von anderen Verfahren (Deutschmanns Glaskörper-Netzhaut-Durchschneidung, Kauterisation der Sklera, Müllersche Skleralresektion).

Das Gliom der Netzhaut

Das Gliom der Netzhaut entwickelt sich aus angeborener Anlage bei Kindern bis etwa zum 5. Lebensjahr, sehr selten bei etwas älteren, in einem Teil der Fälle beiderseitig. Meist wird die Geschwulst erst entdeckt, wenn sie sich in den Glaskörper vorwölbt; die Eltern bemerken dann einen gelblichen Schein aus der Pupille — „amaurotisches Katzenauge". Man findet die Pupille weit und starr, hinter ihr liegt eine gelbliche, oft von feinen Gefäßen überzogene Masse — 1. reizloses Stadium. Später tritt Drucksteigerung ein, und als ihre Folge Vergrößerung des Augapfels — 2. glaukomatöses Stadium. Im weiteren Verlauf wächst die Geschwulst zunächst durch die Lamina cribrosa in den Sehnerven, durchbricht auch die Sklera und dringt, den Bulbus vortreibend, in die Orbita vor — 3. Stadium des Durchbruchs. Schließlich füllt die Geschwulst rapid wachsend die Augenhöhle und kann mehr weniger weit zwischen den Lidern hervorragen. Metastasen in entfernteren Organen setzt das Gliom nicht, dagegen werden frühzeitig die benachbarten Lymphdrüsen ergriffen, durch Weiterkriechen der Geschwulst im Sehnerven das Gehirn, die Schädelknochen. Mitunter vergehen bis zum tödlichen Ausgang durch Inanition oder Sepsis Jahre.

Pathologisch-anatomisch ist das Gliom aus kleinen, runden Zellen mit großem Kern, wenig Protoplasma und feinen, untereinander verflochtenen Fortsätzen zusammengesetzt. Es enthält ziemlich reichlich große Gefäße, in deren unmittelbarer Nachbarschaft die Zellen lebensfähig bleiben, während sie in weiterer Entfernung rasch nekrotisch werden, und ihre Kerne nur wenig färbbar sind. Mitunter findet man lange zapfenförmige Zellen, die ringförmig um ein drüsenartiges Lumen angeordnet sind („Rosetten"). Das Gliom geht aus den Körnerschichten der Netzhaut, meist aus der inneren Körnerschicht, hervor.

Differentialdiagnostisch kommen vor allem die unter dem Bilde des Pseudoglioms erscheinenden Erkrankungen in Frage, bei denen jedoch in der Regel Hypotonie und Zeichen überstandener Iridocyclitis vorhanden sind (metastatische Ophthalmie, Tuberkulose der Aderhaut, Retinitis exsudativa externa). Eine sichere Entscheidung ist jedoch manchmal erst durch mikroskopische Untersuchung möglich.

Therapie: Enukleation mit Entfernung eines möglichst großen Stückes vom Sehnerven. Erweist sich dieser an der Durchschneidungsstelle mikroskopisch normal, so kann die Prognose relativ günstig gestellt werden. Andernfalls ist die Exenteratio orbitae auszuführen, aber auch nach dieser kommt es fast stets zu rasch wachsenden Rezidiven. Dann ist Röntgenbestrahlung zu versuchen, die auch in Betracht kommt, wenn ein- oder beiderseitige Enukleation verweigert wird.

Die Pathologie des Sehnerven

Angeborene Anomalien der Papille. 1. Häufig ist Konus nach unten oder innen unten. An die unten abgeschrägte Papille setzt sich eine mehr weniger breite, weißliche Sichel an. Dabei liegt die Gefäßpforte in der Nähe des oberen Randes der Papille, die Exkavation nach unten von ihr in der unteren Partie; die Gefäße verlaufen gestreckt nach unten oder innen unten.

2. Die verkehrte Gefäßverteilung (Typus inversus). Die Exkavation liegt näher dem nasalen Rand der Papille, die Gefäßpforte

am temporalen, statt wie gewöhnlich am nasalen Rand der Exkavation. Die großen Gefäße gabeln sich in einem nasalwärts offenen Winkel und verlaufen gestreckt in nasaler Richtung; ist ein Konus vorhanden, so liegt er am medialen Rand der Papille. Konus nach unten bzw. Typus inversus finden sich in der Regel bei Refraktionsanomalien, besonders häufig bei angeboren schwachsichtigen (amblyopischen) Augen.

3. Das Kolobom am Sehnerveneintritt (Randkolobom), fast stets mit Kolobom der Chorioidea. Statt der Papille sieht man eine unregelmäßig geformte tiefe Grube von beträchtlich größerer Ausdehnung, an deren Rand die Netzhautgefäße überall abknicken (s. S. 178).

4. Markhaltige Nervenfasern (s. S. 142).

Die Entzündung der Papille und die Stauungspapille

Entzündungspapille, Papillitis, Neuritis optici. Die Papille ist hyperaemisch, geschwollen, ihr Gewebe getrübt.

1. Hyperaemie. Die Papille erscheint gerötet, so daß sie sich in der Farbe vom übrigen Augenhintergrund nicht abhebt. Auf ihrer Oberfläche sieht man zahlreiche, kleinste Gefäßchen, oft auch kleine Blutungen. Die Venen sind erweitert und stark geschlängelt, die Arterien zu Beginn der Erkrankung erweitert, später enger als normal.

2. Schwellung. Die Papille überragt das Netzhautniveau (Parallaxe!). Der Grad der Schwellung ergibt sich aus der Refraktionsdifferenz zwischen dem Gipfel der Papille und einer nahe ihrem Rand gelegenen Netzhautstelle. In der Regel beträgt die Schwellung bei der Papillitis nicht mehr als 2 dptr.

3. Durch die Trübung des Gewebes der Papille sind ihre Grenzen verschleiert, verwaschen, die Exkavation sowie Teile der Netzhautgefäße werden verdeckt.

Eine Schwellung höheren Grades bis 6 dptr und noch mehr finden wir bei der Stauungspapille. Bei dieser besteht zunächst reines Oedem der Papille, jedoch gesellen sich später entzündliche Erscheinungen hinzu, so daß ophthalmoskopisch eine Unterscheidung zwischen Stauungs- und Entzündungspapille nicht immer sofort möglich ist. Wir sind dann berechtigt, eine Stauungspapille zu diagnostizieren, wenn die Schwellung mehr als 2 dptr beträgt. Meist ist die Papille infolge der starken Schwellung stark vergrößert, springt wie ein Pilzhut hervor, an dessen Rand die Gefäße im Bogen von der Papille absteigend, geknickt oder unterbrochen erscheinen. Weitere Anhaltspunkte für die Diagnose ergibt meist die Prüfung der Sehfunktion. Bei der Stauungspapille ist das Sehvermögen durch lange Zeit normal, bei der Neuritis besteht schon frühzeitig hochgradige Sehstörung, die sich mitunter bis zur Erblindung steigern kann. Die übrigen Symptome, Kopfschmerzen, Flimmern, sind beiden Erkrankungen gemeinsam. Für die Stauungspapille durch Hirnaffektionen sind vorübergehende mehr weniger häufig auftretende Verdunkelungen (Obskurationen) charakteristisch.

Differentialdiagnostisch ist die Pseudoneuritis zu berücksichtigen. Sie findet sich am häufigsten in hypermetropischen Augen und ist bedingt durch die Kleinheit der Papille und die angeborene reichliche Entwicklung von Stützgewebe zwischen den Nervenfasern. Dadurch erscheint die Papille prominent, rot, unscharf begrenzt. Auch bei Myopie ist eine solche im Nasalteil der Papille ausgesprochene Pseudoneuritis nicht selten. Die Unterscheidung gegenüber der echten Neuritis ergibt sich aus dem normalen Verhalten der Gefäße, dem Fehlen von Blutungen.

Aetiologie: Die Stauungspapille entsteht durch Stauung des Liquor cerebrospinalis infolge gesteigerten intrakraniellen Drucks. Der Liquor wird gegen den intervaginalen Raum des Sehnerven verdrängt, der dadurch eine beträchtliche Ausdehnung erfährt — Hydrops vaginae nervi optici. Manchmal zeigt der Sehnerv infolge der Ausdehnung seiner äußeren Scheiden in der Nähe des Augapfels eine ampullenförmige Anschwellung. Durch Kompression der Gefäße kommt es zur venösen Stauung, zu Schwellung und Oedem der Papille. Das Auftreten einer Stauungspapille spricht also für einen raumbeengenden intrakraniellen Prozeß; es ist das häufigste Symptom eines Hirntumors, und zwar besonders eines in der hinteren Schädelgrube lokalisierten, während basal gelegene Tumoren viel seltener zu Stauungspapille führen. Stauungspapille ist meist beiderseitig vorhanden, aber nicht immer gleich ausgeprägt; selten einseitig, dann gewöhnlich, doch nicht immer, auf der Seite des Tumors. Außer Hirntumoren führen vor allem die Lues cerebri, der Hirnabszeß, der Hydrocephalus und Turmschädel zu Stauungspapille.

Entzündungspapille, gelegentlich auch unter dem Bilde der Stauungspapille, entsteht durch Fortleitung einer Entzündung der Hirnhäute entlang der Scheiden (epidemische, tuberkulöse, otitische Meningitis), wobei dann rasch der Sehnervenstamm von der den Bindegewebssepten folgenden Entzündung mitergriffen wird (deszendierende Neuritis).

Ferner durch Syphilis, und zwar entweder primär als Neuritis luetica oder auf dem Wege basaler Meningitis, eines Hirngumma; bei akuten Infektionskrankheiten aller Art: Pneumonie, Typhus, Masern und andere, durch toxische Ursachen, besonders Blei, Optochin, Stoffwechselerkrankungen (besonders Nephritis). Von peripher sitzenden Ursachen sind orbitale Erkrankungen, so Tumoren, Periostitis, ganz besonders aber entzündliche Erkrankungen der Nasennebenhöhlen, besonders der hinteren Siebbeinzellen und der Keilbeinhöhle, anzuführen.

Auch starke intraoculare Entzündungen, besonders luetische, tuberkulöse Chorioiditis, Iridocyclitis, infektiöse Entzündungen nach Verletzungen können mit sekundärer Neuritis einhergehen.

Prognose und Behandlung sind vom Grundleiden abhängig. Kurz bestehende Erkrankung kann ohne Folgen ausheilen, bei schweren und länger bestehenden gehen zahlreiche oder sämtliche Nervenfasern zugrunde, die Papille wird bei noch vorhandener Schwellung immer blässer, schließlich entsteht neuritische Atrophie (s. S. 153).

Bei Stauungspapille und erhöhtem intrakraniellen Druck ist operativ vorzugehen, und zwar, wenn möglich, sofort, spätestens aber dann, wenn Sehvermögen oder Gesichtsfeld sich zu verschlechtern beginnen. Hier kommt zunächst die Exstirpation des Hirntumors in Betracht, wenn eine Lokalisationsdiagnose möglich ist. Sonst ist palliative Trepanation, der Balkenstich oder Suboccipitalstich, auszuführen. Gelingt es in dieser Weise den Hirndruck zu beseitigen, so geht die Stauungspapille in wenigen Tagen zurück, wenn stärkere entzündliche Veranderungen noch nicht vorhanden sind.

Die Atrophie des Sehnerven

Die Atrophie des Sehnerven entsteht durch Schwund oder Degeneration der Nervenfasern, sie gibt sich ophthalmoskopisch durch eine Abblassung oder weißliche Verfärbung der Papille zu erkennen. Die verschiedenen Formen der Atrophie sind:

1. Der einfache Sehnervenschwund, Atrophia n. o. simplex. Die Nervenfasern zerfallen oder degenerieren, während das Binde- und Gliagewebe des Sehnerven unverändert bleibt. Dementsprechend zeigt das ophthalmoskopische Bild der einfachen Sehnervenatrophie eine anfangs blasse, spater rein weiße Papille mit scharfen Grenzen. Eine praeexistente physiologische Exkavation wird durch den Schwund der Sehnervenfasern größer und tiefer, so daß meist die Tüpfel der Lamina cribrosa sehr deutlich sichtbar sind. Gefäßveränderungen fehlen.

Beim Sehnervenschwund nach Entzündung (Atrophia n. o. neuritica) degenerieren die Nervenfasern infolge der Entzündung; an die Stelle des schwindenden Nervengewebes tritt das gewucherte Binde- und Gliagewebe. Dementsprechend erscheint die Papille grauweiß, ihre Grenzen leicht streifig getrübt, die praeexistente Exkavation wird durch das gewucherte Stützgewebe kleiner oder ist ausgefüllt, so daß die Tüpfel der Lamina cribrosa unsichtbar werden. Die Venen sind anfangs weit. geschlängelt, die Arterien ausgesprochen verengt. Häufig zeigen die Gefäße an der Papille, mitunter auch darüber hinaus, Wandverdickungen in Form weißlicher Einscheidungen ("Begleitstreifen").

Der einfache Sehnervenschwund kommt vor als Frühsymptom der Tabes in etwa 15⁰/₀ der Falle — tabische progressive Atrophie —, meist vereint mit reflektorischer Pupillenstarre, Miosis, Entrundung der Pupille, woran sich oft erst viel später andere Symptome der Tabes anschließen. Die tabische Atrophie ist stets beiderseitig, tritt in der Regel jedoch nicht auf beiden Augen gleichzeitig auf. Stets kommt es nach kürzerer oder langerer Zeit, Monaten bis Jahren, zur Erblindung. Die Sehstörung beginnt als sektorenförmige, mitunter auch als konzentrische Einengung des Gesichtsfeldes für grün und rot, wobei das zentrale Sehen bei ophthalmoskopisch schon deutlich sichtbarer Verfärbung der Papille noch gut ist. Später engt sich in der gleichen Weise das Gesichtsfeld auch für die anderen Farben sowie für weiß ein, bis zuerst die Farbenempfindung, dann auch das zentrale Sehen erlischt. Schließlich geht auch der letzte noch erhaltene, meist exzentrisch nasal gelegene

Gesichtsfeldrest verloren. Primär handelt es sich bei der tabischen Atrophie wahrscheinlich um Degeneration der Ganglienzellen der Netzhaut, daher um aufsteigende Degeneration der Nervenfasern.

Therapeutisch ist so früh wie möglich antiluetische Behandlung angezeigt, und zwar mit Jod, Quecksilber, Salvarsan, Wismutpräparaten; Impfmalaria. Während der Behandlung ist das Sehvermögen und Gesichtsfeld ständig zu kontrollieren, da mitunter plötzliche beträchtliche Verschlechterungen beobachtet werden. Auch im günstigsten Falle ist nur zeitweiser Stillstand zu erzielen; der ungünstige Endausgang ist unabwendbar. Aussichtsreicher ist die Prophylaxe durch lange fortgesetzte Behandlung und ständige Kontrolle aller luetisch Infizierten.

Progressive Sehnervenatrophie des gleichen Typus findet sich ferner bei der progressiven Paralyse.

Andere Formen der einfachen Atrophie kommen nach starken Blutverlusten vor, ferner nach Verletzungen, Durchschuß des Sehnerven, Schädelbasisfraktur, bei der der Sehnerv im Foramen opticum zerquetscht wird. Dabei tritt unmittelbar nach der Verletzung Erblindung ein, während die Papille zunächst normal ist und erst die charakteristische Verfärbung zeigt, wenn die von der Stelle der Leitungsunterbrechung absteigende Atrophie — mitunter erst in Wochen — die Papille erreicht hat. Liegt die Durchtrennung des Sehnerven dicht hinter dem Bulbus, so daß die Zentralgefäße mitgetroffen werden, so besteht Blindheit mit dem ophthalmoskopischen Bild der Ischaemie der Netzhaut.

Auch durch Basaltumoren, basale Lues, Druck von Seite der atheromatösen Arteria ophthalmica im Canalis opticus, Keilbeinerkrankung kann eine Druckatrophie des Sehnerven zustande kommen.

Besonders wichtig ist die absteigende Atrophie bei Hypophysentumoren durch Druck auf die Chiasmagegend, in der Regel mit temporaler Hemianopsie verbunden.

Zur einfachen Atrophie gehört auch die Atrophie nach Embolie der Zentralarterie (s. S. 139); im ophthalmoskopischen Bild unterscheidet sie sich aber durch die höchstgradige Verdünnung, Obliteration und Wandveränderung der Gefäße, meist auch durch ausgesprochene Pigmentanomalien in der Maculagegend.

2. Die neuritische Atrophie. Zustandekommen und ophthalmoskopisches Bild wurde oben besprochen. Die Aetiologie ist die der Neuritis, die Sehstörung richtet sich nach dem Umfang der Nervenfaserdegeneration. Mitunter ist trotz ausgesprochener Blässe der Papille Sehschärfe und Gesichtsfeld normal; von diesem Verhalten bis zur vollkommenen Erblindung gibt es alle möglichen Übergänge. Das nach Abschluß des Prozesses übrig gebliebene Sehvermögen bleibt dauernd erhalten.

3. Die sekundäre Atrophie nach intraocularen Entzündungen (Retinitis, Chorioiditis) ähnelt der neuritischen Atrophie. Ihre Diagnose ergibt sich aus den Residuen der Netzhaut-, Aderhauterkrankung sowie aus den hochgradigen Gefäßveränderungen; hieher gehört auch

die Atrophie der Papille bei Retinitis pigmentosa, charakterisiert durch hochgradige Verdünnung der Netzhautgefäße (s. S. 145).

4. die glaukomatöse Exkavation der Papille (s. S. 182).

5. die temporale Atrophie (temporale Abblassung) s. retrobulbäre Neuritis.

Zur ophthalmoskopischen Differentialdiagnose:

	einfache Atr. n. o.	neurit. Atr.	sekundäre Atr.
Papillenfarbe	blaß bis weiß	grauweiß	grauweiß
Grenzen	scharf	trüb, unscharf	unscharf
Exkavation	vergrößert, Laminazeichnung deutlich	verkleinert oder ausgefüllt, Laminazeichnung unsichtbar	verkleinert
Gefäße	normal	Venen weit, Arterien eng, eingescheidet	starke Gefäßveränderungen
Netzhaut, Aderhaut	normal	normal	Veränderungen der zugrundeliegenden Erkrankung
Sehvermögen	progressive Abnahme	stationär	je nach dem Grundleiden.

Neuritis retrobulbaris

Als Neuritis retrobulbaris bezeichnet man Erkrankungen entzündlicher und degenerativer Natur, die im retrobulbären Teil des Sehnerven ihren Sitz haben. Dabei ist entweder der ganze Sehnervenquerschnitt ergriffen (diffuse retrobulbäre Neuritis) oder das papillomaculare Bündel allein, jenes Bündel, das die die Macula versorgenden Nervenfasern vereinigt; es liegt in der Papille und dicht hinter ihr im temporalen Teil des Sehnerven und verläuft axial weiter.

a) Die diffuse retrobulbäre Neuritis führt, ein- oder beiderseitig auftretend, oft in wenigen Stunden zu mehr weniger vollkommener Erblindung, die aber nur selten eine bleibende ist. Nach einigen Tagen beginnt in der Regel von den Seiten her das Sehvermögen sich wieder herzustellen. Es läßt sich dann ein sehr großes absolutes Zentralskotom nachweisen, das sich nach und nach teilweise oder auch ganz zurückbildet. Charakteristisch ist das Auftreten unter Schmerzen im Kopf und in der Augenhöhle, besonders bei Bewegungen des Augapfels und Druck auf das Auge (Retropulsionsschmerz). Die Pupille ist leicht erweitert, ihre Lichtreaktion sehr träge oder fehlend.

Der ophthalmoskopische Befund richtet sich nach dem Sitz der Erkrankung. Liegt dieser hinter den Zentralgefäßen, so erscheint die Papille ophthalmoskopisch zunächst normal, nach zwei oder mehreren Wochen entwickelt sich immer deutlicher Abblassung.

Liegt der Sitz im Bereich der Zentralgefäße, so besteht mehr weniger ausgesprochene intraoculare Neuritis.

Die diffuse (akute) Form der Neuritis retrobulbaris ist meist ein Frühsymptom der multiplen Sklerose, aber auch Nebenhöhlenerkrankungen, Intoxikationen (Methylalkohol) können zugrunde liegen. In manchen Fällen wird starke Erkältung angeschuldigt, andere bleiben aetiologisch unklar.

b) Die auf das papillomaculare Bündel beschränkte Neuritis retrobulbaris gibt sich durch das Auftreten eines Zentralskotoms zu erkennen, das relativ oder absolut nur für rot und grün oder für alle Farben und auch weiß vorhanden sein kann. Dabei ist in der Regel die Papille ophthalmoskopisch normal. Nur wenn der Prozeß schwerer ist und längere Zeit besteht, kommt es zu absteigender Atrophie des papillomacularen Bündels, daher Abblassung der äußeren Papillenhälfte. Die physiologischerweise lichtere Färbung der temporalen Papillenhälfte, in der nur das dünne papillomaculare Bündel verläuft und besonders die hellere Farbe der temporalen Papillenhälfte bei größerer physiologischer Exkavation darf aber nicht für temporale Atrophie angesehen werden.

Aetiologie: 1. Chronische Intoxikationen (Intoxikationsneuritis), vor allem durch Nikotin und Alkohol, meist bei Abusus beider. Die Erkrankung tritt erst in den mittleren Jahren auf und ist stets beiderseitig. Durch Abstinenz wird in nicht weit vorgeschrittenen Fällen volle Heilung erreicht. Sonst wird Intoxikationsneuritis auch nach Vergiftungen mit Strammonium, Veronal, Jodoform, Schwefelkohlenstoff beobachtet. Auf Autointoxikation ist die retrobulbäre Neuritis bei Diabetes zurückzuführen.

2. Bei multipler Sklerose, als Frühsymptom häufig einseitig auftretend, hinterläßt sie die bekannte temporale Abblassung der Papille.

3. Erkrankungen der Nasennebenhöhlen, wohl auch Zahnerkrankungen.

Die Behandlung der retrobulbären Neuritis richtet sich nach dem Grundleiden, dessen Eruierung nicht selten schwierig ist und in jedem Falle fachärztliche Untersuchung nötig macht. Dies gilt für die als Frühsymptom der multiplen Sklerose auftretenden Formen, bei denen andere Erscheinungen des Nervenleidens zunächst entweder fehlen oder ganz geringfügig sein können, ganz besonders aber von der durch Nasennebenhöhlenerkrankungen bedingten Neuritis retrobulbaris. Hier genügt bei fehlender anderer Aetiologie auch der Verdacht auf eine Erkrankung der Nasennebenhöhlen, um schleunige Operation zu indizieren. Im übrigen empfiehlt man Schonung der Augen durch Schutzbrillen oder bei einseitiger Neuritis retrobulbaris Schutzverband, wendet Schwitzkuren, Kopflichtbäder, Ableitung auf den Darm an.

Erkrankungen der zentralen Sehbahn.

Erkrankungen des Chiasmas sind meist hervorgerufen durch Erkrankungen, besonders Tumoren der Hypophyse. Der Druck auf das Chiasma führt zu Leitungsunterbrechung der gekreuzten, den nasalen

Netzhauthälften zugehörigen Nervenfasern und daher zu temporaler Hemianopsie. Nach und nach kommt es durch absteigende Atrophie zu Verfärbung der Papille; Stauungspapille ist bei Tumoren der Hypophyse eine Ausnahme. Fast stets sind andere Erscheinungen der gestörten Hypophysenfunktion, wie Akromegalie, Dystrophia adiposogenitalis, Infantilismus, Aufhören der Menses, Abnahme der Potenz vorhanden. Sehr häufig kann durch das Röntgenbild Vergrößerung der Sella turcica nachgewiesen werden.

Leitungsunterbrechung im Bereich des Tractus opt. hat homonyme Hemianopsie der gegenüberliegenden Seite zur Folge, sowie hemianopische Pupillenreaktion. Erkrankungen der Sehstrahlung und Sehrinde führen gleichfalls zu kontralateraler homonymer Hemianopsie, jedoch ohne Störung der Pupillenreaktion. Eine meist homonym hemianopisch auftretende Störung ist das Flimmerskotom (Migraine ophthalmique), dem wahrscheinlich zentrale, vorwiegend in der Sehrinde lokalisierte Zirkulationsstörungen zugrunde liegen. Das Flimmerskotom äußert sich als ein anfallsweise auftretendes Flimmern oder als leuchtender Nebel, der sich meist von einer an beiden Augen peripher homonym gelegenen Stelle rasch über die eine homonyme Gesichtsfeldhälfte oder auch das ganze Gesichtsfeld ausbreitet, etwa eine Viertelstunde dauert und von heftigen halbseitigen Kopfschmerzen gefolgt ist. Die Anfälle können mehr minder häufig durch viele Jahre sich immer wiederholen.

Therapie: Allgemeinbehandlung der ursächlichen Angioneurose durch allgemeine Kräftigung, Regelung der Verdauung, regelmäßige Körperbewegung, Vermeidung von Anstrengung, Aufregung. In jedem Fall Allgemeinuntersuchung!

Die Verletzungen des Sehnerven s. Verletzungen der Orbita.

Die Augenhöhle — Orbita

Anatomie. Die Augenhöhle hat die Gestalt eines Kegels mit der Spitze nach hinten. Ihre vordere Öffnung ist von dem starken abgerundeten Orbitalrand begrenzt. (Abb. 43, 44.) Die obere Wand der Augenhöhle, das Orbitaldach besteht aus dem Stirnbein und dem kleinen Keilbeinflügel. Der vom Stirnbein gebildete Augenhöhlenrand, Margo supraorbitalis, trägt oben die Fissura supraorbitalis für die gleichnamige Arterie und den Nervus supraorbitalis. Oben und temporal liegt die Fossa glandulae lacrimalis, oben nasal, etwas hinter dem Orbitalrand sitzt ein kleiner Vorsprung, die Trochlea für die Sehne des Musculus obliquus superior. Die mediale Orbitalwand wird von dem Stirnfortsatz des Oberkiefers, dem Tränenbein und der zarten Lamina papyracea des Siebbeins gebildet. Zwischen der Crista lacrimalis anterior des Stirnfortsatzes des Oberkiefers und der vom Tränenbein gebildeten Crista lacrimalis posterior liegt die Fossa sacci lacrimalis, in der der Tränensack ruht. Die laterale Wand der Augenhöhle stellt das Jochbein und der große Keilbeinflügel, die untere der

Stirnfortsatz des Oberkiefers, der Processus maxillaris des Jochbeines sowie hinten der Processus orbitalis des Gaumenbeines dar. Die Spitze der Orbita bildet das im kleinen Keilbeinflügel gelegene runde Foramen opticum, durch das der Sehnerv und die Arteria ophthalmica in die Augenhöhle eintritt. Temporal vom Foramen opticum liegt die Fissura orbitalis superior für den Durchtritt der Augenmuskelnerven und den ersten Ast des Trigeminus sowie für den Austritt der Vena ophthalmica superior. Eine weitere Knochenlücke liegt am Boden der Orbita, die Fissura orbitalis inferior, von der eine Furche, der Sulcus infraorbitalis zum Foramen

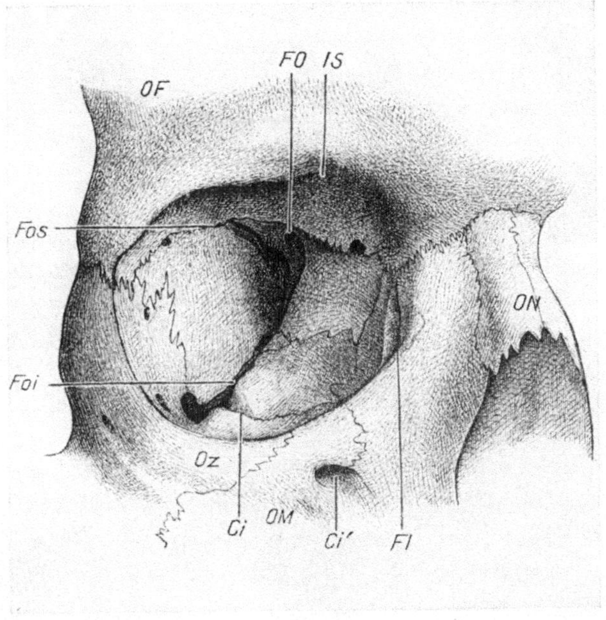

Abb. 43. Rechte Orbita von vorn (Nach Merkel-Kallius)

OF Stirnbein. *OZ* Wangenbein. *OM* Oberkiefer. *ON* Nasenbein. *FO* Foramen opticum. *Fos* Fissura orbitalis superior. *Foi* Fissura orbitalis inferior. *Fl* Fossa lacrimalis. *IS* Incisura supraorbitalis. *Ci Ci'* Canalis infraorbitalis

infraorbitale in der Mitte des unteren Augenhöhlenrandes führt. Hier tritt der Nervus und die Arteria infraorbitalis in die Augenhöhle.

In der Orbita liegen der Augapfel mit den Sehnerven und den Augenmuskeln, die Tränendrüse, die Blutgefäße und Nerven, zwischen diesen Gebilden das Orbitalfett und die Fascien.

Der Augapfel wird von sechs Augenmuskeln, vier geraden und zwei schiefen, bewegt (Abb. 45). Die vier Musculi recti (externus, internus, superior, inferior) sowie der Musculus obliquus superior entspringen gleich dem Levator palpebrae superioris in der Gegend des Foramen opticum und umgrenzen, divergierend nach vorne ziehend, einen trichterförmigen Raum, den Muskeltrichter, in dessen Achse der Sehnerv zum Auge zieht. Die vier Recti inserieren mit kurzen Sehnen 5 bis 7 mm vom Hornhautrand entfernt an der Sklera. Der Obliquus superior zieht zunächst nach vorne gegen den inneren oberen Teil des Orbitalrandes, schlingt sich dort um

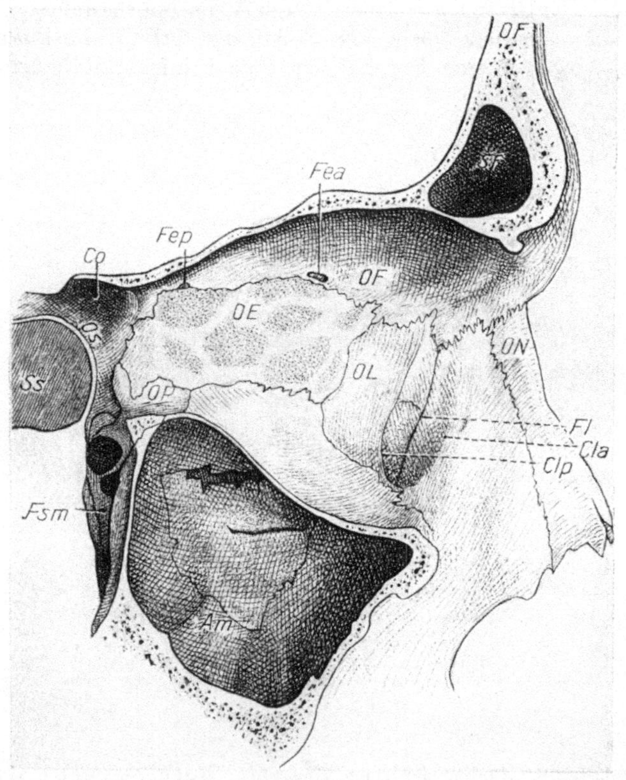

Abb. 44. Sagittalschnitt durch die Orbita. Mediale Wand derselben (Nach Merkel-Kallius)

OF Stirnbein. *SF* Sinus frontalis. *OS* Keilbein. *Ss* Sinus sphenoidalis. *OP* Processus orbitalis ossis palatini. *OM* Oberkieferbein. *Am* Sinus maxillaris. *ON* Nasenbein. *OL* Tranenbein. *OE* Lamina papyracea des Siebbeins. *Co* mediale Wand des Canalis nervi optici. *Fep* Foramen ethmoidale posterius. *Fea* Foramen ethmoidale anterius. *Fe* Fossa sacci lacrimalis. *Cla* Crista lacrymalis anterior. *Clp* Crista lacrimalis posterior. *Fsm* Fissura pterygo-palatina

die Trochlea herum und inseriert, wieder zum hinteren Bulbusabschnitt ziehend, im oberen äußeren Quadranten hinter dem Äquator. Der sechste Augenmuskel, der Obliquus inferior entspringt am unteren Orbitalrand in der Nähe seines medialen Endes, zieht unter dem Rectus inferior zum hinteren Bulbusabschnitt, in dessen unterem äußeren Quadranten er inseriert. Die Muskeln sind von Muskelscheiden umgeben.

Diese gehen von dem die knöcherne Wand der Augenhöhle überkleidenden, eine Fortsetzung der Dura des Canalis opticus bildenden dünnen Periost — Periorbita — aus, das die oben beschriebenen Fissuren überbrückt. Die Fascien überziehen die Augenmuskeln und setzen sie untereinander sowie mit den Orbitalwänden in Verbindung, bilden ferner um den Augapfel herum eine fibröse Kapsel, die Tenonsche Kapsel, die ihn nach vorn bis unter die Augapfelbindehaut, nach rückwärts bis nahe an den Sehnerven überkleidet und also einen um das Auge gelegten, vorn und rückwärts offenen Ring bildet. Der Raum zwischen Tenonscher Kapsel und Sklera, der Tenonsche Raum, stellt einen Lymphraum

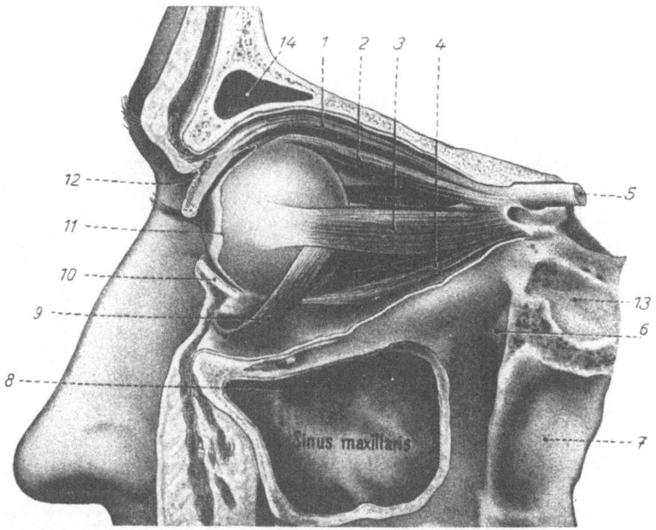

Abb. 45. Muskeln der linken Augenhöhle von der Seite (Nach Rauber-Kopsch)

1 Musculus levat. palpebr. superior. 2 Musculus rectus superior. 3 Musculus rectus externus. 4 Musculus rectus inferior. 5 Nervus opticus. 6 Fossa pterygo-palat. 7 Lamina lat. process. pterygoidei. 8 Ostium maxillare. 9 Musculus obliq. inferior. 10 Palpebr. inferior. 11 Schnittrand der Conjunctiva bulbi. 12 Sulcus orbitopalpebr. superior. 13 Keilbein. 14 Stirnhöhle

dar. Vorn setzt sich an den knöchernen Augenhöhlenrand die Fascia tarsoorbitalis an, die die Augenhöhle nach vorn abschließt.

Die Arterien der Augenhöhle kommen aus der Arteria ophthalmica, die aus der Carotis interna entspringt und durch das Foramen opticum in die Orbita eintritt; sie gibt die Arteria centralis retinae, die langen und kurzen Ciliararterien sowie einige andere Äste ab. Das Venenblut wird aus der Augenhöhle und dem Augapfel von der Vena ophthalmica superior und inferior abgeführt. Beide vereinigen sich vor dem Durchtritt durch die Fissura orbitalis superior und münden in den Sinus cavernosus. Sie stehen außerdem mit den Gesichtsvenen vielfach in Verbindung.

Die Nerven der Orbita sind:

1. Motorische für die Augenmuskeln, und zwar der Nervus trochlearis (IV) für den Musculus obliquus superior, der Nervus abducens (VI) für den Rectus externus; die übrigen den Bulbus bewegenden Muskeln, ferner der Levator palpebrae superioris, der Sphinkter pupillae und der Ciliarmuskel werden vom Nervus oculomotorius (III) innerviert.

2. Sensible vom I. und II. Ast des Trigeminus.

3. Sympathische (für den Dilatator pupillae und den Musculus tarsalis).

Die Ursprungskerne des Nervus III liegen am Boden des Aquaeductus Sylvii unter dem vorderen Vierhügelpaar und bestehen aus einer medianen Zellgruppe (Mediankerne, und zwar vorderer paariger und hinterer un-

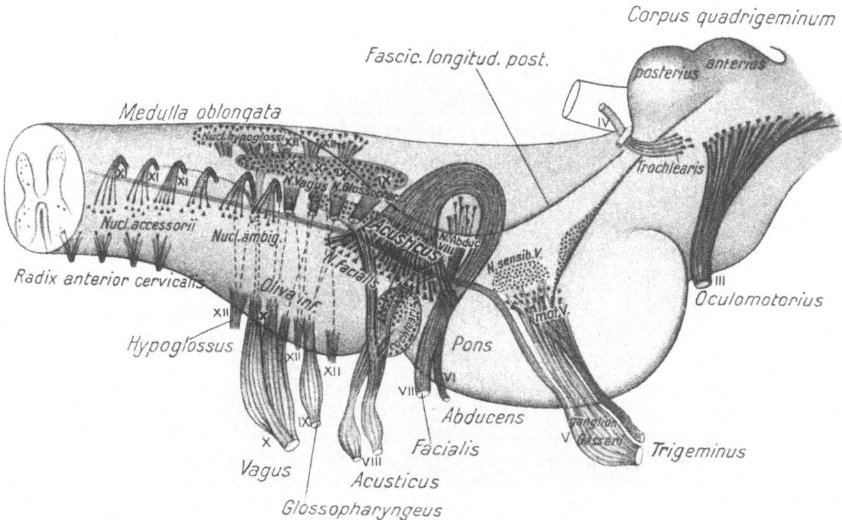

Abb. 46. Schema der Kerne und des Austritts der Hirnnerven
(Nach Edinger)

paariger) für die Binnenmuskulatur sowie aus zu beiden Seiten der Raphe gelegenen paarigen Gruppen (rechte und linke Seitenhauptkerne) für die äußere Muskulatur (Abb. 46).

Die von den einzelnen Kernen ausgehenden Fasern kreuzen sich zum Teil mit denen der anderen Seite. Der Nervenstamm tritt am vorderen Rand der Brücke an der Hirnbasis aus.

Die Kerne des Nervus IV liegen am hinteren Ende des Oculomotoriuskernes, seine Fasern ziehen dorsalwärts, kreuzen sich mit denen der anderen Seite, umkreisen dann die Hirnschenkel und kommen an der Hirnbasis nahe dem Trigeminus zum Vorschein.

Die Kerne des Nervus VI liegen am Boden der Rautengrube in der Nachbarschaft des Facialiskerns; ihre Fasern kommen am hinteren Rande der Brücke zum Vorschein.

Die Augenmuskelkerne sind durch querverlaufende Fasern mit denen der anderen Seite, ferner durch im hinteren Längsbündel verlaufende Assoziationsbahnen untereinander sowie durch zur Hirnrinde ziehende Bahnen mit höheren Zentren in Verbindung.

Nach dem Austritt aus dem Gehirn verlaufen N. III, IV und VI sowie auch der erste Ast (Nervus ophthalmicus) des N. V in der Nachbarschaft der Carotis interna in der Wand des Sinus cavernosus und gelangen durch die Fissura orbitalis superior in die Orbita.

Etwas lateral vom Sehnerven liegt in der Augenhöhle das Ganglion ciliare; es enthält dreierlei Wurzeln, die motorische (Radix brevis) vom Oculomotorius, die sensible (Radix longa) vom ersten Ast des Trigeminus und die sympathische Wurzel aus dem Plexus um die Carotis interna. Das Ganglion ciliare entsendet die Nervi ciliares breves, vier bis sechs an der Zahl, die in der Nachbarschaft des Sehnerven in den Augapfel eintreten. Die vorwiegend für die Hornhaut bestimmten Nervi ciliares longi gehen direkt vom Trigeminus (Nervus nasociliaris) ab.

In der Nachbarschaft der Orbita liegen die Nasenhöhle und ihre Nebenhöhlen: die Stirnhöhle, die Highmorshöhle, die Keilbeinhöhle und die Siebbeinzellen. Erkrankungen aller dieser Höhlen können auf die Orbita selbst sowie auf den Sehnerv übergehen.

Die Entzündungen der Orbita

Die Entzündung des orbitalen Zellgewebes (Orbitalphlegmone) erzeugt Exophthalmus, entzündliches Oedem der Bindehaut und der Lider, heftige Schmerzen, Fieber. Der vorgedrängte Augapfel zeigt mehr minder starke Beweglichkeitsbeschränkung. Ophthalmoskopisch besteht häufig Papillitis oder Stauung in den Netzhautvenen, mitunter Netzhautblutungen, wobei das Sehvermögen sehr stark herabgesetzt oder ganz erloschen sein kann. In der Regel kommt es zur Abszedierung und Durchbruch des Eiters nach außen durch die Lidhaut, wonach die stürmischen Erscheinungen rasch zurückgehen. In vielen Fällen bleibt hochgradige Sehherabsetzung oder Erblindung durch neuritische Sehnervenatrophie zurück. Nicht selten greift aber auch die Entzündung auf die Schädelhöhle über und führt durch Meningitis oder Hirnabszeß zum Exitus.

Die Orbitalphlegmone entsteht entweder primär im Zellgewebe selbst oder ist sekundär bedingt, und zwar a) von der äußeren Haut, b) vom Bulbus, c) von den Orbitalwänden, d) von Sinuseiterungen, Meningitis und anderen.

1. Primäre Entzündung des Zellgewebes entsteht metastatisch bei verschiedenen Infektionskrankheiten, ferner nach Verletzungen der Augenhöhle, besonders mit zurückbleibenden Fremdkörpern. Bei Fremdkörpern, die Tetanusbazillen tragen, tritt frühzeitig volle Muskelstarre auf, bei relativ geringen Entzündungserscheinungen.

2. Sekundäre Entzündung: Zum Teil durch Fortpflanzung von Venenthrombosen auf die Orbita (Thrombophlebitis orbitae), eine

besonders gefährliche Erkrankung, die durch Übergreifen auf die Schädelhöhle sehr häufig zum Tod führt.

Die sekundäre Entzündung geht aus:

a) von der äußeren Haut, von Furunkeln, besonders der Nase und
Oberlippe, selten auch von Hordeolis, häufig von einem Gesichtserysipel;

b) vom Bulbus. Die Panophthalmitis geht mit einem entzündlichen Oedem des orbitalen Zellgewebes einher; nach Perforation kann
die Eiterung auf das Zellgewebe übergreifen. Auch Enukleation eines
panophthalmitischen Auges kann zur Infektion des orbitalen Zellgewebes
führen (s. S. 114);

c) von den Orbitalwänden, in der Regel durch Übergreifen von
Empyemen der Nasenebenhöhlen, die häufigste Ursache der Orbitalphlegmone. Dagegen bleibt die am Orbitalrand lokalisierte Periostitis
auf diesen beschränkt und führt in der Regel nicht zur Orbitalphlegmone.
Bei der Periostitis am Orbitalrand entwickelt sich unter
Lidoedem, Bindehautschwellung, eine druckschmerzhafte Auftreibung
des Periosts; meist kommt es zur Abszedierung, zum Durchbruch
und zur Entwicklung einer durch lange Zeit sezernierenden offenen
Fistel, auf deren Grund der rauhe Knochen oder auch ein Sequester
freiliegt. Dieser wird nach geraumer Zeit abgestoßen, und die Fistel heilt
schließlich unter Zurücklassung eines knöchernen Defektes mit tief
eingezogener Narbe, die sehr häufig Narbenektropium zur Folge hat.
Die Orbitalrand-Periostitis tritt am häufigsten bei Kindern auf und ist
dann in der Regel tuberkulöser, seltener kongenital luetischer Aetiologie.
Bei Erwachsenen ist dagegen Lues gummosa die häufigste Ursache.
Therapeutisch neben der Behandlung des Grundleidens frühzeitige
Inzision und Auskratzung des Knochens, Entfernung des Sequesters.
Injektion von Jodoform-Glyzerin, Tamponade mit Jodoformgaze;

d) von Sinuseiterungen, Sinusthrombose meist otogenen Ursprungs
durch Caries des Felsenbeins, Meningitis, Zahnwurzeleiterungen, Ton-
sillarabszesse.

Die Behandlung der Orbitalphlegmone ist eine operative. Sie
besteht in der frühzeitigen ausgedehnten Freilegung des Krankheitsherdes
durch Inzision am Orbitalrand und subperiostales Vordringen, Entleerung des Eiters und Drainage. Das Grundleiden ist mit zu berücksichtigen, ganz besonders die Nebenhöhlenerkrankung rasch, wenn nötig
durch Radikaloperation, zu beseitigen.

Tumoren

Die Tumoren (und Entozoen) der Orbita liegen:

a) außerhalb des Muskeltrichters, b) innerhalb des Muskeltrichters.

a) Tumoren außerhalb des Muskeltrichters gehen entweder von
der Tränendrüse aus oder sie dringen von außen in die Augenhöhle
ein. Sie erzeugen Exophthalmus mit entsprechender seitlicher Ver-
drängung des Augapfels, Beweglichkeitsbeschränkung, meist mit Doppelsehen verbunden. Der Tumor ist in der Regel palpierbar.

Hieher gehören die Dermoidcysten (s. S. 28), ferner die seltenen Encephalocelen, d. s. angeborene cystenartige Hirnbrüche im inneren oberen Winkel der Orbita, ferner der Cysticercus und Ecchinococcus der Orbita. Über Orbitalcysten mit Mikrophthalmus (s. S. 178).

Kavernöse Angiome wachsen außerordentlich langsam, schimmern bläulich durch die Lider durch, schwellen beim Bücken und Pressen an, dabei ist der vorgedrängte Augapfel leicht zurückdrückbar. Auch Teleangiektasien finden sich in der Orbita, stets zusammen mit Teleangiektasie der Lider. Als Therapie kommt bei abgekapselten Angiomen die Exstirpation in Betracht, sonst elektrolytische Zerstörung.

Sarkome s. u.

Primäre Karzinome der Orbita können nur von der Tränendrüse ausgehen.

b) Tumoren innerhalb des Muskeltrichters erzeugen sehr frühzeitig Exophthalmus ohne seitliche Verschiebung bei guter Beweglichkeit des Augapfels, sichtbare Sehnervenveränderungen und Sehstörungen, häufig Stauungserscheinungen an den Netzgefäßen, sie sind in der Regel nicht palpierbar.

1. Sie gehen aus vom Opticus und seinen Scheiden, sind charakterisiert durch frühzeitige stärkere Sehstörung mit dem Befund der Neuritis oder Atrophie. Die hier vorkommenden Geschwülste gehen entweder vom Endothel der Scheiden — Endotheliome — oder von der Pia bzw. vom Septenwerk im Sehnerven aus — Neurofibrome.

Die Entfernung der Sehnerventumoren kann unter Erhaltung des Augapfels durch die temporäre Resektion der lateralen Orbitalwand nach Krönlein ausgeführt werden. Diese Methode ist in allen Fällen anzuwenden, wo es darauf ankommt, die Tiefe der Orbita in größerem Ausmaße zugänglich zu machen, besonders also bei Tumoren, Fremdkörpern.

Über Gliom des Sehnerven s. S. 148. Auch das Sarkom des Bulbus kann auf den Sehnerven übergreifen.

2. Sie entstehen im Zellgewebe der Orbita selbst.

Das Sarkom geht von allen bindegewebigen Teilen der Augenhöhle besonders vom Periost aus, oder wächst von der Umgebung in diese hinein. Auch Lymphosarkome, meist beiderseitig, sowie die grünlichen Chlorome kommen vor. Orbitalsarkome sind außerordentlich bösartig und führen durch Übergreifen auf das Gehirn oder durch Metastasen rasch zum Tode. Auch das radikalste Vorgehen (Exenteration der Orbita mit nachfolgender Strahlenbehandlung) ist sehr häufig von Rezidiven gefolgt.

Entozoen der Orbita (Cysticercus, Ecchinococcus) s. S. 193.

Verletzungen der Orbita

Ihre häufigste Folge ist die Haemorrhagie. Sie führt zu einem mehr weniger starken Exophthalmus, dessen Ursache sich durch die gleichzeitig vorhandene oder nach kurzer Zeit auftretende Suffusion der Lider und der Augapfelbindehaut verrät. Auch spontane Haemorrhagien in der Orbita kommen vor, so bei Pertussis, haemorrhagischer Diathese, Barlowscher Krankheit, Skorbut.

Durch stumpfe Traumen kann eine Verbindung der Augenhöhle mit den luftführenden Nebenhöhlen, besonders leicht mit den Siebbeinzellen durch Fraktur der Lamina papyracea hergestellt werden — **Emphysem der Orbita**; von da gelangt die Luft meist unter die Haut der Lider — orbitopalpebrales Emphysem (s. S. 27).

Nach schweren Traumen kommt es mitunter durch ausgedehnte Frakturen der knöchernen Wandungen mit Depression eines Knochenfragmentes nach außen zum Zurücksinken des Augapfels in die Orbita — **Enophthalmus traumaticus**. Meist ist auch der Muskel- und Fascienapparat der Orbita geschädigt, der Augapfel daher mangelhaft beweglich. Auch ohne Knochenfraktur kann durch Schwund des Fettgewebes der Orbita nach Traumen Enophthalmus zustandekommen.

Frakturen der Schädelbasis können durch Fortsetzung auf den Canalis opticus zur Schädigung oder Zerreißung des Sehnerven, zu Blutungen in seinen Stamm führen. Nach Zerreißung des Sehnerven im Sehnervenkanal ist zunächst der ophthalmoskopische Befund normal, erst nach einigen Wochen wird die descendierende Atrophie an der Papille sichtbar. Wird der Sehnerv im vorderen, die Zentralgefäße führenden Teil, also bis ca. 1 cm hinter dem Auge durchtrennt, so entsteht das ophthalmoskopische Bild der akuten Ischaemie der Netzhaut (s. S. 139). Bei schweren indirekten Traumen kann der Sehnerv aus der Sklera vollkommen oder teilweise herausgerissen werden (**Evulsio nervi opt.**).

Schußverletzungen der Orbita führen zu Blutungen, Fraktur der knöchernen Wand, häufig zur Zertrümmerung des Bulbus oder Durchschuß des Sehnerven. Auch wenn der Bulbus nicht direkt getroffen wird, kann es durch Sprengwirkung zur Evulsion des Sehnerven und schweren Zerreißungen der Netzhaut, Aderhaut kommen. Ganz typische Verletzungen solcher Art sind die Orbitalquerschüsse bei Selbstmordversuchen mit Einschuß an der rechten Schläfe, die häufig Erblindung des rechten, manchmal beider Augen zur Folge haben.

Fremdkörper der Orbita können zu Exophthalmus durch Raumbeengung und zu Eiterungen führen. Größere Fremdkörper, Geschosse, Messerklingen müssen deswegen nach Lokalisation durch Röntgenuntersuchung entfernt werden. Kleine Fremdkörper, besonders Schrotkörner, heilen in der Regel reaktionslos ein. Nach Eindringen von mit Erde verunreinigten Fremdkörpern (Holzstücke, abgebrochene Stockteile) in die Orbita ist wiederholt Auftreten von **Tetanus** beobachtet worden. (Prophylaktisch Tetanusantitoxin) (s. S. 161).

Allgemeines über Exophthalmus

Der Exophthalmus, das Vorrücken des Augapfels nach vorn, ist ein beinahe regelmäßiges Symptom der Erkrankungen der Augenhöhle. Exophthalmus kann vorgetäuscht werden durch die starke Prominenz langgebauter, hochgradig myopischer Augen oder durch Vergrößerung des ganzen Augapfels (Hydrophthalmus). Die schwerwiegendste Folge eines hochgradigen Exophthalmus ist die Verhinderung des Lidschlusses, und damit die Gefahr der Vertrocknung der Hornhaut und Entwicklung einer Keratitis e lagophthalmo.

Bei durch Panophthalmie bedingtem entzündlichen Oedem, ferner bei Entzündungen des orbitalen Zellgewebes sowie der Orbitalwände (mit Ausnahme der auf den Orbitalrand beschränkten) besteht Exophthalmus mit entzündlicher Schwellung der Lider und der Bulbusbindehaut, der mit Schmerzen, Fieber, Störungen des Allgemeinbefindens einhergeht, sogenannter entzündlicher Exophthalmus.

Nicht entzündlicher Exophthalmus ist durch Tumoren, Entozoen, Mucocele, durch traumatische und spontane Haemorrhagien in der Orbita, Emphysem, Fremdkörper bedingt.

Hieher gehört auch der sogenannte pulsierende Exophthalmus. Durch eine spontan — bei vorhandener Degeneration der Gefäßwände — erfolgende, häufiger durch Trauma (Schädelbasisfraktur) bedingte Ruptur der Carotis interna im Sinus cavernosus gelangt arterielles Blut in die Sinus- und in die Orbitalvenen. Es kommt zu Exophthalmus sowie zu deutlich fühlbarer Pulsation des Augapfels und seiner Umgebung. Auskultatorisch hört man ein deutliches Blasen und Sausen über der Orbita und ihrer Nachbarschaft, das der Kranke auch subjektiv quälend empfindet und das bei Kompression der Carotis aufhört. Die Bindehaut und die Lidhaut zeigt zahlreiche, stark erweiterte und geschlängelte Venen, oft zu großen Konvoluten vereinigt. Ophthalmoskopisch sind die Netzhautvenen enorm erweitert und geschlängelt, häufig ist die Papille oedematös. Meist besteht intraoculare Drucksteigerung.

Die Therapie besteht in methodischer instrumenteller oder Fingerkompression der Carotis communis durch einige Wochen. Bleibt diese Behandlung erfolglos, so ist die Carotis communis zu unterbinden.

Der intermittierende Exophthalmus. Beim Bücken tritt beträchtlicher Exophthalmus auf, der bei aufrechter Körperhaltung verschwindet, bei liegender Stellung in vielen Fällen einem Enophthalmus Platz macht. Diesem eigenartigen Verhalten liegen meist varicöse Erweiterungen der Orbitalvenen zugrunde.

Der Exophthalmus bei Basedow tritt meist beiderseitig, gelegentlich aber auch einseitig auf, bei normaler oder fast normaler Beweglichkeit der Augen. Die Lidspalte klafft durch Hochstand des Oberlides (Dalrymple's Symptom), bei Blicksenkung bleibt häufig das Oberlid zurück, so daß über der Hornhaut ein mehr weniger breites Stück der Sklera sichtbar wird — v. Graefesches Symptom; der Lidschlag ist selten und unvollständig (Stellwag), die Konvergenz oft mangelhaft (Möbius). Nicht selten zeigt sich an der Papille spontaner Arterienpuls, mitunter besteht Sympathicusparese. Stets sind auch andere Basedowsymptome: Tachycardie, Struma, Tremor, u. a. m. vorhanden, die die Diagnose des Basedowexophthalmus sichern. Die Therapie besteht in der Behandlung des Grundleidens. Zur Behandlung des durch hochgradigen Exophthalmus bedingten Lagophthalmus s. S. 26.

Exophthalmus bei Sekundärschielen s. S. 170.

Äußere Augenmuskeln [1]

Funktion der Augenmuskeln. Der Rectus externus und internus sind reine Seitenwender und Antagonisten, der Rectus externus abduziert, der Rectus internus adduziert den Hornhautscheitel. Die Wirkung der übrigen Muskeln ist eine kombinierte. Bei jeder Hebung sind der Rectus superior und der Obliquus inferior gemeinschaftlich tätig, ebenso bei jeder Senkung der Rectus inferior und der Obliquus superior. Die beiden oberen Muskeln sind Einwärtsroller, sie neigen das obere Ende des vertikalen Meridians nach innen, die beiden unteren, Rectus inferior, Obliquus inferior, sind Auswärtsroller. Außerdem nehmen die beiden Recti (superior und inferior) an der Adduktion, die beiden Obliqui an der Abduktion teil. Bei Blick geradeaus wirken gerade und schräge Augenmuskeln gemeinschaftlich für Hebung und Senkung. Dagegen wird Hebung und Senkung in der Abduktionsstellung des Auges vorwiegend von den Recti (superior bzw. inferior), in der Adduktionsstellung vorwiegend von den Obliqui (inferior bzw. superior) besorgt.

Augenmuskellähmungen. Ist ein Augenmuskel gelähmt, so ist: 1. Die Bewegung des Auges in dem Wirkungsbereich des betreffenden Muskels mehr weniger gestört. Durch das Übergewicht des Antagonisten über den gelähmten Muskel entsteht 2. Lähmungsschielen (Strabismus paralyticus), wobei die Schielablenkung um so mehr zunimmt, je weiter der Blick in das Wirkungsbereich des gelähmten Muskels gerichtet wird. 3. Die primäre Ablenkung des gelähmten Auges ist geringer als die sekundäre des nichtgelähmten wegen der gleich starken Innervation der gleichsinnig wirkenden Muskeln beider Augen, deren Effekt auf den gelähmten Muskel geringer sein muß, als auf den nicht gelähmten assoziierten des anderen Auges. 4. Es treten Doppelbilder auf, deren Distanz je nach der Blickrichtung zu- oder abnimmt. (Über die Prüfung auf Doppelbilder siehe Elschnig, Funktionsprüfung.) 5. Bei Fixation mit dem gelähmten Auge allein wird falsch projiziert; das hat seinen Grund darin, daß wir die Objekte im Raum bei bewegten Augen nach der Stärke der Innervation beurteilen, die erforderlich ist, um das Auge auf das zu fixierende Objekt zu richten. Bei Blick nach der gelähmten Seite hin muß dem paretischen Muskel eine abnorm starke Innervation zugehen, um das Auge zur Fixation eines im gelähmten Blickfeld gelegenen Objektes zu bringen. 6. Durch Doppelsehen und falsche Projektion entsteht Gesichtsschwindel. 7. Der Kranke dreht den Kopf so, daß bei der Fixation der gelähmte Muskel möglichst wenig in Anspruch genommen wird, es besteht fehlerhafte Kopfstellung.

Die Lähmung betrifft entweder nur einen einzigen Muskel oder mehrere. Sind alle vom Oculomotorius innervierten Muskeln gelähmt, so besteht Ptosis, das Auge ist nach außen und unten abgelenkt, wegen des Übergewichtes der intakten Muskeln, des Rect. ext. und Obliqu.

---

[1] Elschnig, Funktionsprufung, S. 127.

sup. Die Beweglichkeit ist nur nach außen ungestört, nach unten ist sie gering und mit deutlicher Einwärtsrollung des oberen Endes des vertikalen Meridians verbunden. Die Pupille ist weit und starr, die Akkommodation gelähmt. Sind nur die äußeren vom Oculomotorius versorgten Muskeln gelähmt, so sprechen wir von Ophthalmoplegia exterior, wenn nur der Spinkter iridis und der Ciliarmuskel getroffen sind, von Ophthalmoplegia interior.

Als Blicklähmung, assoziierte Lähmung, bezeichnet man die Lähmung assoziierter Muskeln beider Augen (z. B. bei Blicklähmung nach rechts der rechte Rect. ext. und der linke Rect. int.). Bei der Blicklähmung fehlen die Erscheinungen der Augenmuskellähmung. Häufig und charakteristisch ist es, daß eine Blickbewegung, die willkürlich unausführbar ist, reflektorisch (vom Ohrlabyrinth), bei passiver Kopfdrehung, mitunter auch beim Nachschauen nach einem fixierten Objekt, noch stattfindet. Auch kommt es vor, daß bei assoziierter Seitenwenderparese der bei Seitenblick funktionsunfähige Rect. int. bei Konvergenz in normaler Weise tätig ist. Durch Überwiegen des Antagonistenpaares infolge Reizung desselben kann bei Blicklähmung Deviation conjuguée vorhanden sein; eine solche kann aber auch durch Reizung der Blickbewegung ohne Blicklähmung auftreten; beides ist meist bei Großhirnherden der Fall.

Die Erkrankungen, die zu Augenmuskellähmungen führen, können peripher (orbital, basal) oder zentral (fasciculär, nukleär und supranukleär) lokalisiert sein.

a) Orbital bedingte Lähmungen finden sich bei Erkrankungen, Tumoren, Verletzungen, Entozoen der Orbita. Eine Erkrankung des Muskels selbst liegt wohl der rheumatischen Lähmung zugrunde.

b) Basale Lähmungen entstehen bei Tumoren durch Druck auf den Nervenstamm, ferner bei Haemorrhagien, Erkrankungen der Meningen, des Periosts, bei Schädelbasisfrakturen. Lähmung sämtlicher Oculomotoriusäste ist in der Regel basal in der Gegend des Sinus cavernosus bedingt, aber auch Lähmungen einzelner, zum Oculomotorius gehörender Muskeln können durch Nervenstammaffektionen hervorgerufen werden. Vielfach sind bei basaler Lähmung auch benachbarte andere Hirnnerven miterkrankt.

c) Eine Kernaffektion liegt meist bei Lähmungen einzelner Äste des Oculomotorius vor. Die große Gruppe der tabischen Augenmuskellähmungen ist vorwiegend nukleären Ursprungs.

d) Supranukleäre, die Brücke, die Vierhügelregion, das Großhirn, besonders aber auch das hintere Längsbündel betreffende Krankheitsherde (Blutungen, Erweichungen, Tumoren) führen zu Blicklähmungen.

Die häufigste Ursache der Lähmungen ist Lues, bzw. Nervenlues (Tabes, progressive Paralyse, Lues cerebrospinalis). Bei diesen Lähmungen, ganz besonders den tabischen, sind Rückgänge häufig. Muskellähmungen entstehen ferner auf Grund einer Arteriosklerose (Blutung, Erweichung), multipler Sklerose, durch Vergiftungen, Infektionskrankheiten, Tumoren Meningitis, Diabetes, Traumen. Schließlich sind noch die rheumatischen

Lähmungen und die auf Kern- oder Muskelaplasie beruhenden angeborenen Lähmungen anzuführen.

Die Behandlung der Lähmungen richtet sich, ebenso wie ihre Prognose, nach dem Grundleiden. Das quälende Doppelsehen kann durch Ausschalten des gelähmten Auges vom Sehakt mittels Klappe oder Mattglas
behoben werden. Ist nach einem Jahr keine Heilung eingetreten, so ist
operative Behandlung, und zwar vor allem Vorlagerung des gelähmten
Muskels indiziert (substituierende Operation). Es kann aber auch der
Antagonist tenotomiert (äquilibrierende Operation) oder durch Tenotomie
des für die Blickbewegung assoziierten Muskels am anderen Auge dieselbe Parese gesetzt werden (kompensierende Operation).

Schielen — Strabismus

Beim Schielen sind die beiden Augäpfel bei Fixation eines Objektes
derart gestellt, daß die Gesichtslinien sich nicht in dem fixierten Punkt
schneiden. Besteht die fehlerhafte Stellung nur bei Ausschaltung des
binocularen Sehaktes, z. B. bei Verdecken des einen Auges, so sprechen
wir von latentem, sonst von manifestem Schielen.

a) Latentes Schielen — Heterophorie. Stehen bei aufge-
hobenem binocularen Sehakt in der Ruhelage der Augen die Gesichtslinien beim Blick in (unendlich) große Entfernung parallel, so sprechen
wir von Orthophorie. Falsche Stellung des Augapfels in der Augenhöhle durch Varietäten im anatomischen Bau der in Betracht kommenden
Faktoren, vor allem der Augenhöhle, der Bulbi, der Muskeln selbst sowie
ihrer Beziehungen zueinander führen zur Abweichung von diesem Ideal-
zustand, zur Heterophorie (latentem Schielen); wir nennen die Ablenkung nach innen Esophorie, die nach außen Exophorie, nach oben
Hyperphorie, nach unten Kataphorie. Unter normalen Verhältnissen
wird bei binocularem Sehakt eine Heterophorie durch den Fusionszwang ausgeglichen, der unwillkürlich erfolgende Fusions- oder Aus-
gleichsbewegungen veranlaßt.

Geringe Grade von Heterophorie machen in der Regel keine Beschwerden. Nur bei nervösen, schwächlichen Personen und bei stärkerem
latenten Schielen entstehen die Beschwerden der muskulären Asthe-
nopie; Kopfschmerzen, rasche Ermüdung bei der Nahearbeit, Ver-
schwimmen der Schrift, mitunter Doppelsehen beim Lesen, Beschwerden,
die charakteristischerweise beim Schließen eines Auges verschwinden.
Besonders häufig macht diese Beschwerden die Exophorie, weil sie die
Aufbringung der zur Nahearbeit nötigen Konvergenz erschwert. Aber
auch eine Insuffizienz der Konvergenz ohne Heterophorie kommt auf
Grund einer Schwäche der Konvergenzinnervation vor. Zur Beseitigung
der muskulären Astenopie genügt es manchmal, eine vorhandene Refraktionsanomalie — bei Esophorie in der Regel Hypermetropie, bei Exophorie meist Myopie — zu korrigieren. Sonst sind prismatische Gläser
zu versuchen, und zwar bei Esophorie adduzierende Prismen (mit der
Kante nasal), bei Exophorie abduzierende Prismen. Selten ist operative
Behandlung nötig (s. unten).

b) **Manifestes Schielen.** Hieher gehört das schon besprochene, durch Augenmuskellähmungen bedingte **paralytische Schielen**, ferner das **konkomitierende oder Begleitschielen.** Konkomitierendes Schielen unterscheidet sich von paralytischem Schielen dadurch, daß 1. **der Schielwinkel,** das ist die Abweichung der Gesichtslinie von der des anderen Auges, in allen Teilen des Blickfeldes etwa **gleich groß** bleibt, daß 2. **ein Bewegungsdefekt fehlt,** 3. die **sekundäre Ablenkung** **ebenso groß** ist wie die **primäre** Ablenkung und daß 4. **Doppelbilder, falsche Projektion und Gesichtsschwindel fehlen.**

Die Schielablenkung ist entweder ständig vorhanden — **stationäres Schielen** — oder sie tritt nur vorübergehend ein — **periodisches** Schielen. Es ist entweder immer nur dasselbe Auge abgelenkt — **monolaterales Schielen** — oder es schielt bzw. fixiert abwechselnd einmal das rechte, das anderemal das linke Auge — **alternierendes** Schielen. Nach der Richtung der Ablenkung unterscheidet man das **Einwärtsschielen,** Strabismus convergens, das **Außenschielen,** Strabismus divergens, das **Schielen nach oben,** Strabimus sursumvergens, und das **Schielen nach unten,** Strabismus deorsumvergens. Die **Grundursache** des Schielens ist ein **Mangel des Fusionsvermögens,** sei es, daß dieses bei beiderseits guter Sehschärfe von vornherein mangelhaft entwickelt ist oder daß es durch Sehschwäche (Amblyopie) des einen Auges verloren geht. In beiden Fällen kann eine durch falsche Stellung des Augapfels in der Augenhöhle bedingte **Heterophorie** zu manifestem Schielen führen — **statisches** Schielen. Weiter sind in vielen Fällen **Refraktionsanomalien** verantwortlich zu machen. Bei Hypermetropie muß zum Scharfsehen auch in die Ferne schon akkommodiert werden. Mit dieser Akkommodation ist auch ein Impuls zur Konvergenz verbunden, eine Assoziation, die innerhalb gewisser Grenzen durch das Fusionsvermögen reguliert wird. Ist die Hypermetropie stark, so kann in manchen Fällen für die Nähe nur durch übermäßige Vermehrung der Konvergenz genügend akkommodiert werden (relative Hypermetropie), dann entsteht — nur beim Sehen in die Nähe — ein periodisches Schielen (akkommodatives Einwärtsschielen), das sofort verschwindet, wenn die Hypermetropie durch Konvexgläser ausgeglichen wird. Fällt in solchen Fällen der Fusionszwang weg, oder ist er weniger ausgebildet (z. B. bei einseitiger Amblyopie), so wird das Einwärtsschielen stationär; akkommodatives Einwärtsschielen findet sich selten rein, meist vereint mit statischem Schielen.

Manifestes Divergenzschielen entwickelt sich aus latentem durch Fehlen des Fusionsvermögens, ist also gleichfalls ein statisches Schielen. Besonders häufig kommt es bei Myopie vor, da bei dieser die starke Akkommodation für die Nähe und damit auch der Konvergenzimpuls zum größten Teil wegfällt.

Einwärtsschielen tritt in den ersten Lebensjahren auf, sehr oft bei ererbter Anlage; es kann im Verlaufe des Wachstums nicht selten geringer

werden oder sich ganz zurückbilden. Dagegen entsteht manifestes Außenschielen meist in spateren Jahren und zeigt eher zunehmende Tendenz.
Sehr häufig ist bei monolateralem, besonders Konvergenzschielen, das
Schielauge schwachsichtig, amblyopisch. Diese Sehschwäche ist in
manchen Fällen primär, wird aber durch Nichtgebrauch gesteigert
(„Amblyopia ex anopsia"), mitunter so beträchtlich, daß das Schielauge die Fähigkeit der Fixation vollkommen einbüßt.

Therapie: Die Therapie des Einwärtsschielens ist in den ersten
Lebensjahren eine friedliche. Nach Lähmung der Akkommodation durch
Atropin ist die Refraktion zu bestimmen und die in der Regel vorhandene
Hypermetropie durch dauernd zu tragende, der Totalhypermetropie
entsprechende Konvexgläser zu korrigieren. Bei bestehender Amblyopie
des Schielauges wird das fixierende Auge durch einen einige Stunden
täglich anzulegenden Verband oder länger dauernde Atropinisierung
ausgeschaltet, um das schwache Auge zu üben, die Entwicklung einer
Amblyopia ex anopsia zu verhindern. Bei etwas älteren Kindern und
nicht zu starker Amblyopie kann durch stereoskopische Übungen eine
Stärkung des mangelhaften binocularen Sehaktes bzw. des Fusionsvermögens erreicht werden. Bleibt die friedliche Therapie erfolglos, so
ist, jedoch frühestens vom achten Lebensjahre an, zu operieren, und
zwar kommt bei Einwärtsschielen mit stark vermehrter Beweglichkeit
nach innen zunächst die Tenotomie (Rücklagerung) des Rect. int. des
Schielauges, bei größerem Schielwinkel die beider Recti in Betracht.

Ausfuhrung der Tenotomie: Nach subconjunctivaler Injektion von
etwas Novocain-Adrenalin wird die Bindehaut einen halben Zentimeter vom
inneren Limbus vertikal eingeschnitten, die Muskelsehne gefaßt und hart
an der Sklera abgetragen. Die Sehne heilt dann weiter ruckwarts an der
Sklera wieder an.

Die Adduktion darf unmittelbar nach der Operation nicht zu stark
beschränkt sein, sonst entsteht später das äußerst entstellende Sekundärschielen, ein Divergenzschielen mit leichtem Exophthalmus, beträchtlicher Beweglichkeitsbeschränkung nach innen, und einer häßlichen
Einziehung der Karunkel. Zur weiteren Korrektion der Schielstellung,
oder in Fallen, wo die Tenotomie nicht am Platze ist, wird die Vorlagerung
des Rect. ext. ausgeführt, und zwar wieder je nach der Größe des Schiel-
winkels ein- oder beiderseitig. Dabei wird die Sehne des Rect. ext. von
der Sklera losgelöst und vorn in nächster Nähe des Hornhautrandes an
die Sklera durch Nähte fixiert. Mit der Vorlagerung kann auch eine
Verkürzung (Resektion) der Muskelsehne verbunden werden.

In allen Fällen, bei denen die Möglichkeit der Erreichung binocularen
Sehaktes besteht, sind auch nach der Operation durch lange Zeit stereoskopische Übungen anzuordnen.

Strabismus divergens. Bei stationärem Strabismus divergens
kann schon frühzeitig operiert werden. Friedliche Behandlung durch stereoskopische Übungen ist nur bei periodischem Außenschielen von gewissem
Wert. Die Tenotomie des Rectus externus ist nur bei ganz geringer Schiel-

ablenkung hinreichend; sonst ist die Tenotomie des Rectus externus mit der Vorlagerung eines oder beider Recti int. zu verbinden. Unmittelbar nach der Operation soll ein mäßiger Übereffekt erzielt sein, der nach einigen Tagen zurückgeht.

Nystagmus

Unter Nystagmus verstehen wir schnelle pendelnde oder ruckartige Augenbewegungen, die der Willkür entzogen sind. Der pendelnde Nystagmus (Nystagmus oscillatorius) erfolgt meist in horizontaler, seltener in vertikaler Richtung oder als Rollung der Augen (Nystagmus rotatorius). Der ruckartige Nystagmus oder Rucknystagmus besteht aus einer raschen, ruckartigen Bewegung in der einen und einer langsamen in der entgegengesetzten Richtung.

Bei beiden Formen erfolgen die Bewegungen beider Augen in der Regel gleichsinnig; aber auch einseitiger Nystagmus sowie dissoziierter kommt vor.

Der Nystagmus ist angeboren oder erworben. Der angeborene Nystagmus ist entweder ein Fixationsnystagmus (bei Störungen der Fixation bei mangelhafter Ausbildung der Fovea centralis, z. B. bei Albinismus, totaler Farbenblindheit, ferner bei sonstiger angeborener oder früh erworbener Schwachsichtigkeit, z. B. durch Trübungen der Hornhaut nach Gonorrhoe) oder ein Einstellungsnystagmus, bei normalen Augen, wohl auf Grund angeborener cerebraler Anomalien.

Der erworbene Nystagmus macht sich dem Kranken durch Scheinbewegungen der Objekte bemerkbar, die beim angeborenen Nystagmus fehlen. Hieher gehört a) der Nystagmus der Bergarbeiter, der sich im Dunkeln und bei Blickhebung verstärkt und meist nach Aufgeben der Arbeit im Kohlenwerk nach einiger Zeit wieder verschwindet.

b) Der Nystagmus bei multipler Sklerose tritt meist in Form des Rucknystagmus als Nystagmus atacticus in seitlichen Endstellungen auf, dem Intentionstremor entsprechend. Hier ist zu berücksichtigen, daß sehr häufig auch bei Normalen bei extremem Seitenblick geringe nystagmische Zuckungen auftreten können. Bei multipler Sklerose findet sich aber auch Pendelnystagmus nicht selten. Nystagmus kommt ferner bei anderen Nervenleiden, besonders Kleinhirnaffektionen, bei Meningitis, Encephalitis, Tumoren, Hirnabszessen vor, ferner bei Schädigung der Vierhügelregion, in letzterem Falle meist als Vertikalnystagmus. In allen diesen Fällen ist der Nystagmus wahrscheinlich durch Reizung des Nervus vestibularis oder seiner Verbindungen mit den Augenmuskelkernen (hinteres Längsbündel) bedingt.

c) Der vom Ohr ausgelöste oder vestibuläre Nystagmus ist ein Rucknystagmus, der bei Reizung des Nervus vestibularis im Ohrlabyrinth, z. B. bei Erkrankungen des inneren Ohres auftritt. Diese Nystagmusform läßt sich auch experimentell hervorrufen, z. B. durch Drehung um die Körperachse (Drehnystagmus), durch Ausspülen des äußeren Gehörganges mit kaltem und heißem Wasser (kalorischer Nystagmus), durch den galvanischen Strom.

Physiologie und Pathologie der inneren Augenmuskeln

Die anatomischen Verhältnisse der inneren Augenmuskeln, des Musculus sphinkter pupillae, Musculus dilatator pupillae, des Musculus ciliaris, wurden bereits besprochen. Der Sphinkter pupillae verengt, der Dilatator erweitert die Pupille. Von dem antagonistisch wirkenden Tonus beider sowie von der Beschaffenheit des Irisgewebes hängt die jeweilige Pupillenweite ab. Alte Leute haben in der Regel engere Pupillen als junge, Myopen weitere, Hypermetropen engere Pupillen.

A. Die Verengerungsreaktionen der Pupille

1. Die Lichtreaktion. Prüfung: Man stellt den zu Untersuchenden dem Fenster gegenüber auf, verdeckt lichtdicht das eine Auge. Das zu prüfende Auge wird mit der flachen Hand so verdeckt, daß man an derselben vorbei beobachten kann, und dann wieder frei gegeben. Nachprüfung in der Dunkelkammer: Der Patient blickt an der Lampe vorbei in die Ferne; mit dem Augenspiegel wird Licht in das Auge geworfen. Bei Belichtung des pupillomotorisch wirksamen Bezirkes der Netzhaut, d. i. der Gegend der Fovea und ihrer nächsten Umgebung, tritt reflektorische Verengerung der Pupille ein. Die Bahn dieses Reflexes verläuft durch die Sehnervenfasern, Chiasma, Tractus, zweigt vor dem Corp. geniculat. ext. ab und geht zum Sphinkterkern am Boden des Aquaeductus Sylvii; von hier verläuft die Bahn im Oculomotorius zum Ganglion ciliare und in den kurzen Ciliarnerven zum Sphinkter pupillae (Abb. 38). Da beide Sphinkterkerne durch Fasern miteinander in Verbindung stehen, so wirkt Belichtung eines Auges gleichzeitig und in gleichem Ausmaße verengernd auf beide Pupillen; daher sind auch beide Pupillen in der Regel gleich weit. Die Verengerung der Pupille des belichteten Auges nennt man direkte, die des anderen, nicht belichteten, indirekte oder konsensuelle Reaktion. Prüfung: Der zu Untersuchende blickt gegen das helle Fenster; das eine Auge wird abwechselnd bedeckt und freigegeben, das andere dabei beobachtet.

2. Die Naheeinstellungsreaktion. Mit der Akkommodationsanspannung und der mit dieser verknüpften Konvergenz tritt als physiologische Mitbewegung gleichmäßige Verengerung der Pupillen ein.

Prüfung: Der Untersuchte blickt in die Ferne, dann rasch auf den in ca. 10 cm vorgehaltenen Finger.

3. Die Lidschlußreaktion. Bei stärkerer Innervation des Orbicularis, und zwar seiner orbitalen Portion erfolgt eine in der Regel nur bei pathologisch gestörter Pupillenreaktion leicht nachweisbare Kontraktion der Pupille.

B. Erweiterungsreaktion

Auf sensible und psychische Reize (Schmerz, Schreck, Angst) tritt durch Sympathicusreizung und Dilatatorwirkung eine Erweiterung der Pupille ein. Prüfung durch Nadelstich oder faradische Reizung einer Hautstelle. Fallen die erweiternd wirkenden sensiblen Reize fort, wie im Schlaf oder in tiefer Narkose, so ist die Pupille verengt.

Pathologische Zustände der Pupillenmuskulatur äußern sich: 1. in Abweichungen von der Durchschnittsweite der normalen Pupille: abnorme Erweiterung, Mydriasis, abnorme Verengerung, Miosis, 2. in Störungen der Pupillenreaktion. Abweichungen von der normalen Durchschnittsweite sind nur dann als sicher pathologisch anzusehen, wenn gleichzeitig Störungen in der Beweglichkeit bestehen; ebenso die durch einseitige Abweichung von der normalen Durchschnittsweite entstehende Ungleichheit der Pupillen — Anisokorie —, wenn sie nicht hochgradig ausgesprochen ist. Sowohl Mydriasis als auch Miosis können spastischer oder paralytischer Natur sein. Mydriasis entsteht durch Lähmung des Sphinkters bzw. durch Krampf des Dilatators, Miosis durch Krampf des Sphinkters oder Lähmung des Dilatators. Die häufigste Störung ist die Mydriasis durch Lähmung des Sphinkters. Sie findet sich bei totaler Lähmung des Oculomotorius, ferner bei Ophthalmoplegia interior mit Akkommodationslähmung zusammen, selten isoliert, ohne eine solche (s. S. 167).

Mydriasis durch Sphinkterlähmung sowie auch Lähmung der Akkommodation erzeugen ferner verschiedene Gifte, vor allem Atropin (auch bei oraler Darreichung), ferner Scopolamin, Homatropin und andere. Auf Schädigung der Muskelfasern bzw. des Irisgewebes selbst ist die traumatische, sowie zum Teil die glaukomatöse Mydriasis zurückzuführen. Die häufigste Form der spastischen Mydriasis ist die durch Kokaininstillation bedingte. Kokain hat neben der anaesthesierenden Wirkung Erweiterung der Pupille durch Dilatatorreizung, ferner durch Reizung der den glatten Lidheber versorgenden Sympathicusfasern eine Erweiterung der Lidspalte zur Folge.

Miosis. Durch Lähmung des Dilatators als Teilerscheinung einer Lähmung der oculopupillären Fasern des Halssympathicus (Hornerscher Symptomenkomplex, s. S. 19). Wahrscheinlich gehört hieher auch die Miosis (spinale Miosis) bei Tabes und Paralyse. Miosis, durch Krampf des Sphinkters auch mit Akkommodationskrampf verbunden, entsteht am häufigsten durch Gifte, Eserin, das schwächer wirkende Pilocarpin und Morphin. Auch bei Morphinisten, im Alkoholrausch, bei chronischer Nikotinvergiftung sind die Pupillen verengt. Seltener findet sich Miosis bei Gehirnerkrankungen (Meningitis, Encephalitis und andere). Miosis wird ferner durch senile Veränderungen des Irisgewebes erzeugt; weiters tritt sie, bedingt durch Sphinkterreizung, bei Entzündungen der Iris, Fremdkörpern der Cornea auf. Die Miosis in der Narkose und im Schlaf wurde oben erwähnt.

Störungen der Pupillenreaktion: Abgesehen von lokalen Veränderungen der Iris kommen Störungen der Pupillenreaktion durch Leitungsstörungen im Reflexbogen zustande, und zwar a) im Bereich der zentripetalen (optischen) Bahn. Besteht einseitige Erblindung aus peripherer Ursache durch Erkrankung des Opticus bzw. seiner intraocularen Ausbreitung, so fehlt die direkte Lichtreaktion, ebenso die konsensuelle der anderen Pupille, dagegen ist die durch Belichtung des sehenden Auges erzeugte konsensuelle Reaktion, ebenso die Naheeinstellungsreaktion erhalten (amaurotische Starre oder Reflextaubheit).

2. Sitzt die Leitungsstörung vor dem Abgange der Reflexbahn zum Sphinkterkern, also im Chiasma oder Tractus opticus, so bleibt bei Belichtung der blinden Netzhauthälfte Lichtreaktion aus, während sie bei Belichtung der sehenden prompt erfolgt. Alle anderen Pupillenbewegungen verlaufen in normaler Weise — hemianopische Pupillenreaktion (s. Abb. 38).

3. Durch Störungen in dem zwischen den Kernen gelegenen Teile des Reflexbogens entsteht die reflektorische Pupillenstarre — Argyll-Robertson — in der Regel beiderseitig, selten einseitig. Die Pupillen sind fast oder vollkommen lichtstarr, auch die konsensuelle Reaktion fehlt, dagegen erfolgt die Naheeinstellungsreaktion prompt; sehr oft besteht gleichzeitig Miosis, Entrundung der Pupille, Anisokorie. Die reflektorische Pupillenstarre findet sich besonders häufig bei Tabes dorsalis, etwas seltener bei progressiver Paralyse, vereinzelt auch bei Lues cerebri, Encephalitis und chronischer Alkoholintoxikation.

4. Bei Läsion der zentrifugalen, im Oculomotorius verlaufenden Bahn entsteht die absolute Starre. Die Pupille reagiert weder auf Licht direkt oder indirekt, noch bei Naheinstellung, dabei besteht meist Mydriasis, häufig auch Akkommodationslähmung. Die Ursache ist Lähmung des Sphinkter pupillae.

Von den anderen sehr seltenen Störungen der Pupillenreaktion, sei nur der noch zentral bedingte Hippus erwahnt, ein Wechsel der Pupillenweite, der unabhängig von Belichtung und anderen äußeren Einflüssen eintritt.

Die Störungen des Ciliarmuskels bzw. der Akkommodation sind im Abschnitt: Akkommodation der Funktionsprüfung besprochen.

Entwicklungsgeschichte und angeborene Mißbildungen

Aus der ersten sichtbaren Anlage der Augen, den Sehgruben, entsteht in der dritten Woche zu beiden Seiten der Mittellinie aus der Wand des primären Vorderhirns eine Vorwölbung, die (primäre) Augenblase, die durch den kurzen hohlen Augenblasenstiel mit dem Lumen des Medullarrohres, den späteren Hirnventrikeln, in Verbindung steht. Aus der Augenblase und dem Blasenstiel entsteht später Retina bzw. der Sehnerv, die also beide Teile des Gehirns sind. (Abb. 47 und 48.)

Die Linsenanlage findet sich in Form einer Ektodermverdickung am Scheitel der Augenblase, senkt sich später immer tiefer ein und wird zum Linsenbläschen, das anfangs noch hohl, durch einen Stiel mit der Oberfläche in Verbindung steht. (Abb. 49.) Später schnürt sich das Linsenbläschen ab und füllt sich durch Auswachsen der Zellen seiner hinteren Wand zu Fasern ganz aus. Zu Anfang der vierten Woche stülpt sich die Augenblase durch die Anlage der Linse zu einem doppelwandigen, becherförmigen Gebilde ein, dem **Augenbecher** (sekundäre Augenblase), der an seiner ventralen Seite einen auch noch auf den vorderen Teil des Augenstiels übergreifenden Spalt, den **Fötalspalt**, aufweist.

Von der Doppelwandung des Augenbechers verdünnt sich die äußere immer mehr und wird schließlich zum einschichtigen Pigmentepithel; die innere differenziert sich zur **Retina**, von der zuerst das Stützgewebe, dann die inneren, zuletzt die äußeren Schichten sich ausbilden. Aus den Ganglienzellen der Netzhaut gehen frühzeitig die Nervenfasern hervor, die zentralwärts in den Augenblasenstiel vordringen und ihn bald ausfüllen (**Sehnerv**). (Abb. 50.)

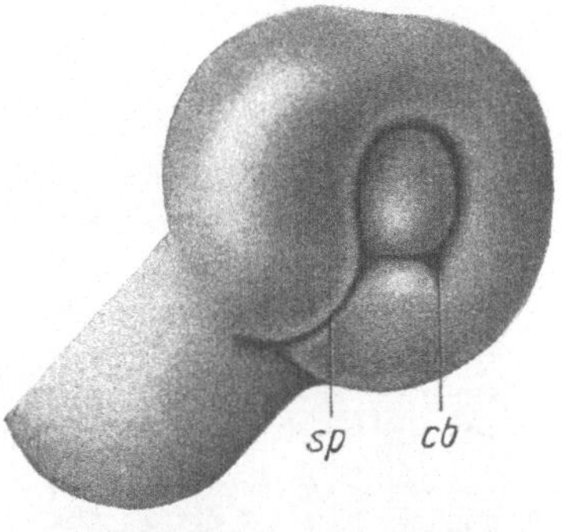

Im dritten und vierten Monat beginnen beide Blätter des Augenbechers an der Umschlagsstelle auszuwachsen und liefern die **Pars coeca retinae**: die doppelte, den Ciliarkörper bekleidende Epithelschicht (**Pars ciliar. ret.**, d. i. Pigmentepithel + Palisadenepithel) sowie die **Pars iridica retinae** (ektodermaler Anteil der Iris, s. S. 94).

Abb. 47. Rechter Augenbecher von 4 Wochen altem menschlichen Embryo. 100fach vergrößert (Nach Bach-Seefelder)

sp Augenbecherspalte. *cb* Kolobom des Becherrandes

Das den Augenbecher umhüllende Mesoderm macht dieses Vorwachsen des ektodermalen Augenbecherrandes mit und liefert so den mesodermalen Anteil der Iris sowie des Ciliarkörpers.

Im inneren Anteil des übrigen den Augenbecher umgebenden Mesoderms tritt ein dichtes Kapillarnetz auf — Anlage der **Aderhaut** —, die weiter nach außen gelegene, gefäßarme, derbere Schicht ist die Anlage der **Sklera**, und zwar zunächst der inneren, wesentlich später der äußeren Schichten.

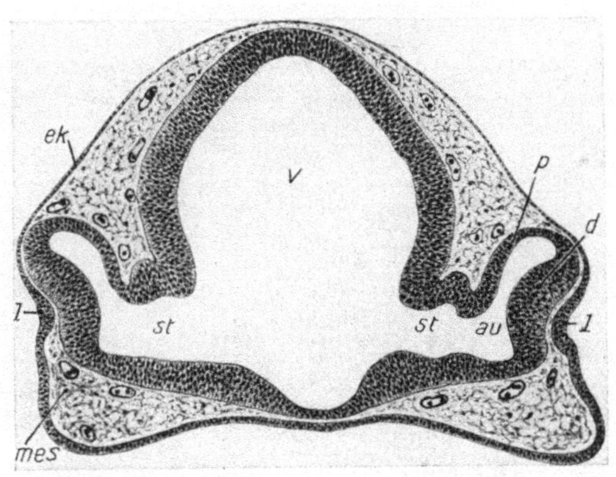

Abb. 48. Querschnitt durch den Vorderkopf eines 5 mm langen Embryo. 4. Woche (Nach Bach-Seefelder)

au Augenblase. *d* deren distale Wand. *p* proximale Wand. *l* Linsenplatte. *st* Sehstiel. *v* Vorderhirn. *mes* Mesoderm. *ek* Ektoderm

Aus von der Innenfläche der Retina ausstrahlenden Fibrillen entwickelt sich der **Glaskörper**. (Abb. 51.)

Die Hornhaut entwickelt sich aus einer zwischen Ektoderm (dem späteren Hornhautepithel) und der Linse sich einschiebenden Mesodermschicht, und zwar aus ihrem vorderen, gefäßlosen Teil; der hintere Teil ist zell- und gefäßreich und stellt die Anlage der Pupillarmembran sowie auch des Ligamentum pectinat. (und des mesodermalen Teiles der Iris) dar. In dieser Schicht entwickelt sich zu Beginn des fünften Fötalmonats die Vorderkammer als zunächst bloß zirkulärer, dann voll ausgebildeter Spalt. Die Pupillarmembran steht später mit der Iris an der Stelle ihrer Krause in fester Verbindung, im achten Monat beginnt sie sich von der Mitte aus zurückzubilden.

Am Ende des zweiten Fötalmonats schließt sich der Fötalspalt von der Mitte her, dabei bleibt ein Teil des den Augenbecher umgebenden Mesoderms als Anlage des inneren Gefäßsystems im Augeninneren. Es besteht im wesentlichen aus der Arteria hyaloidea, die vom hinteren Rand der Becherspalte, der späteren Eintrittsstelle der Zentralgefäße in den Sehnervenstamm, in der Augenachse zum Sehnerven zieht, dabei den Glaskörper mit Zweigen versorgend und ein Kapillarnetz im hinteren Teil der die Linse einhüllenden Membran,

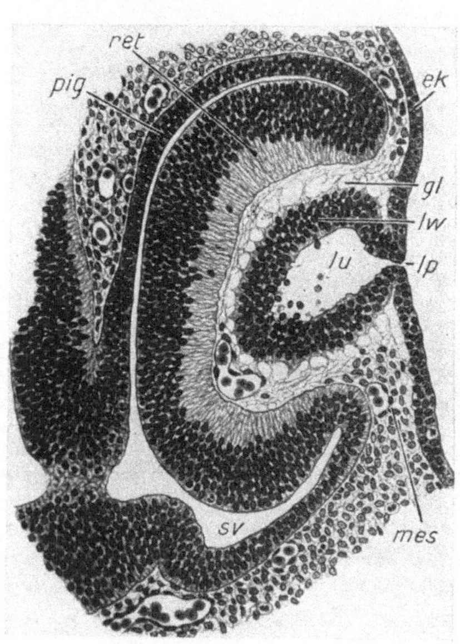

Abb. 49
Schnitt durch die Augenanlage eines 6,5 mm langen Embryo. Ende der 4. Woche (Nach Bach-Seefelder) 200fach vergrößert

ek Ektoderm. *mes* Mesoderm. *lu* Lumen des Linsenblaschens. *lw* Wand desselben. *lp* Linsenporus. *gl* Glaskörper. *ret* Retinalblatt des Augenbechers. *pigm* Pigmentblatt des Augenbechers. *sv* Sehventrikel

der Tunica vasculosa lentis, bildend. Der vordere Teil dieser gefäßreichen Membran ist die Pupillarmembran. Die Tunica vasculosa lentis sowie die Glaskörpergefäße bilden sich gegen das Ende des Fötallebens zurück.

Die Augenlider entwickeln sich als von oben und unten vorwachsende Duplikaturen der äußeren Haut im zweiten Monat, berühren einander später und bleiben an dieser Stelle, dem späteren Lidrand, durch einen Epithelüberzug bis kurz vor der Geburt miteinander in Verbindung. Die Anlage des Tränenschlauches ist ein in die Cutis eingesprengter Epithelzapfen, der später hohl wird und sich durch Auswachsen nach oben und unten an den Bindehautsack und die Nasenhöhle anschließt.

Mißbildungen

Die angeborenen Kolobome sind Hemmungsbildungen, die dadurch zustande kommen, daß abnorm stark entwickeltes Mesoderm den Verschluß der Fötalspalte verhindert. Daher liegt das Kolobom, der Lage der Becherspalte entsprechend, in der Regel nach unten — **typisches Kolobom.** Die Kolobombildung kann die Iris, den Ciliarkörper, die Linse, die Netzhaut-Aderhaut und den Sehnerven betreffen, und zwar entweder einen oder mehrere dieser Teile oder alle zugleich; sie ist ein- oder beiderseitig.

Das angeborene **Iriskolobom** unterscheidet sich von dem operativ angelegten dadurch, daß es von dem sich verschmälernden Sphinkterteile sowie vom Pigmentsaum mehr weniger weit eingesäumt ist. Sein Übergang in den Pupillarteil ist abgerundet, nicht eckig; ein weiterer Hinweis ist bei typischen Fällen die Lage nach unten, während das operative Kolobom meist nach

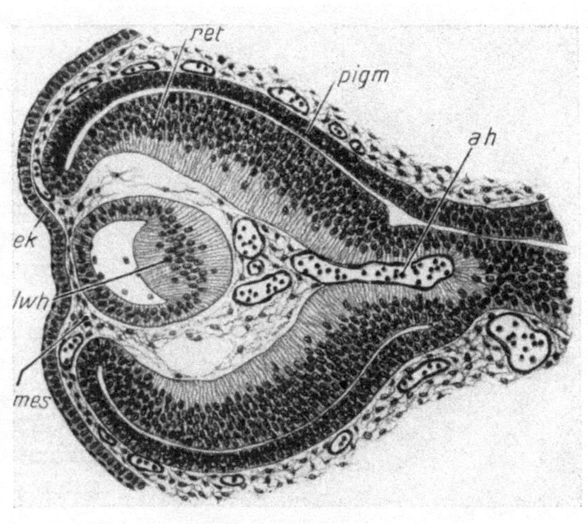

Abb. 50. Querschnitt durch die Augenanlage eines 30 tägigen Embryos (Nach Bach-Seefelder)

ah Arteria hyaloidea und deren Äste. *ek* Ektoderm. *mes* Mesoderm. *lwh* hintere Linsenwand. *pigm* Pigmentblatt des Augenbechers. *ret* Retinalblatt des Augenbechers

oben angelegt wird. In der Regel ist die Pupille im ganzen nach unten hin verlagert. Ganz geringe Grade der Kolobombildung zeigen sich als leichte Einkerbung des unteren Pupillarrandes oder als seichte Vertiefung und Verdünnung des Gewebes in der unteren Medianlinie („Irismulde").

Das **Kolobom des Ciliarkörpers** ist nur bei diaskleraler Durchleuchtung nachweisbar. Das **Linsenkolobom** erscheint im durchfallenden Licht als Einkerbung des Linsenrandes im Bereich des Iriskoloboms. Häufig besteht an dieser Stelle auch ein Defekt der Zonulafasern — **Zonulakolobom.** Das typische **Kolobom der Netzhaut-Aderhaut** erscheint als ausgedehnte weiße, scharf begrenzte Fläche, die nach unten von der Papille beginnt und oft bis in die äußerste Peripherie reicht, meist von vertikalovaler Form, am Rande etwas pigmentiert. Das Kolobom ist zum Unterschied von den Herden entzündlichen Ursprungs deutlich vertieft. Vielfach ist auch die Papille in die Bildungsanomalie einbezogen, und zwar entweder nur in ihrer

unteren Hälfte oder im ganzen Bereich — Kolobom am Sehnerveneintritt oder Randkolobom (s. S. 150). Die Netzhaut im Kolobom ist
anatomisch meist nachweisbar, zeigt jedoch rudimentäre Entwicklung.
Die Gefäße im Kolobombereich sind nur zum Teil Netzhautgefäße,
zum Teil stammen sie aus den hinteren Ciliargefäßen. Das Pigmentepithel, die Chorioidea, sowie die inneren Sklerallagen fehlen im
Bereich des Koloboms; die Sklera
ist demnach hier verdünnt und
wird mitunter ektatisch. Gelegentlich findet man aus mehreren
Teilen zusammengesetzte Aderhaut-
kolobome. Augen mit Iris-Ader-
hautkolobomen sind häufig mikro-
phthalmisch, die kleine Cornea dabei eiförmig, mit der Spitze nach
unten; meist besteht hochgradige
Schwachsichtigkeit, Nystagmus.
Augen mit Kolobombildung neigen
zu chronischer Iridocyclitis, Netzhautablösung, Kataraktbildung.

Atypische Kolobome.
Äußerst selten sind nicht nach
unten gelegene angeborene Kolobome der Iris. Ihre Ursache ist
unbekannt. Das gleiche gilt vom
häufigeren Maculakolobom: Ein
meist querovaler, weißer, von Pigment eingesäumter Herd in der
Macula von wechselnder Größe,
dessen charakteristisches Merkmal
die Ektasie des Grundes ist; stets
fehlt das zentrale Sehen.

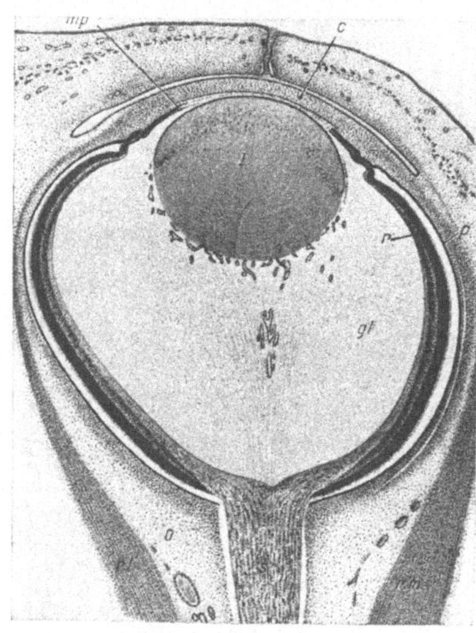

Abb. 51
Augenanlage eines Fötus im
3. Monate. Horizontalschnitt
(Nach Bach-Seefelder)

c Cornea. mp Pupillarmembran. l Linse.
p Pigmentepithel. r Retina. gl Glaskorper.
s Sehnerv. r m Musculus rectus medial.
r l Musculus rectus lat. o orbitales
Bindegewebe

Von den übrigen angeborenen
Anomalien betreffen den ganzen
Bulbus: Der Mikrophthalmus, die abnorme Kleinheit des Augapfels,
kommt in verschiedener Ausbildung vor. In den höchsten Graden ist der
Augapfel auf ein kleinstes Rudiment reduziert, der Sehnerv ein bindegewebiger Strang. Auch vollkommenes Fehlen des Augapfels, An-
ophthalmus congenitus, ist beobachtet worden. Bei ausgedehnter
Kolobombildung besteht stets Mikrophthalmus. Mitunter findet man den
Augapfel stark verkleinert und nach unten von ihm eine das Unterlid vor-
wölbende Cyste, die durch einen Stiel mit dem Bulbusrudiment in Verbindung steht. Die Cyste hat serösen Inhalt, ihre Wände bestehen aus Sklera,
ihre innere Auskleidung aus der mehr weniger veränderten Netzhaut.

In anderen Fällen von Mikrophthalmus (s. auch Mikrocornea) ist
der Augapfel in allen Teilen kleiner, sonst aber normal ausgebildet,
dabei besteht hochgradige Hypermetropie.

Megalophthalmus (s. auch Megalocornea) eine Vergrößerung des ganzen Augapfels, entweder als echter Riesenwuchs oder als Folge zum Stillstand gekommenen kindlichen Glaukoms (s. S. 188).

Beim Kryptophthalmus überzieht die Haut gleichmäßig den Orbitaleingang, eine Lidspalte fehlt, ebenso der Bindehautsack. Unter der Haut liegt das bewegliche Bulbusrudiment, das an Stelle der Cornea ein dicht getrübtes Gewebe trägt. Häufig sind auch andere Mißbildungen mit vorhanden, besonders Syndaktylie.

Der Albinismus ist eine ausgesprochen hereditäre kongenitale Anomalie, die sich am Auge durch mehr weniger vollkommenes Fehlen des normalen epithelialen und mesodermalen Pigments äußert. Iris- und Ciliarkörperepithel zeigen statt der normalen braunschwarzen Pigmentkörner nur kleine, gelblichbraune Pigmentkörnchen und Tropfen, das normale nadelförmige Pigment (Fuscin) des Retinaepithels fehlt vollkommen, an seiner Stelle finden sich feinste hellgelbliche Pigmentkörnchen.

Klinisch erscheint die Iris graurosa, in ausgesprochenen Fällen im durchfallenden Licht durchleuchtbar, so daß Linsenrand und Ciliarfortsätze sichtbar werden. Die Sklera ist lichtdurchlässig, die Pupille leuchtet daher bei seitlicher Belichtung der Sklera sowie auch schon bei Tageslicht rot auf, der Fundus ist ausgesprochen albinotisch, die normalen Lichtreflexe der Retinamitte fehlen; diese selbst, normalerweise gefäßlos, wird von unregelmäßig verlaufenden, gerade durchkreuzenden Gefäßen durchzogen. Auch anatomisch fehlt die Fovea centralis; infolge der Aplasie der Macula und der mangelhaften zentralen Fixation besteht fast stets Nystagmus, hochgradige Amblyopie; außerdem leidet der Albino wegen des überall eindringenden diffusen Lichtes an Blendung und Lichtscheu. Bei ausgeprägtem Albinismus sind auch die Körperhaare, Brauen und Cilien pigmentlos, weiß.

Starke Pigmentierung in Form umschriebener Stellen nennt man Melanosis; sie findet sich in verschiedenen Teilen des Auges, besonders häufig in der Sklera, in Form violettgrauer Flecken. Auch die Iris ist meist im ganzen oder sektorenförmig dunkel, schwarzbraun pigmentiert. Mitunter können von solchen Stellen melanotische Tumoren ihren Ausgang nehmen (Melanosis corneae s. u.).

Von sonstigen angeborenen Anomalien findet man: an der Hornhaut angeborene Trübung, meist bedingt durch Entwicklungsstörungen, möglicherweise aber auch als Folge embryonaler Entzündung. Nicht selten ist eine sichelförmige, dem Hornhautrand konzentrische, dem Gerontoxon ähnliche Trübung, das Embryotoxon.

Ferner kommen zentral gelegene, dichte, graue, parenchymatöse Trübungen vor, denen in vielen Fällen ein angeborener Defekt der Descemeti zugrunde liegt. Aber auch fötale Hornhautentzündungen, vor allem gonorrhoischen und luetischen Ursprungs, werden beobachtet.

Melanosis corneae. Die Netzhaut zeigt in den tiefsten Schichten feinste Pigmentkörnchen, die meist spindelförmig, etwa in der Hornhautmitte, gruppiert sind; häufig finden sich gleichzeitig andere Erscheinungen von Melanosis am Auge.

Von den Anomalien der Sklera wurde die Melanosis und die blaue Sklera auf S. 91 erwähnt.

Im Bereich der Iris beobachtet man mehr weniger vollkommenes Fehlen der Iris, Aniridia congenita. Anatomisch findet sich, auch wenn klinisch die Iris vollkommen zu fehlen scheint, stets ein kleiner Irisstumpf. Die ausgesprochen vererbbare Mißbildung geht in der Regel mit Schwachsichtigkeit, Nystagmus einher; sehr häufig ist Komplikation mit Katarakt und Glaukom.

Pupillarmembranreste, Membrana pupillaris persistens. Aus den Bälkchen der Iriskrause ziehen feine, oft mehrfache Fäden die Pupille überbrückend, zu den gegenüberliegenden Bälkchen oder heften sich an die Linsenkapsel an, nicht selten im Bereich kleiner, rundlicher Linsentrübungen (s. S. 123). Auch frei können die Fäden enden oder mit der Hornhauthinterfläche zusammenhängen. Von hinteren Synechien unterscheiden sich die Reste der Pupillarmembran vor allen durch ihren Ausgang von der Iriskrause. Sehr häufig sieht man Pupillarmembranreste in Form feinster hellbrauner, nadel- oder sternförmiger Pigmentpünktchen auf der Linsenkapsel. Über den Unterschied gegenüber Pigmentresten nach gerissenen hinteren Synechien (s. S. 4).

Das Ektropium uveae congenitum. An einer Stelle des dunklen Pigmentsaumes reicht das Pigmentepithel mehr weniger weit auf die im übrigen normale Irisvorderfläche hinüber. Über das erworbene, stets mit Irisatrophie einhergehende Ektropium des Pigmentsaumes s. S. 107.

Als Ektopie der Pupille bezeichnet man eine ausgesprochen exzentrische Lage der Pupille. Häufig besteht gleichzeitig angeborene Linsensubluxation, dann gewöhnlich nach der entgegengesetzten Seite hin. Äußerst selten ist mehrfache Pupille (Polykorie).

Angeborene Anomalien der Linse s. S. 131.

Im Glaskörper findet man mitunter Reste der Arteria hyaloidea. In den seltenen ausgesprochenen Fällen zieht ein Strang von der Zentral- oder einer Papillenarterie zur Hinterfläche der Linse; meist sieht man nur ein Stück der Arterie als kurzen, vom hinteren Linsenpunkt (s. S. 123) mehr weniger weit glaskörperwärts ragenden lebhaft flottierenden Strang. Sehr selten sind Reste des embryonalen Glaskörperkanales, breit der Papille aufsitzende, in den Glaskörper vorspringende Bindegewebszapfen (Canalis Cloqueti persistens).

Die kongenitalen Anomalien der Netzhaut, des Sehnerven, der Lider wurden in den betreffenden Abschnitten besprochen.

Der intraoculare Druck

Der intraoculare Druck ist der Druck, den die intraoculare Flüssigkeit auf die Innenfläche der Bulbuswandung ausübt. Seine Höhe hängt ab 1. von dem Fassungsraum der Bulbuskapsel sowie der Elastizität ihrer Wandung und hauptsächlich 2. von der Menge der Augenflüssigkeit, zu der außer Kammerwasser und Glaskörperflüssigkeit auch das in den intraocularen Gefäßen zirkulierende Blut zu rechnen ist.

Die Menge der Augenflüssigkeit richtet sich nach dem Maß ihrer Sekretion und Exkretion; die Blutmenge in den intraocularen Gefäßen ist vom Blutdruck abhängig. Da diese Faktoren nicht konstant sind, so unterliegt der intraoculare Druck ständig kleinen Schwankungen, die im normalen Auge sehr rasch in der Weise ausgeglichen werden, daß bei Druckanstieg sofort die Abfuhr zunimmt, die Blutgefäßfüllung und Sekretion abnimmt und umgekehrt. Für dieses Gleichgewicht zwischen Zufuhr und Abfuhr sorgt der Sympathicus, vielleicht auch autochthone Ganglien im Auge selbst. Im gewissen Maße wirkt auch die Elastizität der Bulbuswandung regulierend mit.

Störungen dieser Regulation führen zu Drucksteigerung. Meist handelt es sich dabei um eine Behinderung der Abfuhr, der hauptsächlich zwei Momente zugrunde liegen können: 1. die mechanische Verlegung der Abflußwege, ganz besonders des Kammerwinkels, 2. Veränderungen der chemischen Zusammensetzung des Kammerwassers, Änderung seines Salz- oder Eiweißgehaltes und damit auch seines osmotischen Druckes.

Die durch die Steigerung des intraocularen Druckes bewirkten Erscheinungen fassen wir unter dem Namen Glaukom — grüner Star — zusammen und sprechen von Primär- bzw. Sekundärglaukom, je nachdem die Erkrankung selbständig oder als Folge einer anderweitigen Erkrankung des Auges auftritt.

Primärglaukom

Das primäre Glaukom tritt in zwei Haupttypen auf; als kompensiertes und inkompensiertes Glaukom.

1. Das kompensierte Glaukom (Glaukoma simplex) ist diejenige Form, bei der die intraoculare Drucksteigerung kompensiert ist (im Sinne der Kompensation bei Herzfehlern), keine schweren Zirkulationsstörungen im Auge, sowie Ernährungsstörungen im vorderen Abschnitt zur Folge hat.

Klinisch ist das kompensierte Glaukom charakterisiert: a) durch Drucksteigerung, b) durch die glaukomatöse Exkavation der Papille, c) durch mehr weniger ausgesprochene Störungen des peripheren, später auch des zentralen Sehens, sowie des Lichtsinnes. Dabei ist das Auge blaß, die Medien klar.

a) Die Drucksteigerung: Die Spannung, Tension, T, die durch den intraocularen Druck der Corneoskleralkapsel mitgeteilt wird, kann durch Palpation mit den beiden auf das Oberlid aufgesetzten Zeigefingern bei stark abwärts gesenktem Blick geprüft werden. Die in dieser Art ausgeführte Untersuchung des Druckes ist unverläßlich; viel sicherer und daher in jedem verdächtigen Falle anzuwenden ist die Tonometrie, die Messung der Spannung mit Tonometern, deren klinisch brauchbarstes das Tonometer nach Schiötz ist. Das Instrument wird mit einer der Hornhautwölbung entsprechenden konkaven Fußplatte genau senkrecht auf die Hornhaut (oder Sklera) aufgesetzt, nachdem das Auge durch Einspritzung einiger Tropfen Holokain 2% (das im Gegensatz zum Kokain die Pupille und den intraocularen Druck unbeeinflußt läßt) unempfindlich gemacht wurde. Dabei drückt ein die Mitte der Fußplatte durchsetzendes, durch verschieden schwere Gewichtchen zu belastendes Stäbchen die Hornhaut ein. Die Tiefe der entstandenen Delle ist durch Hebelübertragung an einer Skala ablesbar. Je höher der intraoculare Druck, desto weniger drückt das Stäbchen die Hornhaut ein, desto geringer ist also der Zeigerausschlag. Eine beigegebene Tabelle ermöglicht die Umrechnung der abgelesenen Zahl in Millimeter Quecksilber.

Die tonometrisch ermittelte Spannung normaler Augen liegt zwischen 19 und 30 mm Hg und ist beiderseits gleich. Sie zeigt regelmäßige Tages-schwankungen, ist am Morgen etwas höher als am Abend. Spannung über 30 mm Hg ist pathologisch.

Die Drucksteigerung ist das wichtigste und konstanteste Symptom des kompensierten Glaukoms; Fälle, in denen trotz ausgesprochener glaukomatöser Exkavation der Papille dauernd eine Spannung unter 30 mm Hg gemessen wird, sind äußerst selten und betreffen in der Regel höher myopische Augen.

b) Die glaukomatöse Exkavation der Papille entwickelt sich erst bei länger dauernder Erkrankung allmählich. Sie zeigt sich zunächst als zunehmende Vergrößerung der physiologischen Exkavation, die dann den oberen oder unteren Papillenrand erreicht und sich dadurch als pathologische Exkavation zu erkennen gibt (partielle glaukomatöse Exkavation, s. S. 137). (Vergleich mit dem anderen Auge, wenn es normal und refraktionsgleich ist!) Im weiteren Verlauf sinkt dann der in der Regel am langsten sich erhaltende nasale Randteil der Papille leicht ein, verschmälert sich unter schmutziggrauer Verfärbung immer mehr, bis schließlich, meist erst nach Jahren, die Exkavation total geworden ist: Die Papille erscheint weiß, ihr Rand grau oder in graugrünlichem Schatten. (Abb. 52.) Die Tüpfelung der Lamina cribrosa ist in ganzer Ausdehnung der Sehnervenscheibe sehr deutlich sichtbar. Die Exkavation ist überall randständig, am Rand steilwandig oder sogar überhängend, so daß die Netzhautgefäße am Rande scharf abknicken oder, von dem überhängenden Rand verdeckt, aufzuhören scheinen, und erst, gegen das Gefäßende am Papillenrand ein Stück verschoben, in der Tiefe der Exkavation sichtbar werden. Die Venen sind weit, geschlängelt, die Arterien meist etwas verengt, pulsieren spontan oder auf leichtesten Fingerdruck. In späteren Stadien sind die Gefäßwände verdickt, die Gefäße obliteriert; mitunter entwickeln sich opticociliare Gefäße. Die Papille ist von einem schmalen, unscharf begrenzten, gelblichgrauen Ring umgeben, der durch Atrophie des Pigmentepithels und der Aderhaut am Sehnervenrand entsteht —

Halo glaukomatosus. Zwischen Rand und Grund der Papille besteht deutliche Parallaxe infolge der Refraktionsdifferenz, die bis 6 dptr betragen kann.

Wichtig für die Frühdiagnose des kompensierten Glaukoms ist das Verhalten des Gesichtsfeldes. Frühzeitig besteht ein vom blinden Fleck nach oben, oft auch nach unten ausgehendes Skotom, das bogen- oder ringförmig den Fixationspunkt umkreist (Bjerrumsches Skotom), am besten mit der von Bjerrum angegebenen Methode nachweisbar, die in der Prüfung mit kleinen 5-mm-Objekten auf einer schwarzen Tafel im Abstand von über 1 m besteht. Bei fortschreitender Erkrankung tritt zuerst für Farben, dann für weiß nasale, oft sektorenförmige Einengung auf, die dann mit dem Bjerrumskotom verschmilzt, das Skotom „bricht peripherwärts durch". Häufig springt der periphere Defekt von der Nasenseite im horizontalen Meridian mit horizontaler Grenze gegen die Mitte vor — „nasaler Sprung". Im weiteren Verlauf

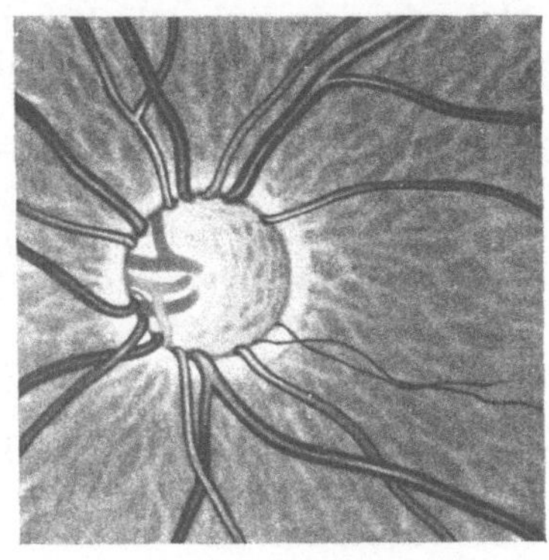

Abb. 52
Totale glaukomatöse Exkavation. Halo glaukomatosus. Getafelter Fundus

erreicht die nasale Einschränkung den Fixationspunkt und überschreitet ihn; das exzentrisch gewordene Gesichtsfeld, aus einem temporal gelegenen Rest bestehend, verkleinert sich nach und nach immer mehr, bis schließlich Erblindung eintritt. Die zentrale Sehschärfe kann auch bei sehr vorgeschrittener oder totaler Exkavation und starker peripherer Gesichtsfeldeinengung noch normal sein; erst wenn der Defekt den Fixierpunkt erreicht hat, verfällt sie. Frühzeitig treten auch Störungen des Lichtsinns auf, Hemeralopie.

Die zweite Form des Glaukoms ist das inkompensierte Glaukom. Die intraoculare Drucksteigerung führt zur Kompensationsstörung, die durch Stauung im Gefäßsystem charakteristische Erscheinungen im vorderen Abschnitt des Augapfels zur Folge hat. Der Augapfel ist conjunctival und besonders pericorneal injiziert, die episkleralen Gefäße erweitert und geschlängelt. Die Hornhaut zeigt rauchige Trübung, die aber nicht dem Hornhautgewebe angehört, sondern der Ausdruck eines Oedems des Epithels ist. Die Hornhautoberfläche ist gestichelt; häufig finden sich schwarz erscheinende kleine Epithelbläschen oder durch Platzen solcher entstandene kleinste Epitheldefekte. Die Sensibilität der Hornhaut ist vermindert oder fehlt. Die Vorderkammer ist seicht, die Iris hyperaemisch, verfärbt. Sie wird bei länger dauernder Kompensationsstörung zunächst in Herdform, später in der Gänze atrophisch, ist hellgrau verfärbt, verdünnt. Häufig entwickelt sich auch Eversion des Pigmentblattes. Die Pupille ist unregelmäßig, mehr weniger stark erweitert, starr, gibt den gewöhnlichen graugrünlichen Linsenaltersreflex, der aber durch die Erweiterung der Pupille, die Medientrübung und die Annäherung der Linse an die Hornhaut besonders auffällig ist. Ophthalmoskopisch findet man in frischen Fällen häufig Rötung, Trübung, unscharfe Begrenzung der Papille, manchmal deutliche Neuritis. Die Venen sind stark erweitert und geschlängelt; oft finden sich Netzhautblutungen, in vorgeschrittenen Fällen partielle oder totale glaukomatöse Exkavation. Bei starker Inkompensation ist wegen der Medientrübung ophthalmoskopische Untersuchung unmöglich. Das Sehvermögen ist in diesem Zustand, im akuten Glaukomanfall, stets sehr stark herabgesetzt; Projektion und Lichtempfindung sind aber auch bei stärkster Medientrübung erhalten, wenn nicht schon irreparable Veränderungen des Sehnerven vorhanden sind. Meist bestehen heftige Schmerzen, die entsprechend dem 1. und 2. Trigeminusast in die Stirn, den Kopf, die Zähne ausstrahlen. Häufig stellt sich durch reflektorische Vagusreizung Übelkeit, Erbrechen ein. Nur selten und meist in späten Stadien sind trotz hochgradiger Inkompensation die Schmerzen auffallend gering, beschränken sich auf einen Druck in der Stirn oder fehlen ganz.

Das Glaukom mit Kompensationsstörungen beginnt häufig mit sogenannten Prodromalanfällen, ganz leichten, kurz dauernden Kompensationsstörungen, die sich in größeren oder geringeren Zeitabständen durch Monate oder Jahre wiederholen können und sich als Nebel vor dem Auge, Sehen farbiger Ringe beim Betrachten einer Lichtquelle bemerkbar machen. Dieser Zustand setzt plötzlich, meist abends ein; er dauert nur kurze Zeit. Zwischen den Prodomalanfällen ist das Sehvermögen, meist auch die Tension, der Augapfel selbst vollkommen normal. Nach mehr weniger langer Dauer des Prodromalstadiums kommt es plötzlich zu länger dauernder schwerer Kompensationstörung — akuter Anfall —, die in seltenen Fällen so heftig sein kann, daß in einigen Stunden schon dauernde Erblindung eintritt (Glaukoma fulminans). In der Regel klingt nach einiger Zeit der Anfall ab; ihm folgt das chronisch inkompensierte Stadium, ein Zustand, bei dem die Erscheinungen der Kompensationsstörung, an Intensität beträchtlich vermindert, mit kleinen Besserungen und Rückfällen durch Wochen lang sich hinziehen.

Die glaukomatöse Erkrankung kann entweder dauernd kompensiert verlaufen — kompensiertes oder Glaukoma simplex — oder sie verläuft unter mehr weniger heftigen, einander folgenden Anfällen — Glaukom mit Kompensationsstörung. — Übergänge zwischen den beiden Typen sind häufig. So können bei stets kompensiert verlaufenden Glaukomen mitunter erst nach der Erblindung schwere Kompensationsstörungen auftreten, anderseits hören manchmal, besonders oft nach Glaukomoperationen, die früher aufgetretenen Kompensationsstörungen auf und das Glaukom verläuft dauernd kompensiert weiter. Das kompensierte Glaukom befällt stets beide Augen, ist aber in der Regel nicht beiderseitig gleich vorgeschritten. Es findet sich sowohl in kurzsichtigen als auch übersichtigen Augen, betrifft vorwiegend ältere Leute, nicht selten aber auch jüngere. Auch das Glaukom mit Kompensationsstörungen tritt fast stets beiderseitig auf, selten gleichzeitig. Mit seltenen Ausnahmen werden ältere Leute befallen, ganz besonders Hypermetropen, während das Glaukom des myopischen Auges in der Regel dauernd kompensiert verläuft.

Das Stadium der glaukomatösen Erkrankung, bei dem das Sehvermögen vollkommen erloschen ist, bezeichnen wir als Glaukoma absolutum. Es kann dauernd kompensiert sein, häufiger geht es mit Kompensationsstörungen einher. Im weiteren Verlauf verfallen solche Augen der glaukomatösen Degeneration. Das Auge ist steinhart, die Hornhaut getrübt, das gestichelte Epithel in Form kleiner und größerer Blasen abgehoben — Keratitis bullosa (s. S. 86). Häufig besteht an den Hornhautrandteilen oberflächliche Gefäßneubildung — Pannus degenerativus. Infolge der bestehenden Anaesthesie der Hornhaut sowie durch Platzen der Epithelblasen kommt es häufig zu Epitheldefekten und Geschwürsbildung, durch deren Infektion zu Ulcus serpens. Die Iris ist auf einen schmalen hellgrauen Saum reduziert, der Pigmentsaum evertiert, die Linse trübt sich bläulichgrau, ist stark gebläht und seidenglänzend — Katarakta glaukomatosa. (Natürlich kann auch gelegentlich Altersstar und Glaukom unabhängig voneinander auftreten, Katarakta in oculo glaukomatoso. Lichtempfindung, Projektion sind hier vorhanden, während im ersteren Fall Amaurose besteht.) An der Sklera entwickeln sich Staphylome; nicht selten kommen schwere intraoculare Blutungen vor. Der Endausgang des degenerativen Glaukoms ist Phthisis des Augapfels, sei es nach Perforation eines Ulcus serpens, Platzen eines Skleralstaphyloms oder infolge Netzhautabhebung. Das Stadium der Phthisis kommt aber nur selten zur Beobachtung, da die heftigen Schmerzen und Reizzustände schon vorher zur Enukleation zwingen.

Pathologische Anatomie. Die bei Glaukom gefundenen pathologisch-anatomischen Veränderungen können in 4 Gruppen eingeteilt werden, und zwar: 1. die glaukomatöse Sehnervenatrophie, 2. die Veränderungen der Kammerbucht, 3. Gefäßveränderungen, 4. Stauungserscheinungen.

1. Glaukomatöse Sehnervenatrophie. Während bei der einfachen Atrophie die Sehnervenfasern schwinden, das Glia- und Bindegewebe der Papille unbeteiligt ist, bei der neuritischen Atrophie das geschwundene Nervengewebe durch Wucherung des Binde- und Gliagewebes ersetzt wird, ist die glaukomatöse Atrophie durch Schwund sowohl des Nervengewebes als auch des Binde- und Gliagewebes charakterisiert. Auf diese Weise entstehen zunächst kleine Höhlungen (Kavernen) im Papillengewebe in der Nähe der Lamina cribrosa, durch deren Vergrößerung und schließliches Zusammenschmelzen eine tiefe Grube, die glaukomatöse Exkavation, zustandekommt. (Abb. 53 und 54.) Den Grund der Grube bildet die Lamina cribrosa, und zwar anfangs in normaler Lage. Erst wenn auch hinter der Lamina in größerem Maße Höhlenbildung auftritt, sinkt sie zurück und verläuft dann mehr weniger stark nach hinten ausgebaucht. Die Exkavation kann so eine Tiefe von $1^{1}/_{2}$ bis 2 mm erreichen. Die Gefäße liegen mit den Resten des atrophischen Gewebes am Grund

der Exkavation und an ihrer nasalen Seite. Die Nervenfaser- und Ganglienzellenschicht ist atrophisch, während die äußeren Schichten oft lange Zeit
erhalten bleiben können.

2. Die Verlagerung der Kammerbucht, des wichtigsten Ab-
flußweges für das Kammerwasser, findet sich in ganzem Umfang oder
teilweise in den meisten Fällen des inkompensierten, nicht so regelmäßig bei dauernd kompensiertem Glaukom. Sie kommt in der Weise
zustande, daß die Iriswurzel in größerer Ausdehnung an die Hornhauthinterfläche oder an das Ligamentum pectinatum sich anlegt,
verklebt und später verwächst. Wiederholt ist auch beträchtliche
Ansammlung von Pigmentzellen im Fontanaschen Raum, weiters
Verengerung des Schlemmschen Kanals nachgewiesen worden,
Veränderungen, die gleichfalls eine Erschwerung der Filtration zur
Folge haben können.

3. Von Gefäßveränderungen sind die Veränderungen an den
Wirbelvenen zu erwähnen, peri- und endophlebitische Zellwuche-
rungen, die zu einer Verengerung des Lumens führen; diese Ver-
änderungen sind ebenso wie die häufigen sklerotischen Veränderungen der Aderhaut-, Netzhaut- und
auch anderer Gefäße inkonstant und nicht dem Glaukom allein eigen-
tümlich.

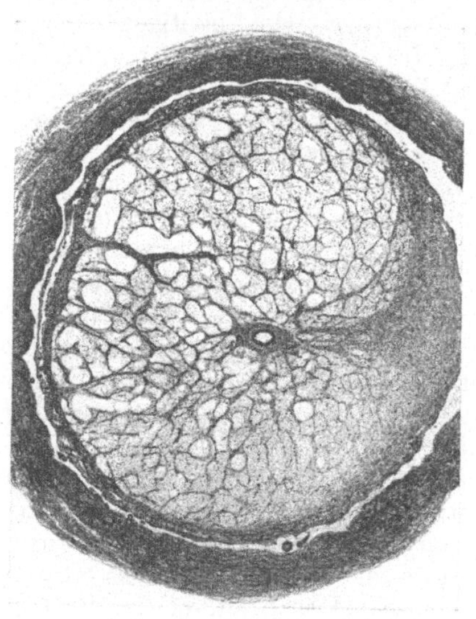

Abb. 53
Kavernöser Sehnervenschwund
bei Glaukom (Nach Elschnig)

4. Die Stauungserscheinungen bei inkompensiertem Glaukom
äußern sich an der Cornea in einem Oedem des Epithels, das besonders
zwischen und in den Epithelzellen auftritt. Durch Doppelbrechung
erscheint die Hornhaut rauchig getrübt. Mehr weniger deutliches Oedem
besteht ferner im Bereich der Iris, des Ciliarkörpers, der Aderhaut, der
inneren Netzhautschichten um die Papille und mitunter auch der Papille
selbst. In späteren Stadien entwickelt sich dann Atrophie dieser Teile.

Differentialdiagnose. Glaukom ist die am häufigsten verkannte
Augenerkrankung. Das kompensierte Glaukom wird oft mit seniler
Katarakt verwechselt, und der Patient auf die Reife des Stares vertröstet.
Daher niemals Katarakt-Diagnose ohne Durchleuchtung! Natürlich ist
auch bei nachgewiesenen Linsentrübungen Untersuchung des ganzen
Auges, der Spannung, Sehschärfe und des Gesichtsfeldes bzw. der Pro-
jektion und Lichtempfindung nötig, da Katarakt auch mit Glaukom
vereint sein kann.

Das inkompensierte Glaukom wird wegen der Allgemeinsymptome, die der Anfall verursacht, Kopfschmerz, Übelkeit, Erbrechen, nicht selten als Allgemeinerkrankung, Magenleiden, Influenza, Neuralgie aufgefaßt. Ebenso folgenschwer ist die Fehldiagnose Iritis und die Anwendung von Atropin beim inkompensierten Glaukom, einer der größten Kunst-

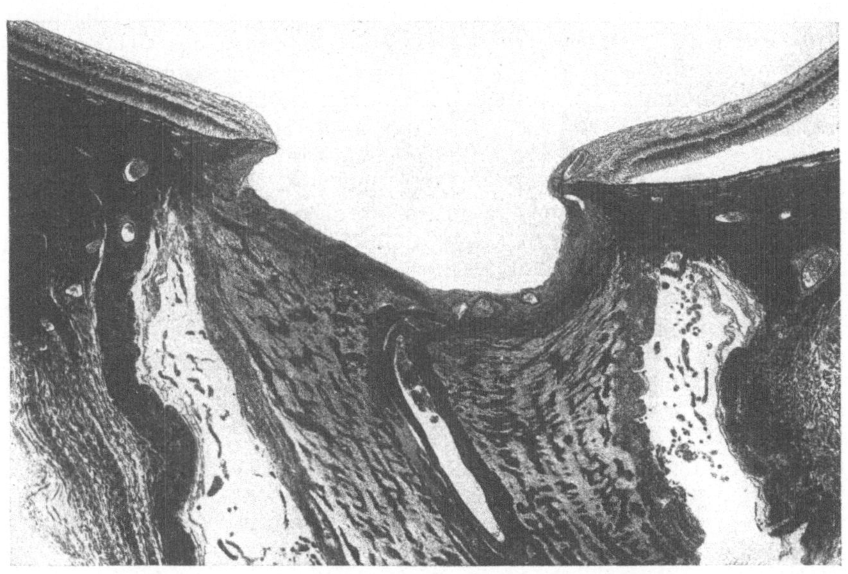

Abb. 54
Totale glaukomatöse Exkavation mit überhangendem Rand

fehler in der Augenheilkunde. Die wichtigsten Unterscheidungsmerkmale sind:

	Glaukom	Iritis
Hornhaut:	rauchig, anaesthetisch oder hypaesthetisch, Oberfläche gestichelt	Hinterflächenbeschlag, Sensibilität erhalten, Oberfläche oft gestichelt
Pupille:	erweitert Synechien sehr selten und nur vereinzelt	verengt fast stets Synechien
Vorderkammer:	meist sehr seicht	nicht verändert
Tension:	gesteigert	normal oder erniedrigt
Sklera:	schmutzig verfärbt, hauptsächlich episklerale Gefäße erweitert	pericorneale Injektion

Aetiologie. Disposition. Die Aetiologie des Glaukoms ist unbekannt. Wir kennen nur eine Reihe disponierender Momente, und zwar lokaler und allgemeiner Natur. Disponiert ist vor allem das senile, hypermetropische Auge, bei dem die meist seichte Vorderkammer, der stark entwickelte Ciliarmuskel, die relative Größe der Linse bzw. die Enge des circumlentalen Raumes, die Verlagerung der Kammerbucht begünstigen. Dazu kommt die senile Rigidität der Bulbuskapsel. Die allgemeine Disposition ist vor allem durch abnorme Reizbarkeit des Gefäßsystems bei vasomotorischen Individuen, Neurasthenikern gegeben, ferner durch Gefäßerkrankungen verschiedener Art, Arteriosklerose, Gefäßveränderungen bei Gicht, luetische Gefäßerkrankungen. Auch endokrinen Störungen wird ein gewisser Einfluß zugeschrieben. Die Anlage zu Primärglaukom ist ausgesprochen vererbbar, und zwar in direkter Weise. Für den Glaukomanfall kommen als auslösende Momente plötzlich einsetzende Blutdrucksteigerung, Aufregung, Alkoholabusus in Betracht. Lokal wirkt besonders Pupillenerweiterung in diesem Sinne, sei es durch psychische, sensible Reize, sei es bei Eintritt der Dämmerung oder ganz besonders durch Mydriatica. Die Pupillenerweiterung führt durch Verdickung der Iriswurzel und Verlagerung der Kammerbucht zur Behinderung der Abfuhr, bei Glaukomdisponierten zu Drucksteigerung.

Der Hydrophthalmus (Buphthalmus) congenitus

Drucksteigerung im kindlichen Auge führt zu Ausdehnung und Verdünnung der noch nachgiebigen Sklerocornealkapsel und dadurch zu beträchtlicher Vergrößerung des ganzen Augapfels. Die seichte Furche an der Lederhaut-Hornhautgrenze verstreicht, die Membrana Descemeti der mitunter enorm vergrößerten Hornhaut zeigt Rißbildungen (s. S. 66). Bei bedeutender Drucksteigerung kann die Hornhaut wie bei inkompensiertem Glaukom rauchig getrübt, das Epithel gestichelt sein. Die Vorderkammer ist sehr tief, die Linse schlottert infolge Dehnung der Zonula, ist häufig subluxiert. Meist ist das Auge hoch myopisch, nicht selten entsteht Netzhautablösung. Nach und nach entwickelt sich glaukomatöse Exkavation, und es kommt zur Erblindung. Mitunter kann jedoch der glaukomatöse Prozeß zum Stillstand kommen, die Tension normal werden, das Sehvermögen dauernd erhalten bleiben. Diese Fälle, als Megalophthalmus bezeichnet, lassen stets aus den vorhandenen Descemetirissen, mitunter auch aus anderen Folgen der Drucksteigerung ihre Entstehung aus einem Hydrophthalmus erkennen. Selten ist Megalophthalmus bei sonst normalem Auge als selbständiger angeborener Riesenwuchs (s. S. 66).

Der Hydrophthalmus ist angeboren oder entwickelt sich in frühester Kindheit, meist beiderseitig. Seine Ursache liegt in Bildungsanomalien im Bereiche der Kammerbucht oder des Irisgewebes (Fehlen oder mangelhafte Entwicklung des Schlemmschen Kanales, Persistenz des den Kammerwinkel ausfüllenden mesodermalen Gewebes, abnorm derbe Beschaffenheit der Iris). Bei Rankenneurom, halbseitiger Gesichtshypertrophie findet sich fast regelmäßig Hydrophthalmus der betreffenden

Seite (s. S. 29), häufig auch bei ausgebreitetem Naevus flammeus der Lider.

Therapie. a) Allgemeinbehandlung: Regelung der Diät, des Stuhlganges, Fernhalten von Aufregungen (Brom, Baldrianpräparate), Behandlung der Arteriosklerose (Jod, Trinkkuren), Vermeidung von Alkohol, Tabak, bei nachgewiesener Lues entsprechende Behandlung. Bei stark erhöhtem Blutdruck CO_2-Bäder, Aderlässe, besonders vor der Operation.

b) Die Lokaltherapie des Glaukoms ist eine medikamentöse und operative.

Die medikamentöse Therapie besteht in der Anwendung der Miotica, und zwar des Pilocarpins $2^0/_0$ und des Eserins (Physostigmin) $1^0/_0$.

Pilocarpin muriat.	0,2
Aq. dest. (Hydrarg. oxycyan. 1:5000)	10,0
Eserin salicyl.	0,1
Aq. dest. (Hydrarg. oxycyan. 1:5000)	10,0

oder die Kombination beider, z. B.:

Eserin salicyl.	0,01
Pilocarp. mur.	0,2
Coc. muriat.	0,1
Aq. dest.	10,0

In jüngster Zeit sucht man, besonders bei Glaukoma simplex, die druckherabsetzende (und pupillenerweiternde) Wirkung subconjunctivaler Adrenalininjektion therapeutisch zu verwerten.

Die Miotica erzeugen durch Reizung des Sphinkters starke Pupillenverengerung, dadurch wird die Iris aus dem Kammerwinkel herausgezogen, wenn sie nicht schon fest angewachsen oder stark atrophisch ist; sie wird gestreckt, die Knickung der Gefäße an der Iriswurzel beseitigt.

Heilung des Glaukoms kann durch Miotica allein niemals erreicht werden. Diese stellen daher im allgemeinen nur eine Unterstützung der operativen Therapie dar. Zur länger dauernden Behandlung ohne Operation können sie bei kompensiertem Glaukom in Betracht kommen, wenn und so lange sie 1. die Spannung unter 30 mm Hg herabsetzen, und zwar auch bei nicht zu häufiger Einträufelung (ein- bis zweimal täglich) und Messung zu verschiedenen Tageszeiten, 2. wenn unter dieser Behandlung Sehschärfe, Gesichtsfeld, Lichtsinn stabil bleiben, 3. wenn man sicher ist, daß der Patient regelmäßig eintropft und sich der Kontrolle nicht entzieht.

Bei inkompensiertem Glaukom ist jedenfalls zu operieren; Miotica sind hier anzuwenden vor der Operation, um den Anfall möglichst zum Abklingen zu bringen, da Operation im Zustand der Inkompensation gefährlich ist. Vor der Operation ist auch in das andere Auge Pilocarpin einzutropfen, da man nicht selten, bedingt durch die mit dem Eingriff verbundene Aufregung, den Ausbruch der Erkrankung am vorher gesunden, anderen Auge beobachtet hat. Nach der Operation werden Miotica angewendet, wenn die Spannung nicht genügend oder nicht dauernd niedrig bleibt.

Die wichtigsten Glaukomoperationen sind:

1. Die Glaukomiridektomie (Albrecht v. Graefe). Technik: Einstich mit der Lanze 1 mm vom Hornhautrand in der Sklera. Die Iris wird mit der Irispinzette gefaßt, gut vorgezogen und mit der Weckerschere abgekappt; die Kolobomschenkel reponiert. Das Kolobom der Glaukomiridektomie soll bis auf die Wurzel der Iris reichen (daher skleraler Einstich), seine Schenkel sollen divergieren. (Abtragung der vorgezogenen Iris bei parallel zur Wunde gestellten Scherenblättern.)

Die Wirkungsweise der Iridektomie ist noch nicht befriedigend erklärt. Die Operation wirkt am sichersten im Prodromalstadium, günstig in der Mehrzahl der inkompensierten Fälle. Ganz unverläßlich ist sie dagegen beim kompensierten Glaukom. Selten verschlechtert die Iridektomie den Zustand: Das Auge ist nach der Operation steinhart, schmerzhaft, die Vorderkammer stellt sich nicht wieder her. (Maligner Verlauf.)

2. Cyclodialyse (Heine). Nach Inzision der Bindehaut wird die freigelegte Sklera, etwa ½ cm vom Limbus entfernt, mit dem Skalpell schichtweise durchtrennt, dann in die Skleralwunde eine schmale Spatel eingeführt, zwischen Sklera und Ciliarkörper in die Vorderkammer vorgeschoben und durch seitliche Bewegungen die Ciliarkörpersehne von der Sklera abgelöst.

Die Operation wirkt wahrscheinlich durch Herbeiführung einer partiellen Atrophie des Ciliarkörpers infolge Durchtrennung von Gefäßen und Nerven. Sie eignet sich für alle Formen primären Glaukoms, ganz besonders für das kompensierte Glaukom, ist ungefährlich, von ziemlich sicherer unmittelbarer, aber häufig nicht dauernder Wirkung. Sie kann ohne Schaden ein- oder zweimal wiederholt werden.

3. Die Skleraltrepanation (Elliot). Unter der oben bis zum Limbus abgelösten Bindehaut wird mit dem Trepan ein rundes 1 bis 2 mm großes Stück der Sklera im Limbus entfernt und der entsprechende periphere Teil der Iris exzidiert, der Bindehautlappen über dem Trepanloch zurecht gelagert.

Die Skleraltrepanation bezweckt die Anlegung einer Dauerfistel in der Sklera, durch die das Kammerwasser unter die Bindehaut absickern kann. Bleibt die Fistel offen, so entwickelt sich über dem Trepanloch eine blasenartige Vorwölbung der Bindehaut. Der Effekt ist dann meist eine beträchtliche Druckherabsetzung. Die Gefahr der Trepanation liegt in der Spätinfektion, der das trepanierte Auge, wie jedes Auge mit cystoider Narbe (s. S. 93), das ganze Leben hindurch ausgesetzt ist. Eitrige Iridocyclitis bzw. Panophthalmie ist mehr weniger lang nach der Operation so häufig beobachtet worden, daß die Skleraltrepanation nur als Ausnahmsverfahren in Fällen in Betracht kommen darf, wo andere Operationen versagt haben oder aussichtslos sind.

Therapie des Hydrophthalmus: Cyclodialyse oder Skleraltrepanation in Verbindung mit Mioticis.

Das Sekundärglaukom

Das Sekundärglaukom kann kompensiert oder inkompensiert verlaufen. In kindlichem oder jugendlichem Alter erfährt wie beim Hydrophthalmus der Augapfel eine mehr weniger beträchtliche Vergrößerung (sekundärer Hydrophthalmus).

Die wichtigsten Zustände, welche Sekundärglaukom zur Folge haben, sind:

1. Veränderungen im Bereiche der Uvea: a) Die vordere Synechie infolge partieller oder totaler Verlagerung der Kammerbucht, gelegentlich auch schon schmale Synechien, um so eher ausgedehnte Anwachsungen; fast stets Hornhautstaphylome, deren Ektasierung durch Drucksteigerung rasch und beträchtlich zunimmt, ebenso totale Irisprolapse. Auch bei Einheilung der Iris oder Kolobomschenkel in Operationswunden kann sich Drucksteigerung einstellen.

Therapie: Schmale Synechien können gelöst werden, sonst Iridektomie oder Cyclodialyse.

b) Sekundärglaukom durch Seclusio pupillae. Verwächst der Pupillarrand in ganzer Ausdehnung mit der vorderen Linsenkapsel, so kann das Kammerwasser aus der hinteren nicht in die vordere Kammer gelangen, die Iris wird napfkuchenartig vorgetrieben (s. S. 101).

Therapie: Transfixion bzw. Iridektomie.

c) Manche Fälle chronischer Iridocyclitis und Cyclitis (sogenannte Iridocyclitis glaukomatosa), Heterochromiecyclitis gehen bei tiefer Vorderkammer mit chronischer, meist kompensierter Drucksteigerung einher, bedingt durch die starke Eiweißvermehrung des Kammerwassers und wohl auch Hypersekretion von Seite des Ciliarkörpers.

Therapie: Paracentese der Vorderkammer, die nach Bedarf wiederholt werden kann. Selten wird Iridektomie nötig.

d) Sekundärglaukom bei angeborener Aniridie wegen Verlagerung der Kammerbucht durch Irisrudimente.

Therapie: Cyclodialyse.

e) Tumoren der Iris und des Ciliarkörpers, Iriscysten.

2. Linse. a) Eröffnung der Linsenkapsel durch Traumen oder Diszission führt infolge Verlagerung der Abflußwege durch Linsenmassen oder im Kammerwasser gelöstes Linseneiweiß zu Drucksteigerung.

Therapie: Entfernung der Linsenmassen durch Paracentese der Vorderkammer bzw. Lanzenextraktion.

b) Jede nach Perforation der Cornea zustande gekommene Verklebung der vorderen Linsenkapsel mit der Cornea führt unbedingt zu Glaukom (bzw. im Kindesalter zu Hydrophthalmus).

Therapie: Lösung der Linsensynechie bzw. Cyclodialyse.

c) Selten führt stark intumeszente senile Katarakt bei vorhandener Glaukomdisposition zu Kompensationstörung, die in der Regel durch Extraktion beseitigt wird.

d) **Luxation und Subluxation der Linse.** Der Luxation der Linse in die Vorderkammer folgt sehr rasch akute Drucksteigerung durch Pupillarabschluß.

Therapie: Extraktion der Linse.

Auch bei Luxation der Linse in den Glaskörper kommt es häufig zu Drucksteigerung.

Therapie: Cyclodialyse.

Subluxationen der Linse führen nicht selten zu Sekundärglaukom durch partielle Abflachung der Vorderkammer und daher teilweiser Verlagerung der Kammerbucht.

3. **Schwere Erkrankungen der Netzhautgefäße** mit thrombotischen Prozessen, besonders Thrombose der Zentralvene, führen häufig zu heftigem, inkompensiertem Glaukom (Glaukoma haemorrhagicum). Die Operation ist hier meist nutzlos, von malignem Verlauf gefolgt oder sie führt zu schweren Blutungen in die Vorderkammer und den Glaskörper oder zu expulsiver Blutung aus den Aderhautgefäßen. Am wenigsten gefährlich ist Cyclodialyse.

4. **Traumen.** a) Nach Operationen oder perforierenden Verletzungen kann es durch eingedrungenes, weiter wucherndes Epithel zur Auskleidung der Vorderkammer kommen — Vorderkammerepithelcyste — und zu unheilbarem Glaukom durch Verhinderung der Filtration.

Über die meist traumatischen Iriscysten s. S. 108.

b) Kontusionen folgt mitunter vorübergehende Drucksteigerung, die durch Miotica oder Paracentese der Vorderkammer wirksam bekämpft werden kann.

c) Selten ist Glaukom nach ausgedehnten Verätzungen oder Verbrennungen im vorderen Augenabschnitt.

5. **Intraoculare Tumoren,** Sarkom, Angiom der Chorioidea, Gliom führen zu Drucksteigerung. An solche ist immer zu denken, wenn es sich um einseitiges inkompensiertes Glaukom handelt (diasklerale Durchleuchtung!).

Hypotonie

Die abnorme Weichheit des Augapfels kann ihren Grund haben

a) im Auge selbst. Die wichtigsten Ursachen sind perforierende Verletzungen mit Austritt von Kammerwasser oder Glaskörper, Fistelnarben, Ciliarkörperatrophie oft als Vorläufer von Phthisis bulbi nach plastischer Iridocyclitis, Netzhautablösung. Häufig führt die Cyclodialyse zu ausgesprochener Hypotonie (durch partielle Ciliarkörperatrophie, s. S. 190). Eine oft sehr starke Erniedrigung der Tension normaler und glaukomatöser Augen bei maximaler Pupillenerweiterung tritt nach subconjunctivaler Injektion von Adrenalin ein.

b) Sympathicusparese meist mit Hypotonie sehr geringen Grades. Hieher gehört wohl auch die seltene Ophthalmomalacie, eine unter

Schmerzen und Injektion spontan, mitunter intermittierend auftretende Hypotonie, die nach einiger Zeit abläuft.

c) Vom Blutkreislauf aus. Hypotonie beim Koma diabeticum, Erhöhung des Salzgehaltes des Blutes durch intravenöse (auch interne) Einverleibung größerer Salzmengen.

Von den Parasiten des Augapfels

ist nur der seit der Einführung der Fleischbeschau bei uns seltene Cysticercus cellulosae, die Finne der Taenia solium, von praktischer Bedeutung. Er findet sich als durchscheinende Blase unter der Bindehaut oder in der Vorderkammer, ferner im Glaskörper (hier sehr oft mit ausgestülptem Kopf, Scolex) oder subretinal, die Netzhaut umschrieben vorwölbend, erkennbar durch die charakteristischen Eigenbewegungen.

Therapie: Der Cysticercus der Bindehaut ist harmlos und leicht zu beseitigen. Der intraoculare Cysticercus führt im Verlaufe durch schwere Iridocyclitis zu Phthisis bulbi und muß deswegen durch Skleralschnitt bzw. Vorderkammereröffnung entfernt werden.

Verletzungen des Auges

Die Verletzungen der einzelnen Teile des Auges wurden in den betreffenden Kapiteln besprochen. Hier soll nur dort nicht Erwähntes abgehandelt, im übrigen ein kurzer Überblick gegeben werden.

Verletzungen durch stumpfe Gewalt bewirken

an den Lidern und der Bindehaut: Blutungen, Zerreißungen, Luftemphysem,

an der Hornhaut: Epitheldefekte, Rupturen,

in der Vorderkammer: Hyphaema,

an der Sklera und Aderhaut: Rupturen,

an Iris, Ciliarkörper: Sphinktereinrisse, Iridoplegie, Cycloplegie, Iridodialyse, traumatische Iriseinsenkung, traumatische Miosis,

an der Linse: Katarakt, Luxation, Subluxation,

im Glaskörper: Blutungen,

an der Netzhaut: Kontusionstrübung, Blutungen, Ablösung,

Orbita: Blutungen, Frakturen, Emphysem,

ferner traumatisches Glaukom.

Bei Verletzungen durch scharfe Gegenstände ist zu untersuchen:

1. ob die Wunde perforierend ist (Nachweis der Perforation s. S. 89),
2. ob sie infiziert ist und
3. ob sich ein Fremdkörper im Auge befindet.

Fremdkörperverletzungen. Auch wenn die Anamnese negativ lautet, jedoch aus ihr oder aus dem Befund die Möglichkeit eines eingedrungenen Fremdkörpers sich ergibt, sind alle diagnostischen Behelfe zum Nachweis eines solchen heranzuziehen. Diese sind 1. der klinische Befund: Wunde oder Narbe der Cornea, oft korrespondierend eine Durchschlagsstelle in der Iris bzw. in der Linse, traumatische Katarakt, Blutungen, Luftblasen im Glaskörper, weißliche, meist blutumsäumte Anschlagsstelle im Augenhintergrund. Kleine Wunden in der Sklera sind oft ganz unsichtbar oder verraten sich nur durch subconjunctivales Ecchymom. Der Fremdkörper kann entweder in der Vorderkammer liegen oder in der Iris, Linse stecken, im Glaskörper oder Augenhintergrund sichtbar sein, hier oft zum Teil oder ganz von Fibrin, Blut oder später von Bindegewebe eingehüllt.

2. Ist bei seitlicher Beleuchtung oder ophthalmoskopisch kein Fremdkörper sichtbar, oder verhindert Medientrübung die Augenspiegeluntersuchung, so kann manchmal, besonders bei in der trüben Linse steckenden Fremdkörpern, diasklerale Durchleuchtung von Vorteil sein.

3. Metallische Fremdkörper (auch Steinsplitter), die in das Auge oder nach Durchschlagung des Augapfels (Doppelperforation) in die Augenhöhle eingedrungen sind, können durch das Röntgenbild nachgewiesen werden. Man verwendet dabei zur genauen Lokalisation auf die Hornhaut aufzusetzende Schalen aus bleihaltigem Glas (Wesselys Prothesen), die im Röntgenbild die Lage der Cornea markieren. Genaue Lokalisation erzielt man auch durch Aufnahmen bei verschiedener Blickrichtung oder stereoskopische Aufnahmen.

4. Eiserne (nickelne) Fremdkörper werden außerdem mittels des Sideroskops (Asmus) nachgewiesen. Das Sideroskop besteht aus einem astatischen Magnetnadelpaar, das an einem Coconfaden aufgehängt ist. Ausschläge der Nadel, die durch Annäherung des den Eisensplitter enthaltenden Auges entstehen, werden durch einen Spiegel auf eine Skala reflektiert. Nach der Stärke des Ausschlages bei Annäherung verschiedener Stellen des Augapfels kann der Fremdkörper im Auge lokalisiert werden.

5. Schmerzreaktion beim Magnetversuch: Beim Einschalten des Riesenmagneten entsteht häufig in dem angenäherten, einen eisernen oder nickelnen Fremdkörper bergenden Auge Schmerzempfindung.

Das Schicksal eines einen aseptischen Fremdkörper enthaltenden Auges hängt neben der Größe, Gestalt des Fremdkörpers, der Art der im Auge gesetzten Verletzungen vor allem von der chemischen Wirkung des Fremdkörpers ab, die je nach seiner Natur eine verschiedene ist. Eisensplitter heilen nicht selten reizlos ein, nach und nach kommt es aber zur Diffusion gelöster Eisensalze im Augeninnern, es entwickelt sich die Verrostung — Siderosis des Augapfels. Die Iris verfärbt sich grünlichbraun, die Linse trübt sich mit bräunlicher Farbe und unter der Linsenkapsel treten rostbräunliche Pünktchen in kreisförmiger Anordnung auf, seltener auch in der Cornea. In der Netzhaut entwickelt sich, in der Peripherie beginnend und langsam fortschreitend, ein der Pigmentdegeneration ähnliches Bild, die nervösen Teile der Netzhaut degenerieren und Pigment wuchert aus dem Epithel ein. Unter zunehmender konzentrischer Gesichtsfeldeinengung und Hemeralopie tritt schließlich Erblindung ein.

Fremdkörper aus Kupfer oder Messing bewirken meist eine aseptische Entzündung eitrigen Charakters, die unter Umständen durch circumscripte Abszeßbildung zur Perforation der Sklera und Ausstoßung des Fremdkörpers führen kann. Bleibt der Fremdkörper im Auge, so tritt nach einiger Zeit eine der Siderosis ähnliche Veränderung auf, Verkupferung oder Chalkosis, deren auffallendstes Zeichen die Entwicklung einer sonnenblumenartigen Trübung der Linse von graugrünlicher Farbe dicht unter der Vorderkapsel ist (s. S. 125). Bei chalkotischer Netzhauterkrankung findet sich eine Einlagerung glitzernder, goldstreusandähnlicher Fleckchen in den innersten Netzhautschichten der Maculagegend.

Blei- oder Steinsplitter, ebenso Glassplitter können lange Zeit reizlos vertragen werden, führen aber doch meist nach und nach zu schweren Veränderungen des Glaskörpers und der Netzhaut und schließlich zur Erblindung. Die Gefahr der sympathischen Ophthalmie besteht natürlich auch für diese Fälle.

Aus dem Angeführten ergibt sich für die Therapie, daß intraoculare Fremdkörper möglichst rasch aus dem Auge zu entfernen sind. Eisensplitter werden mittels des Riesenmagnets (Haabsches, Volkmannsches Modell, Innenpolmagnet u. a.) in die Vorderkammer gezogen und von dort durch eine Lanzenwunde mittels des Hirschbergschen Handmagnets entfernt. Gelingt es nach wiederholten Versuchen nicht, den Fremdkörper auf diese Weise in die Vorderkammer zu bringen, so muß durch einen der Lage des Fremdkörpers entsprechenden Skleralschnitt der Handmagnet direkt in den Glaskörper eingeführt werden.

Nichtmagnetische Fremdkörper muß man nach möglichst genauer Lokalisation durch Ophthalmoskopie, Röntgenbild, diasklerale Durchleuchtung durch einen Skleralschnitt mit Häkchen oder Pinzette zu entfernen suchen.

Sachverzeichnis

A

Buch- und Kunstdruckerei „Steyrermühl", Wien VI

Die augenärztliche Therapie. Ein Leitfaden für Studierende und Ärzte. Von Dr. **Ernst Franke,** fr. a. o. Professor der Augenheilkunde und Leiter der II. Augenklinik an der Universität Hamburg, Augenarzt in Kolberg. (145 Seiten.) 1924. RM. 4.80

Grundriß der Augenheilkunde für Studierende. Von Professor Dr. **F. Schieck,** Geh. Med.-Rat, Direktor der Universitäts-Augenklinik in Halle a. S. D r i t t e, verbesserte und vermehrte Auflage. Mit 125 zum Teil farbigen Textabbildungen. (178 Seiten.) 1922. Gebunden RM. 6.50

Grundriß der Augenheilkunde. Von Dr. **C. H. May,** ehemaligem Chef der Augenklinik an der Columbia-Universität, New York, und Doktor **E. H. Oppenheimer,** Augenarzt in Berlin-Zehlendorf. Z w e i t e, von Doktor **Oppenheimer** völlig umgearbeitete deutsche Auflage. Mit 266 Textabbildungen und 22 Farbendrucktafeln mit 71 Figuren. (440 Seiten.) 1921.
RM. 10.—

(Verlag von August Hirschwald in Berlin W 9.)

Augenpraxis für Nichtspezialisten. Von Dr. med. **R. Birkhäuser,** Privatdozent für Ophthalmologie in Basel. D r i t t e, verbesserte und erweiterte Auflage. Mit 36 Textabbildungen. (223 Seiten.) 1925. RM. 6.60

Die Untersuchungsmethoden. (Aus Graefe-Saemisch, „Handbuch der gesamten Augenheilkunde", 3. Auflage.)

E r s t e r B a n d: Bearbeitet von **E. Landolt.** Unter Mitwirkung von **F. Langenhan.** Mit 205 Textfiguren und 5 Tafeln. (514 Seiten.) 1920.
RM. 19.—; gebunden RM. 21.—

Z w e i t e r B a n d: **Die Lehre von den Pupillenbewegungen.** Von Dr. **Carl Behr,** o. ö. Professor der Augenheilkunde an der Hamburgischen Universität. Mit 34 Textfiguren. (230 Seiten.) 1924. RM. 16.50; gebunden RM. 18.30

Gleichzeitig erschien von dem 2. Band unter dem gleichen Titel eine Sonderausgabe zu demselben Preise.

D r i t t e r B a n d: Bearbeitet von **E. Engelking, H. Erggelet, H. Köllner †, F. Langenhan, J. W. Nordensohn, A. Vogt.** Mit 212 zum Teil farbigen Textfiguren und 3 farbigen Tafeln im Text. (670 Seiten.) 1925.
RM. 57.—; gebunden RM. 59.40

Verletzungen des Auges mit Berücksichtigung der Unfallversicherung. Von **A. Wagenmann,** Professor in Heidelberg.

E r s t e r B a n d: Mit 62 Figuren im Text. (901 Seiten.) 1915.
RM. 27.—; gebunden RM. 29.—
Z w e i t e r B a n d: Mit 79 Textfiguren und 2 Tafeln. (750 Seiten.) 1921.
RM. 23.—; gebunden RM. 25.—
D r i t t e r B a n d: Mit 59 Textfiguren. (592 Seiten.) 1924.
RM. 36.—; gebunden RM. 38.—
(Graefe-Saemisch, „Handbuch der gesamten Augenheilkunde", 3. Auflage.)

Die Inhalationsnarkose. Eine Anleitung zur Narkosetechnik. Von Dr. **Tassilo Antoine,** Operateur der II. Universitäts-Frauenklinik in Wien, und Dr. **Bruno Pfab,** Operateur der I. chirurgischen Universitätsklinik in Wien. Mit 10 Textabbildungen. 47 Seiten. 1926. 4.— Schilling, 2.40 Reichsmark

Die Ernährung des Säuglings an der Brust. Zehn Vorlesungen für Ärzte und Studierende. Von Dr. **Richard Lederer,** Privatdozent für Kinderheilkunde an der Universität Wien. Mit 3 Abbildungen im Text. 113 Seiten. 1926. 6.60 Schilling, 3.90 Reichsmark

Kurzes Lehrbuch der Kinderkrankheiten. Von Dr. **Heinrich Lehndorff,** Privatdozent für Kinderheilkunde an der Universität Wien. Z w e i t e , umgearbeitete und vermehrte Auflage. 284 Seiten. 1922.
5.70 Schilling, 3.60 Reichsmark; geb. 7.20 Schilling, 4.50 Reichsmark

Praktikum der Urologie. Für Studierende und Ärzte. Von Dr. **Hans Gallus Pleschner,** Privatdozent für Urologie an der Universität Wien. Mit 5 Textabbildungen. 61 Seiten. 1924. 2.70 Schilling, 1.70 Reichsmark

Frühdiagnose und Frühtherapie der Syphilis. Von Professor Dr. **Leopold Arzt,** Assistent der Universitätsklinik für Dermatologie und Syphilidologie in Wien. Mit zwei mehrfarbigen und einer einfarbigen Tafel. 90 Seiten. 1923. (Abhandlungen aus dem Gesamtgebiet der Medizin.)
4.80 Schilling, 3.— Reichsmark

Die Bluttransfusion. Von Privatdozent Dr. **B. Breitner,** I. Assistent der I. chirurgischen Universitätsklinik in Wien. Mit 24 Textabbildungen. 118 Seiten. 1926. (Abhandlungen aus dem Gesamtgebiet der Medizin).
11.70 Schilling, 6.90 Reichsmark

Die paravertebrale Injektion. Anatomie und Technik, Begründung und Anwendung. Von Dr. **Felix Mandl,** Assistent der II. chirurgischen Universitätsklinik in Wien. Mit 8 Textabbildungen. 120 Seiten. 1926. (Abhandlungen aus dem Gesamtgebiet der Medizin.) 11.20 Schilling, 6.60 Reichsmark

Die Klinik der beginnenden Tuberkulose Erwachsener. Von Professor Dr. **Wilhelm Neumann,** Vorstand der III. med. Abt. des Wilhelminenspitals in Wien.
I. B a n d : Der Gang der Untersuchung. Mit 26 Abbildungen. 158 Seiten. 1923.
6.60 Schilling, 4.— Reichsmark
II. B a n d : Der Formenkreis der Tuberkulose. Mit 69 Textabbildungen und einer Tabelle. 266 Seiten. 1924. 14.— Schilling, 8.40 Reichsmark
III. B a n d : Das Heer der nichttuberkulösen Apizitiden und der fälschlich sogenannten Apizitiden. Mit 72 Textabbildungen. 176 Seiten. 1925. 14.25 Schilling, 8.40 Reichsmark
Bände I—III in einen Ganzleinenband gebunden: 51.— Schilling, 30.— Reichsmark

Die Krebskrankheit. Ein Zyklus von Vorträgen. Herausgegeben von der Österreichischen Gesellschaft zur Erforschung und Bekämpfung der Krebskrankheiten. Mit 84, darunter 11 farbigen Abbildungen im Text. 356 Seiten. 30.60 Schilling, 18.— Reichsmark; in Ganzleinen geb. 33.15 Schilling, 19.50 Reichsmark

Grundlagen der Osmotherapie. Von Professor Dr. **Karl Stejskal.** Mit Anhang: Zur Technik der intravenösen Injektion. Von Dr. **Friedrich Eckhardt.** Mit zwei Kurven im Texte. 215 Seiten. 1922. 9.60 Schilling, 6.— Reichsmark

Neue therapeutische Wege. Osmotherapie — Proteinkörpertherapie — Kolloidtherapie. Von Professor Dr. **Karl Stejskal.** 398 Seiten. 1924.
15.30 Schilling, 9.50 Reichsmark; geb. 16.80 Schilling, 10.50 Reichsmark